中华老字号 China Time-honored Brand | 中国非物质文化遗产 China Intangible Cultural Heritage

老号话非遗

国家非遗昆中药传统中药制剂的传承

China Intangible Cultural Heritage Traditional Chinese Medicine Preparations in Kunming Chinese Medicine Factory Co., Ltd.

昆明中药厂有限公司 编
杨祝庆 主编

云南出版集团
云南人民出版社

图书在版编目（CIP）数据

老号话非遗：国家非遗昆中药传统中药制剂的传承 / 昆明中药厂有限公司编；杨祝庆主编．-- 昆明：云南人民出版社，2019.12
ISBN 978-7-222-18899-0

Ⅰ．①老… Ⅱ．①昆… ②杨… Ⅲ．①中药制剂学—研究—昆明 Ⅳ．① R283

中国版本图书馆 CIP 数据核字 (2019) 第 261963 号

责任编辑：周　颖　严　玲
装帧设计：刘光火
责任校对：胡元青
责任印制：窦雪松

老号话非遗
国家非遗昆中药传统中药制剂的传承

昆明中药厂有限公司　编
杨祝庆　主编

出版　云南出版集团　云南人民出版社
发行　云南人民出版社
社址　昆明市环城西路 609 号
邮编　650034
网址　www.ynpph.com.cn
E-mail　ynrms@sina.com
开本　720mm × 1010mm　1/16
印张　15.75
字数　320 千
版次　2019 年 12 月第 1 版第 1 次印刷
印刷　昆明美林彩印包装有限公司
书号　ISBN 978-7-222-18899-0
定价　58.00 元

如有图书质量及相关问题请与我社联系
审校部电话：0871-64164626
印制科电话：0871-64191534

内容提要

“昆中药传统中药制剂”2014年11月入选第四批国家级非物质文化遗产代表性项目名录，是第一项国家级的云南中医药文化遗产。本书是根据该项目的申报材料而编写的。本书介绍了“昆中药传统中药制剂”文化的基本情况，共八章，包括其历史、传承、文化内涵、主要特征、价值影响和保护措施。着重阐述了昆明底蕴深厚、别具特色、具有当代价值的药德药道、药品、药艺、药理、药规、药铺和药史等中药文化。本书可供中医药工作者、文化工作者、高校师生和相关领域的人员使用。

序　言

我国颁布和实施《中医药法》，中医药发展迎来了千载难逢的历史机遇。中医药人才，身怀绝技绝活的老药工和老药师越来越成为企业的核心生产力。他们的工作经验和操作技术应该得到很好的传承和保护。

第二次世界大战结束后，联合国建立了教科文组织和世界遗产组织2个机构，它们对文化缺失，尤其对文化财产遭受战争等冲击和破坏深切关注，于是倡议保护文化遗产，呼吁世界各国阻止破坏和消解文化遗产。对易于消失的非物质文化遗产（intangible cultural heritage）专门发布了《保护非物质文化遗产公约》（2003）。作为该《公约》缔约国成员，我国制定了《非物质文化遗产法》（2011），把传统医药列入保护范围。中医药传承有了法律保障。

毛泽东同志曾指出："中医药学是一个伟大的宝库，应当努力发掘，加以提高。" 医药企业文化中最重要的就是非物质文化遗产，因为它属于一种传统的无形的思想观念、知识技术和行为准则，代表着一个民族或群体的智慧和创造力。保护和发掘中医药非物质文化遗产就是保护一个企业的发展基因。我认为，发掘非物质文化遗产是一个中药企业实现可持续发展的基础。昆明中药厂有限公司是在公私合营时由昆明82家老药铺的制药部分合并而来的。该厂是昆明中药业的缩影，也是云南中医药非物质文化遗产的缩影。

昆明的中医药非物质文化遗产保护原是一片空白。2013年6月，云南省中医药管理局邀请我参加"昆中药传统中药制剂"非遗项目申报论证会，讨论过非遗保护问题。"昆中药传统中药制剂"是云南省首个中医药非遗项目，对全省具有示范作用和引领意义。应做些深入细致的调查研究，突出该项目的地方特色和文化的特殊价值。如老药工眼观鼻闻的药材形型鉴别技能、丹栀逍遥丸增加香附的配方特色、昆明方女金丹在《景岳全书》女金丹上增加云南地道药材砂仁等的优势。经过近6年的研究和保护，已取得极大成效，有光风霁月之感。它为云南省中医药非遗保护开辟了一条新路，正在为更多人所认识，令人欣慰。

本书是云南省第一部中医药非遗研究的专著，不仅对继续做好“昆中药传统中药制剂”传承具有指导作用，而且对中医药文化建设也具有普遍的学术价值和实践意义。孔子的门徒子夏说：“百工居肆以成其事，君子学以致其道。”药工制药，药理药史等学者探索其规律，各司其职，相互促进，如此反复，影响深远。本书以老字号企业为个案，从文化人类学的视角，理论联系实际，将“昆中药传统中药制剂”这一中医药非物质文化遗产的诸多重大问题，考证调研梳理，阐述得明白晓畅，有条不紊。着力阐发了其文化内涵和当代价值，分析具体而有说服力。本书将历史与现实相结合，推演事理，闻义而徙，脉络清晰，新意迭出，令人印象深刻，在中医药文化遗产研究和传承上具有开创性。主编杨祝庆精勤博访，为拯救和保护这项遗产贡献良多，应予肯定和点赞。

云南省中医药非遗保护虽已起步，但传承任重道远。随着文化信息不断增多，中医药非遗保护事业一定会兴旺繁荣。联合国教科文组织指出：“文化财产是文明与民族文化最基本的元素，其真正的价值只有在看到了关于它的起源、历史和传统环境的尽可能全面的信息之后才能理解。”我们期待着“昆中药传统中药制剂”在起源、历史和传统环境方面更全面的研究成果，信息更加丰硕，期待着理解这项文化真正的价值。

张　震

（国医大师，云南省中医中药研究院终身研究员）

2019年3月

前 言

昆明中药厂有限公司在申报非物质文化遗产项目时，承诺出版非物质文化遗产知识读物《昆中药传统中药制剂》一书，挖掘和整理其文化内涵、自身特色和当代价值。这一计划列入《国家级非物质文化遗产代表性项目申报书》中，作为该项文化的保护措施之一。

“昆中药传统中药制剂”于2013年11月和2014年11月分别入选云南省级非物质文化遗产名录和国家级非物质文化遗产代表性项目名录。这是第一个入选云南省级非遗名录的中医药遗产，也是第一个入选国家级非遗名录的云南中医药遗产。入选后，许多人来电来人索取这项文化材料，以便学习和参考。

为履行承诺，满足读者需要，昆明中药厂有限公司组织人员，编写了此本书。本书以《老号话非遗：国家非遗昆中药传统中药制剂的传承》为名，介绍这项非物质文化遗产的基本情况。全书内容有非遗“昆中药传统中药制剂”文化含义与范围、历史源流、生产传承、传承技艺与药品、文化内涵、主要特征、当代价值与影响和保护情况，比较全面深入地揭示这项文化的面貌和实质。

本书将理论与实践相结合，从历史与现实、形式与内容等多层面，系统整理了这项非物质文化遗产的各个方面，呈现其悠久历史和丰厚内涵。

本书是一项个案研究，用档案编研学和中医药文献学方法，选取原始的真实的档案、文献、文物和药工口述史料，来阐述非物质文化遗产“昆中药传统中药制剂”基本状况。 在内容上，这项文化浩瀚广博，本书则侧重于在历史和文化方面，以人类文化学、历史学、社会学等角度，记录其历史变化过程，记载药师药工故事，展示中医药智慧，挖掘一些中医药历史文化规律。形式上，本书采用大事记、人物传、图表、图片等撰述型资料，叙述言必有征，所引资料均注明出处。历史名称从原名。记述故事53篇（或片段）。插有图片148幅。

本书是中药档案文献开发的成果，所用档案、文物和照片具有较高的史料价值，很多是首次发掘和发表的，是研究医药史、文化史、地方史、科技史的稀有材料。本书所述对象不仅仅为一厂，而且还涉及其建厂前数百年昆明中医药乃至云南中医药事实，因此是了解昆明中医药和云南中医药历史文化的窗口。本书以点带面，展现了昆明底蕴深厚、别具特色、具有当代价值的药德药道、药品、药艺、药理、药铺、药规和药史等中药文化，文字通俗，叙述浅显，易于接受。可作为中医药文化和非物质文化遗产传承、保护、宣传和教育的教学培训材料，也可作为乡土教材和大众文化读物。

习近平总书记说："中医药学是中华文明的瑰宝。要深入发掘中医药宝库中的精华，推进产学研一体化，推进中医药产业化、现代化，让中医药走向世界。"国家级非物质文化遗产代表性项目中医传统制剂方法（昆中药传统中药制剂）就是这座宝库中的精华之一。它是一项富有生机的生产方式，历久弥新，塑造着我们有品质的生活。让我们开启寻根之旅，一起去探索它的秘密，领略中华文明的瑰丽和奇妙吧！

编委会

2019年3月

目 录

第一章　昆中药传统中药制剂文化概述

高明的医术、精湛的药艺是中医药文化园地的精灵，点化疾病，着手成春。为给更多百姓带来杏林春暖，国家厚植其文化土壤，建立文化遗产传承保护制度。2011年6月1日起施行的《中华人民共和国非物质文化遗产法》，把“传统医药”列入非物质文化遗产范围，开启了包括非物质文化遗产在内的文化遗产传承的新征程。此后，国内传承和振兴中医药非物质文化遗产如火如荼。

云南传承中医药文化，成就巨大。云南省首次入选国家级非物质文化遗产代表性项目名录的中医药文化是昆明中药厂有限公司（简称昆中药）传承的非物质文化遗产项目“中医传统制剂方法（昆中药传统中药制剂）”。该项目的入选，标志着云南中医药文化传承和发展进入一个新的阶段。

第一节　中医药非物质文化遗产

非物质文化遗产的传承保护，为中医药发展创造前所未有的机遇。非物质文化遗产概念、理论和传承举措的引入，为中医药事业注入新的活力。

一、什么是非物质文化遗产

非物质文化遗产（intangible cultural heritage）的概念和思想，是国际通用的。我国非物质文化遗产保护是一项新的事业。

（一）非物质文化遗产的定义

2003年11月，联合国教科文组织通过了《保护非物质文化遗产公约》[①]。为与物质文化遗产和自然遗产相区别，《保护非物质文化遗产公约》提出了“非物

① 中国非物质文化遗产网.http：//www.ihchina.cn/3/3_1.html.2018-12-21.

质文化遗产”的概念，简称“非遗”。《公约》指出：

（一）“非物质文化遗产”，指被各社区、群体，有时是个人，视为其文化遗产组成部分的各种社会实践、观念表述、表现形式、知识、技能以及相关的工具、实物、手工艺品和文化场所。这种非物质文化遗产世代相传，在各社区和群体适应周围环境以及与自然和历史的互动中，被不断地再创造，为这些社区和群体提供认同感和持续感，从而增强对文化多样性和人类创造力的尊重。在本公约中，只考虑符合现有的国际人权文件，各社区、群体和个人之间相互尊重的需要和顺应可持续发展的非物质文化遗产。

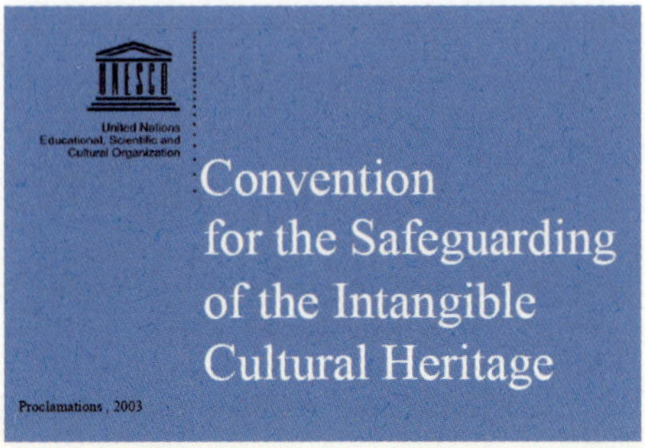

保护非物质文化遗产公约（2003）

（二）按上述第（一）项的定义，“非物质文化遗产”包括以下方面：

1.口头传统和表现形式，包括作为非物质文化遗产媒介的语言。

2.表演艺术。

3.社会实践、仪式、节庆活动。

4.有关自然界和宇宙的知识和实践。

5.传统手工艺。

这是中国非物质文化遗产网的译文。另一篇译文也可参考：

苑利和顾军对《公约》的译文是：“所谓非物质文化遗产，是指那些被各地人民群众或某些个人视为其文化财富重要组成部分的各种社会活动、讲述艺术、表演艺术、生产生活经验、各种手工技能，还包括讲述、表演、实施这些技艺与技能的过程中所使用的各种工具、实物、制成品以及相关场所。”①

我国是《保护非物质文化遗产公约》的重要发起国。为履行国际公约，我国于2004年8月28日第十届全国人民代表大会常务委员会第十一次会议批准该《公约》，从此，《保护非物质文化遗产公约》在我国实施。

充分吸收国际公约的精神，结合我国非物质文化遗产保护实际，我国于2011年2月25日公布了《中华人民共和国非物质文化遗产法》（后简称《非遗法》）。《非遗法》第二条规定，“本法所称非物质文化遗产，是指各族人民世

① 苑利，顾军．非物质文化遗产保护干部必读 [M]. 北京：社会科学文献出版社，2013：11.

代相传并视为其文化遗产组成部分的各种传统文化表现形式，以及与传统文化表现形式相关的实物和场所。包括：

（一）传统口头文学及作为其载体的语言；
（二）传统美术、书法、音乐、舞蹈、戏剧、曲艺和杂技；
（三）传统技艺、医药和历法；
（四）传统礼仪、节庆等民俗；
（五）传统体育和游艺；
（六）其他非物质文化遗产。”①

我国《非遗法》对非遗的概念和范围定义得更加具体。

《公约》和《非遗法》定义了非遗保护的范围和对象。《公约》用形式和内容相结合的定义法，既指出了非物质文化遗产的表现形式，又明确了非物质文化遗产的基本特征。《非遗法》把“传统医药”列入保护范围。

（二）非物质文化遗产的核心对象

非遗的核心对象是什么？非遗的本质特征是什么？这些问题不清楚，“非遗”这一概念还是模糊，保护工作也难免失误。因此，有进一步分析的必要。

遗产是指前人留下来的财产，具有传统性、原创性、原本性、本真性或原真性的特点，是经过长久的时间检验的。在我国，一般情况下，将文化遗产分为物质文化遗产和精神文化遗产。这是一个大的分类。较细致的分类，把文化遗产分为物质文化遗产、制度文化遗产、精神文化遗产、行为文化遗产等不同形式。有的将文化分为有形文化和无形文化。不同的分类，分项所包含的外延各异。因此，“非物质文化遗产”这一概念，在以往的文化遗产分类中，并没有现成与之对应的类别和词汇。于是我国沿用国外的“非物质文化遗产”概念。

《公约》里指出了非遗的各个方面，也强调了非遗的核心对象。非遗的核心对象就是“非物质文化遗产的科学、技术和艺术以及方法”。有的专家将它概括为“技艺和技能”，指的就是深藏在人脑中的那些原创的知识与经验，技术与技艺。简言之，非物质文化遗产的核心对象是指人的原创知识与技艺。

科学，是反映客观事实和规律的知识体系。英国生物学家达尔文以自己的研究实际，给科学下了一个定义。他在《达尔文的生活信件》中提到：“科学就是

① 中华人民共和国非物质文化遗产法 [M]. 北京：法律出版社，2011：4.

整理事实，以便从中得出普遍的规律或结论。”①

技术，《现代汉语词典》解释为：“人类在认识自然和利用自然的过程中积累起来并在生产劳动中体现出来的经验和知识，也泛指其他操作方面的技巧。”②古希腊哲学家亚里士多德曾把技术看作是“制作的智慧”。18世纪末，法国科学家狄德罗在他主编的《百科全书》中指出：“技术是为某一目的共同协作组成的各种工具和规则体系。”这里的规则，即生产使用的工艺、方法、制度等知识。

科学回答的是“是什么”“为什么”，技术回答的是“做什么”“怎么做”。科学与技术是相辅相成的。科学提供理论性学问，技术提供操作性学问。对于科学来说，技术是科学的延伸；对于技术来说，科学是技术的升华。

技艺，是“富于技巧性的表演艺术或手艺”。技巧是“表现在艺术、工艺、体育等方面的巧妙的技能”。手艺指“手工业工人的技术”。富有技巧性的技术，巧妙的技能，就是技艺。

知识与技艺本身是一种社会文化因素，是一种社会文化力量，是社会文明的一种主要创造力量。比方说，碾槽、止咳丸没了，消费了，还可以制造出来。但是如果碾槽、止咳丸的制造技术没了，失传了，碾槽、止咳丸就再也不能造出来了。只要技术在，碾槽、止咳丸就在。技术没了，非物质文化遗产失传了，物质文化遗产也就断流了。因此，在整个文化遗产中，非物质文化遗产处于支配地位。

在现代生产中，工艺、技艺是极其重要的。日本民艺学家柳宗悦在《工艺文化》一书里说：“如果工艺的文化不繁荣，所有的文化便失去了基础，因为文化首先必须是生活。”

知识与技艺的负载者——传承人则是非遗得以传授的主体。联合国教科文组织《关于建立“人类活珍宝”制度的指导意见》中指出：“尽管生产工艺品的技术乃至烹调技艺可以写下来，但是创造行为实际上是没有物质形式的。表演与创造行为是无形的，其技巧、技艺仅仅存在于从事它们的人身上。”③建议各国建立非遗传承人制度。

根据《公约》和《非遗法》，我国非遗工作中，提出了非遗的范围，包括民间文学，传统音乐，传统舞蹈，传统戏剧，传统体育、游艺与杂技，传统美术，传统技艺，传统医药和民俗，共10大类。传统医药，有的专家把它归为《公约》里的生产生活知识类，有的又放在“有关自然界和宇宙的知识和实践”之中。

---

① 宋健，惠永正．现代科学技术基础知识 [M]. 北京：科学出版社，中共中央党校出版社，1994：2.

② 中国社会科学院语言研究所．现代汉义词典 [M]. 北京：商务印书馆，2014：613.

③ 王文章．非物质文化遗产概论·修订本 [M]. 北京：教育科学出版社，2018：306.

（三）非物质文化遗产的本质特征

从《公约》和《非遗法》定义分析，非物质文化遗产有如下特征：

1.无形性。“非物质文化遗产”（intangible cultural heritage），英语直译为“摸不着的文化遗产”，或“无形的文化财产”。物质文化是看得见，摸得着，有形的，如碾槽、止咳丸，而非物质文化是看不见，摸不着，无形的，如生产生活经验、工艺技术、技能。无形性或“非物质”性是它的最本质的属性。

2.传统性。从传承时间上，非遗“世代相传”，相传至少应在百年以上。如果“遗产”从创造之时到现在，不足百年，可能创造者尚健在，还没遗留给后人，还不成为遗产，不成为传统文化，自然不属于非物质文化遗产的范围。

3.活态性。非遗必须是由知识技艺的持有人来传承的。知识技艺的载体是“各地人民群众或某些个人”，或“各族人民”。光有祖传秘方配本、工艺流程，没有传承人去生产，那种文化是固态的、静止的、无生命力的、二维的信息，不是非遗的功能。非遗是靠人活态传承的，是活着的技术、动态的技能、有生命力的技艺、三维四维的信息。这是非遗与物质文化（如文物、文献等）的显著区别。

4.实践性。更进一步，身怀绝技的人群，如果不去“讲述、表演、实施”，不去“生产、生活”，不去做这些“各种（文化）社会活动”，其高超的技艺也不属于非遗，也会成“绝技绝活”，可能灭绝。活动中止，实践中止，创造行为中止，传承就终止，非遗就不存在。某些中成药制作技艺，一旦停产，其传承便岌岌可危。

5.自觉性。文化自觉是一项文化长盛不衰的内在动力，所以《公约》《非遗法》都强调传承人群对自己身上的文化，首先要自己把它“视为”自己的“文化遗产组成部分”。“视为”就是自我认同和尊重，自我体认，自己赏识这项文化，自愿自觉地传承。没有文化自觉，或越俎代庖，传承和弘扬就谈不上。

6.独特性。非遗传承的是“各地的”独有的知识与技艺。非遗的核心对象是持有者地方性的专有的、独家的知识和技艺。任何抹杀知识和技艺个性、地方性，迫使非遗与其他文化同质化的做法，都是与保护人类文化多样性的初衷背道而驰的。

（四）为什么要传承和弘扬非物质文化遗产

正如《保护非物质文化遗产公约》所言，由于全球化和社会转型进程加快，“使非物质文化遗产面临损坏、消失和破坏的严重威胁”，因此，“保护人类非物质文化遗产是普遍的愿望和共同关心的事项”。许多国家和人民越来越重视本民族和本地区的非物质文化遗产，把它作为改善社会关系，加强文化交流，促进文明进步的重要因素。

《公约》指出：“这种非物质文化遗产世代相传，在各社区和群体适应周围环境以及与自然和历史的互动中，被不断地再创造，为这些社区和群体提供持续的认同感，从而增强对文化多样性和人类创造力的尊重。”《公约》明确了非遗的作用，指导各国推行和实施。

进入新世纪，人类面对重大疫情，面对生态环境恶化，面对没有硝烟的战争，面对工业化和城市化带来的负面影响，有时还是无能为力。尊重自己的文化传统，自觉保护祖先创造的文化遗产，学习和传承文化传统，是维护人类创造力必不可少的一条途径。

中国的非物质文化遗产，是中华民族的魂脉。温家宝曾说，非物质文化遗产是民族文化的精华，是民族智慧的象征，是民族精神的结晶。传承和弘扬非物质文化遗产，不仅有利于中华文化的复兴，更有利于维护人类文化多样性和旺盛的创造力。

二、什么是中医药非物质文化遗产

中医药是反映中华民族对生命、健康和疾病的认识和实践。一般情况下，中医药包括汉族和少数民族医药在内的我国各民族医药，如《中华人民共和国中医药法》所称的中医药。中医药是我国宝贵的原创文化，习近平强调：“中医药学是中国古代科学的瑰宝，也是打开中华文明宝库的钥匙。”①

（一）什么是中医药非遗

中医药文化是指以中国传统文化来阐述人体生理、病理、医理和药理等规律的知识体系和生存方式、生活方式。中医药文化分为中医药物质文化和中医药精神文化两大类。中医药物质文化指人类创造的物质产品，包括生产工具、劳动对象和创造物质产品的技术。中医药精神文化指人类创造的精神产品，包括理论、思想、观念、信仰、制度和历史等文化。在两大类文化中，反映理论和操作层面的科学和技术，不仅有认识的功能，还有直接的生产力的功能。因此，在现实中，中医药文化常常指以中医药科学技术为核心，融合了思想、信仰、制度和历

① 习近平．致中国中医科学院成立60周年贺信[2015-12-18].中国政府网－中央人民政府门户网站，http：//www.gov.cn/xinwen.[2015-12-22].

史以及物质和空间在内的各种形态的总和。

中医药文化的根基和母体是中国传统文化，中医药文化是中国传统文化在生命领域的应用成果。中医药学和中医药技术，历经数千年，经过历代无数医家的努力，得以不断地丰富发展，从而逐步形成独具特色的理论体系和实用技术。国医大师张震研究员说：中医学理论和实践“在历史的长河中，曾远远领先于西方医学当时的水平，明代以前亦曾执世界医学之牛耳。其中精华至今仍绽放着中华文化的异彩，是人类医学领域里的一朵奇葩”。①

中医药堪称中国最重要的非物质文化遗产之一。文化史专家张应杭、蔡海榕认为：“中医药学是中国传统科学中至今依然屹立于现代世界科学之林的唯一学科。它以自成一体、博大精深的理论体系和高超独特的医疗技术著称于世。”②

中医药非物质文化遗产，简称中医药非遗。业内学者认为，“中医药具有文化和医学双重特性，需要保护的是其独具特色的文化以及文化传统所依附的实物、技艺。”③

中医药非物质文化遗产，是与中医药物质文化遗产相对而言的。从文化遗产的角度来说，中医药非遗是指除中医药物质文化遗产之外的遗产，包括中医药精神文化遗产（理论、思想、信仰、制度和历史等文化）、创造物质产品的技术及其实物和空间文化遗产。所以，中医药非遗的外延广泛，不仅包括中医药的理论文化、制度文化、思想文化、信仰文化等精神文化层面，还包括传承人的技术技艺与实践。与中医药物质文化遗产相比，中医药非遗的内涵更丰富。

什么是中医药非遗？完整地讲，中医药非遗是一个矢量概念，它是存在于传承人身上的以传统中医药科学技术为原点，向外延伸而包括思想、观念、信仰、制度等形态及其工具、制成品和相关场所在内的原创的和不断再创的文化。

使用“中医药非遗”概念，有广义和狭义之分，广义的中医药非遗，指上述矢量概念，既包括中医药知识形态，又包括中医药实践形态，既包括无形的工艺、方法、制度，又包括承载这些无形文化的实物和场所。狭义的中医药非遗，指传统中医药科学技术，即传统知识与技艺这一原点。有时更侧重于技术甚至技艺这一操作性层面。在非遗代表性名录里，许多中医药非遗项目，名称即标为“××方法”“××制作技艺”。知识与技艺是中医药非遗的本质。

---

① 张震．张震中医实践领悟与研究心得 [M]. 北京：人民卫生出版社，2013：12.

② 张应杭，蔡海榕．中国传统文化概论 [M]. 上海：上海人民出版社，2013：473.

③ 王昕，刘振海，赵明亮，吉长福．从中医药的文化价值看申遗的重要性 [J]. 世界中医药，2011（3）.

古代文献，如《史记》所谓“术数”“方术”“方剂”“方药”“医方”“医方诸食技术之人”等所承载的医药知识和技艺，就是中医药非遗的实质。

中医药非遗的范围极其广泛。中医药非遗存在于中医的理—法—方—药等各体系之中。中医药非遗的具体表现形式数不胜数。我们常见的有天人合一的整体观、阴阳五行学说、变动不居的生命观等中医理论；六经辨证、病情八法、治病八法等辨证施治的诊断和治疗方法；君臣使佐的方剂配伍原则；汤丸散膏丹等的方剂剂型；和、搓、揉、擀等制药方法；炮、炒、煅、炙等中药材加工技术；人参三蒸三晒等修制法；热敷、刮痧、按摩、拔火罐、针灸……这些都是独具特色的中医药非遗。

业内学者柳长华、廖晓键认为：“传统医药类非遗，其表现形式是传统知识与实践，核心理念是文化思想，具体内容包括生命观、疾病观、养生观、治疗观、用药观、制药观等。”①他们侧重于在理论层面来阐述中医药非遗的范围。而对于一个具体的非遗项目，则多侧重于技艺和操作层面。

对于制药类非遗，云南省非物质文化遗产保护专家委员会委员张超指出，中药非遗的重点对象是传统配方和制作技艺。除此之外，还有制方原理、药学理论、传承制度、执业道德等无形的文化，甚至还涉及中医学理论、诊治方法、养生经验等更基础的理论和思想。非遗保护针对的是制药行为。制药行为是无形的，得由活态的人去传承，其中的技巧、技艺是重点。

（二）中医药非遗传承困难的原因是什么

中医药非遗传承难，有其自身的原因。北宋杰出的科学家沈括曾说：“其微至，于言不能宣；其详至，于书不能载。岂庸庸之人而可以易言医哉？”（沈括《苏沈良方·自序》）沈括认为，医药之道是至微至详的技艺，一方面治病有五难，辨病、治疾、饮药、处方、别药难，涉及许许多多精微翔实的知识点，另一方面，前人的中医药技艺，前人未能细说，书也未能详载，后人承袭有限，知识传承不畅，因而“拯道贵速”，挽救医药之道，贵在从速。沈括身体力行，搜集不辍，撰辑成《苏沈良方》，在每方之后，详细记述适应证。沈括的分析切中实际，至今仍值得借鉴；他的努力，为后世树立了榜样。

中医药非遗传承难，还有其历史的原因。清代统治者禁锢户籍，限制“作工匠人”等手工艺人流入城市，抑制商业，残酷迫害知识分子，直接束缚了古代科

① 廖晓键，柳长华．传统医药类非物质文化遗产保护发展报告//宋俊华．中国非物质文化遗产保护发展报告·2016[M]．北京：社会科学文献出版社，2016：149.

学技术的发展。鸦片战争以后，帝国主义列强瓜分中国，通过传教、办医院、办学校、办报纸和吸引留学生等桥梁，实施西洋医学文化侵略，冲击了中医药文化教育。在新文化运动中，提倡科学反对迷信，同时出现了否认民族文化遗产的民族虚无主义思想。加上国民党亲日派汪精卫政府限制、消灭中医药，百般摧残中医药，致使中医药传承和发展受到严重的阻碍。

新中国成立特别是改革开放以来，党和政府高度重视中医药工作。《保护非物质文化遗产公约》（2003）和《中华人民共和国非物质文化遗产法》（2011）的实施，标志着中医药非遗传承和弘扬进入新的阶段，释放中医药技艺活力迈出了亘古未有的第一步。

三、中医药非物质文化遗产代表性项目

我国建立非物质文化遗产代表性项目名录制度。该制度将体现中华民族优秀文化，具有重大历史、文学、艺术、科学价值的非物质文化遗产项目列入名录给予保护。我国非物质文化遗产代表性项目名录分为国家级、省级、市级和县区级四级。

以国家级非遗代表性项目名录为例，截至第四批（2014），列入该名录的传统医药（第九类，代号为Ⅸ），即中医药非遗代表性项目，有23小类。分别是：

Ⅸ-1 中医生命与疾病认知方法

Ⅸ-2 中医诊疗法

Ⅸ-3 中药炮制技术

Ⅸ-4 中医传统制剂方法

Ⅸ-5 针灸

Ⅸ-6 中医正骨疗法

Ⅸ-7 同仁堂中医药文化

Ⅸ-8 胡庆余堂中医药文化

Ⅸ-9 藏医药

Ⅸ-10中医养生

Ⅸ-11 传统中医药文化

Ⅸ-12 蒙医药

Ⅸ-13 畲族医药

Ⅸ-14 瑶族医药

Ⅸ-15 苗医药

Ⅸ-16 侗医药

Ⅸ-17 回族医药

Ⅸ-18 壮医药

Ⅸ-19 彝医药

Ⅸ-20傣医药

Ⅸ-21维吾尔医药

Ⅸ-22布依族医药

Ⅸ-23 哈萨克族医药

随着保护工作的深入，入选的代表性项目还会增加。入选代表性项目中，原来未有小类的另设一小类；原来已有小类的，作为该小类的扩展项目。

再以云南省省级非遗代表性项目名录为例，截至第四批（2017），共有传统医药项目18项。分别是：第一批（空缺）；第二批有傣族医药、彝族医药和藏族医药3项；第三批有瑶族医学诊疗法、无敌治骨疗伤法、拨云锭传统配方及制作技艺、纳西族医药诊疗法、宁蒗朱氏诊疗法、朱氏正骨疗法和昆中药传统中药制剂7项；第四批有管氏针灸疗法、姚氏中医妇科疗法、复方薏仁汤制作技艺、中草药酒曲制作技艺、李桐传统骨伤疗法、“慎德堂”传统诊疗法、“民生堂”传统骨伤疗法和腾冲中成药制作技艺8项。

第二节　非遗名录中的中医传统制剂方法

中医传统制剂方法是传统医药非遗代表性项目名录的第4小类，在中医药理论和实践中处于核心地位，是中医药非遗保护的重点。

一、制剂与中药制剂

制剂是生药或化学药品经过加工制成的药物。根据理论差异，制剂有西药制剂和中药制剂之分。从药物的产生过程上，制剂可划分为试验制剂和工业制剂。

西药制剂是相对于西药的原料而言的。在西药中，最初制剂一般指用某种原料制成的药物，多在实验室使用。制剂一词，用来区别于试剂、原料和溶剂等概念。后来，制剂一词的范围扩大，延伸到指成药、药品或制品。如青霉素注射液、血塞通注射液、阿莫西林胶囊等药物，为西药制剂。

中药制剂，一般指中药的成药、成品或制得品。按照《中药药剂学》，中药制剂是按一定质量标准将中药材制成适合临床用药需求的，并规定有适应证、用法、用量的具体药物。如复方丹参片、六味地黄丸、舒肝散等药物，称中药制剂。理论上，中药制剂划分为生药制剂和成药制剂。实际工作中，自晋代葛洪《肘后方》提出了“成药剂”的概念后，中药制剂常称为“成药”。到现代，为与西药相区别，中药制剂常称“中成药”或“中药”。

药物剂型，是将制剂按形态特征的不同而划分为不同的类别。古代，常用剂型是丸散膏丹，就是丸剂、散剂、膏剂、丹剂。现代，常用的剂型除丸散膏丹外，还有片剂、胶囊剂、颗粒剂、注射剂、气雾剂、粉雾剂等剂型。剂型，一般在药名末尾标出。如止咳丸、清肺化痰丸、乌梅丸等属于丸剂；牛黄解毒片、金匮肾气片、感冒疏风片等为片剂；舒肝颗粒、参苓健脾胃颗粒、藿香正气颗粒等属于颗粒剂。

新中国成立之前，医与药尚未分工或分工不明，往往医疗兼制药，因此，医药一体或医药互见，提医便含有药。“中医制剂”“中医传统制剂”等就是这样，是指以中医理论为指导而制造适合防治疾病需要的中药制剂。

新中国成立以来，医疗与制药分工越来越细，制剂成为联结医疗和药材的桥梁。制剂的质量直接影响着疗效，因而中药制剂从中医体系中分离出来，形成专门的学科和生产厂家，出现“中药制剂”“民族药制剂”等研究和生产领域。为提高制剂质量，研究中药制剂的配制理论、生产技术、质量控制与合理应用等内容的成果不断取得新的进展，产生了新的技术、新的剂型和新的制造方法。这些新剂型有自己的特色，又称为现代剂型、现代制剂，用以区别于传统剂型、传统制剂、“传统中（成）药”“传统中药制剂”等范畴。

随着工业的发展，制剂被各门学科加以深入研究，形成许多分支学科和门类。学科上有工业制剂学、物理制剂学、生物制剂学、炮炙学、制药工程、药物动力学等学科。生产部门从旧时的药铺、药坊发展为制药厂、制药公司、制药中心、制药车间等。加工生产制剂的人员，医疗上多称为药剂师；工业上多称为药师、药工。

二、中医传统制剂方法

传统制剂是与现代制剂相对而言的。一般以20世纪50年代出现的中药片剂为分界点，将之前世代生产的汤、饮、酒、锭、膏、丹、丸、散等剂型的药品，称为传统制剂，而之后出现的片剂、胶囊剂、注射剂、粉针剂等剂型药品，称为现代制剂。

中医传统制剂经过4000多年的积累和发展，创造了丰富的制剂工艺（artwork）。工艺是将原材料或半成品加工成产品的工作、技术和方法。名录中的中医传统制剂方法，在制药业具体地指中成药制法或制药工艺。

（一）中医传统制剂方法举要

中医传统制剂方法内容丰富，范围广泛，形式繁复。中国医药史记载较多的列举如下：

1.药酒浸制法

中药制剂的起源可追溯到夏禹时代（公元前2140年），当时已经形成酿酒工艺，并已将多种药物浸制成药酒。

2.汤剂煎煮法

商汤时期（公元前1766年），伊尹创造汤剂，并总结写成《汤液经》，这是我国最早的方剂与制剂技术专著。

3.汤液醪醴制法

战国时期（公元前221年以前），我国第一部医药典籍著作《黄帝内经》提出了“君臣佐使”的组方原则，同时在《素问·汤液醪醴论》中论述了汤液醪醴的制法和作用，并记载了汤、丸、散、膏、药酒等多种不同剂型及其制法。

4.药浴法、烟熏或蒸汽熏法、药物熨法

秦汉时期（公元前221～公元220年），我国制药理论与技术蓬勃发展。秦国时期的《五十二病方》中记载的中药，除外敷和内服外，还有药浴法、烟熏或蒸汽熏法、药物熨法等方法。

5.剂型“随药性”、用动物胶汁等作赋形剂

东汉时期成书的《神农本草经》是现存最早的本草专著，该书论述了制药理论和制备方法，“序例”中指出：“药性有宜丸者，宜散者，宜水煎者，宜酒渍者，宜煎膏者，亦有一物兼宜者，亦有不可入汤酒者，并随药性，不得违越”，提出“剂型随药性”的原则。东汉末年，张仲景著《伤寒杂病论》，记载了汤剂、丸剂、散剂、药膏剂、软膏剂、酒剂等十余种剂型及其制备方法，首次记载了用动物胶汁、炼蜜、枣肉和淀粉糊作为丸剂的赋形剂，并沿用至今。

6.铅硬膏、干浸膏等剂型制法

晋代葛洪（公元284～364年）著有《肘后备急方》8卷，创制了铅硬膏、干浸膏、蜡丸、浓缩丸、锭剂、条剂、灸剂、饼剂等多种剂型。

7.剂型随疾病、“合药分剂料理法则”

梁代陶弘景（公元456～536年）在《本草经集注》中提出以疾病的需求来确定剂型，指出“疾病有宜丸药，宜服散者，宜服汤者，宜服膏煎者”。在序例中附有“合药分剂料理法则”，指出药物的产地和采收方法亦对疗效有影响。书中考证了古今度量衡，规定了汤、丸、散、膏、药酒的制作规范。

8.治择熬炮、汤膏丸散的工艺技术

孙思邈（公元581～682年）著有《备急千金要方》和《千金翼方》，其中《备急千金要方》设有“论合和”一章，专门论述炼冶、拣择、熬煮、炮炙、合膏、配方和调和中药材等制药的工艺和技术。与以往的方下脚注相比，孙思邈在专篇中全面论述。比如，如何筛药，书中说：“凡筛丸药，用重密绢，令细，于蜜丸即易熟。若筛散草药，用轻疏绢，于酒中服即不泥。其石药亦用细绢筛，令如丸药者。”

9.成方制剂规范

宋代太医院（公元1080年）颁布的《太平惠民和剂局方》载方788种，作为“官药局”的制剂规范。每方之后除详列主治证和药材外，对药物炮炙法和药剂修制法也有详细的说明。该书是我国最早的一部国家制剂规范。

10.修治过程、方剂配合

明代李时珍（公元1518～1593年）著《本草纲目》，记载中药1892种，附方13000余首，剂型近40种①。该书对每种中药的性味、产地、形态、采集方法、炮制过程、方剂配合、药性理论等都详加叙述。书中每药列“修治”一节，记述炮制、制剂方法②。

如上所述，中医传统制剂方法格外广泛，有采药规则，有修治过程，有炮炙步骤，有方剂配伍，有剂型制法，有丸剂的赋形剂法则，有用药要点。在一个综合制药厂中，中医传统制剂方法往往以制药工艺为主，并涉及中药饮片（咀片）炮制，中药材识别与鉴别等环节。在名录中，中医传统制剂方法则多侧重于制药工艺。

（二）非遗名录中的中医传统制剂方法

我国重视中医传统制剂方法的传承和保护。2006年5月20日，中医传统制剂方法，作为传统医药的小类列入第一批国家级非物质文化遗产代表性项目名录，编号为：IX–4。

① 李范珠，李永吉．中药药剂学 [M]. 北京：人民卫生出版社，2012：7.

② 北京中医药大学．中国医学史讲义 [M]. 上海：上海科学技术出版社，2013：71.

观，创造“小儿救急丹”“阮氏上清丸”“翟玉六止咳丸”“郑氏女金丹”“桑菊银翘散”“清肺化痰丸”等一大批昆中药传统中药，其配方独特，疗效显著，深受广大用户喜爱。许多中成药载入国家药品标准，在促进人类身体健康、养生保健等方面发挥着积极作用。“昆中药”被国家商务部认定为“中华老字号”企业。

昆中药传统中药文化的影响遍及缅甸、越南、泰国等东南亚和南亚国家。其中医药文化底蕴深厚，用传统工艺及技能生产的中成药与全国其他中成药知名品牌相比，更具有云南地方特色和疗效优势。该项目在保护传承的基础上进一步挖掘、完善，可为“云药”发展增加一种新的模式，对全省道地药材的保护也将会起到积极的示范作用，因此具有突出的历史、文化和科学价值。

这是对该项遗产简介的表述。这些表述，是2013年6月24日和8月8日云南省中医药管理局组织专家学者，召开该遗产项目申报初审会和非遗研讨会，集思广益后拟定的。会议根据申报要求，结合昆明中药厂有限公司的意愿，认真遴选，论证，从而确定了该项遗产的基本内涵、架构和对象。

上述简介，阐述了这项文化的含义、基本内容、历史沿革、主要价值和保护意义。第一段第一句，定义了“昆中药传统中药文化”含义。第二句规定了其基本内容。第二段明确了这项遗产的历史沿革和主要价值。第三段概述了这项遗产的影响和保护意义。

在《国家级非物质文化遗产代表性项目申报书》中还明确了该项目的保护内容。具体为：

1.“厚德”“精工”“毋减”的药德药道（信仰文化）
2.独树一帜的产品体系（产品文化）
3.口口相传的造药技艺（制剂文化）
4.舒清养治未病的中药养生理念（养生文化）
5.严谨苛刻的师带徒制度（师徒文化）
6.世代相传、群英荟萃的老字号药铺（老字号文化）
7.艰苦奋斗的发展历程（勤勉文化）

这些保护内容，与项目简介的内涵是一致。这一表述，把“昆中药传统中药制剂”的对象简洁而深刻地划分为7种，点明了简介定义里的实质和属性，使其内容更加具体。7种文化分别从中医药职业道德、生产产品、工艺技术、理论观念、制度规范、铺号场所和历史进程等7大要素，衍生开来，构成“昆中药传统中药制剂”知识体系和生产实践。

7大要素是构成非遗“昆中药传统中药制剂”7种文化现象的实质。7大要素相互关联、紧密结合，将非物质文化遗产“昆中药传统中药制剂”组成一个有机的整体。

二、昆中药传统中药制剂的入选

2013年11月，昆中药申报的非物质文化遗产，以“昆中药传统中药文化”之名，入选云南省第三批非物质文化遗产名录。随后，继续以同名申报国家级非遗代表性项目。

在国家级评审时，该项目的名称略有调整。文化部组织的评审专家审议时，将《国家级非物质文化遗产代表性项目申报书》内的“昆中药传统中药文化”调整为“昆中药传统中药制剂”，并列入“中医传统制剂方法”小类之中。调整后，项目名称更加具体和准确。其他内容不变。

2014年11月，以“中医传统制剂方法（昆中药传统中药制剂）”之名，入选第四批国家级非物质文化遗产代表性项目名录扩展名录。该项目是云南省第一个入选国家级非遗代表性名录的中药项目。

2014年12月3日，中国政府网–中央人民政府门户网站发布《国务院关于公布第四批国家级非物质文化遗产代表性项目名录的通知》（国发〔2014〕59号）文件，公布第四批国家级非物质文化遗产代表性项目名录和国家级非物质文化遗产代表性项目名录扩展项目名录，“昆中药传统中药制剂”载入其中。

国家级非物质文化遗产项目名录中，该项目属于“中医传统制剂方法（IX–4）”小类，故项目全称：“中医传统制剂方法（昆中药传统中药制剂）”。项目序号：443，编号：IX–4。类别：传统医药。公布时间：2014（第四批）。类型：扩展项目。所属地区：云南省。申报地区：云南省昆明市。

从此以后，就用“昆中药传统中药制剂”代替原名，原有的含义和范围不变。

“昆中药传统中药制剂”的含义是指“源于明洪武十四年（公元1381年），传承630多年，由昆明中药厂有限公司传承发展的，流传于云南省昆明地区的传统中药文化”。

“昆中药传统中药制剂”这一概念中，“昆中药”为昆明中药厂有限公司的简称，指明该项目的持有、申报、传承和保护单位。“传统中药制剂”界定了这个项目的范围。小类“中医传统制剂方法”划分了这一项目在中医药非遗中的类别，指明其制剂方法的属性。

对制剂方法类非遗，它的核心对象侧重于传统配方和制作技艺。据此，非遗“昆中药传统中药制剂”的核心对象是昆中药传统中药制剂的配方和制作技艺。配方和制作技艺，静态的表现为传统配本和工艺文件，活态的表现为药工、药师的知识和制药技艺。

与单一制剂的项目相比，“昆中药传统中药制剂”这个项目信息量大，包括了传承单位全部的传统中药制剂，制作技艺多样，是一个集合性的大项目。从内涵上，不仅包括传统配方和制剂制作技艺，还包含制剂所用中药饮片的炮制技艺、所用中药材的识别技艺，以及中药养生理念和方法、制药观念、医学理论等方面，是一个生产链较长、技艺承载量丰富的项目。

2014年12月16日，举办昆中药传统中药制剂入选国家非遗新闻发布会，云南省文化厅、云南省中医药管理局、云南省医药行业协会等部门莅临企业视贺和指导。人民网、新华网、中新网、云南日报、云南政协报等主流媒体及时报道，扩大了文化影响力。

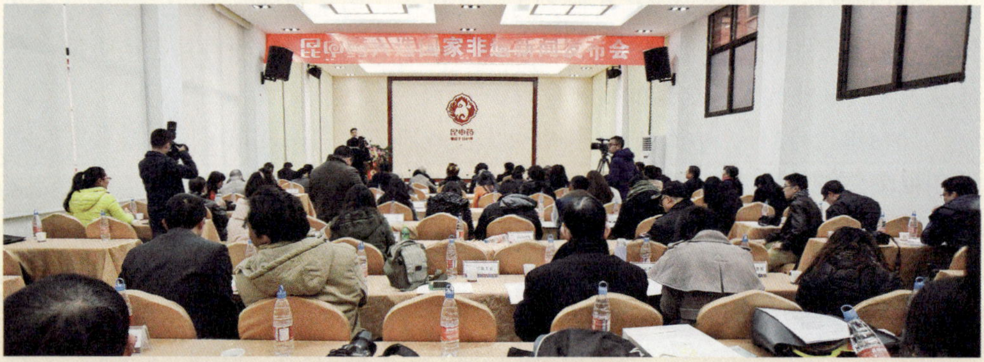

昆中药入选国家非遗新闻发布会（2014，刘云森摄）

三、昆中药传统中药制剂的文化要素和内涵

非物质文化遗产“中医传统制剂方法（昆中药传统中药制剂）”包括配方、技艺、理论、制度、精神及其依附的产品、场所等7种中华老字号文化要素。这7种文化要素，体现在昆明历代药师、药工的实践之中，形成具体的7种类型的文化内涵和文化现象。

7种文化内涵和文化现象相辅相成，紧密联系，一起组成“昆中药传统中药制剂”文化的整体。按《申报书》顺序，7种文化的内涵和现象（即具体对象）分别是：

（一）精神文化

精神文化——指昆中药人的“厚德”信念、“精工”行规、“毋减”厂训、“创新”精神等药德、药道、思想意识、信仰方面的文化。亦称精工文化、信仰文化。

精神文化的具体对象是指：

1.昆中药“大药厚德，痌瘝在抱”的企业使命。

2.“精工修合丸散膏丹，遵法炮制生熟饮片”的行规和制药信念。

3.“毋减毋糙修精品，勤心勤力志康宁”的厂训和企业精神。

4.尊重传统又不断创新的工作作风。

（二）产品文化

产品文化——指昆中药各个历史时期创造的中成药其附属物商标、仿单或说明书、包装盒、标签、规章制度等物质文化。亦称精品文化。

产品文化的具体对象是：

1.历代昆中药的药工制造的传统中成药药品文化，如丸剂、散剂、膏剂、丹剂、酒剂等药品实物文化。

2.中成药的附属物，包括各剂型的商标、仿单或说明书、包装盒、标签、规章制度、公用器具等文件、档案和文物。

3.凝集在中成药的方剂配伍、中药饮片炮制、制造或生产、研究与开发、质量检验等活动中的中医药学理论和知识。

（三）制剂文化

制剂文化——指历代昆明中医药人或昆中药人有关中成药配方组成、生产工艺、质量标准、制作技艺及其表现形式。又称制技文化、工艺文化、药艺文化或行为文化。其中，存在于药工身上的制作技艺是制剂文化的内核，也是非遗“昆中药传统中药制剂”的核心。

制剂文化的具体对象是：

1.昆中药旧时药工口口相传的造药技艺。包括旧时的祖传秘方、家传经验方，药品法定处方组成、药品质量检验技术标准、中药材性型鉴别经验技术、中药饮片（咀片）炮制法，质量检验技术方法、营销技术方法等中医药的工艺、技术、方法及其技能、技艺。

2.昆中药人新中国成立以来掌握的中成药法定处方组成、传统中药材鉴别与加工、中成药的生产工艺、技术和方法及其技能、技艺。包括药品标准、中药材鉴别（识别）与检验技术、中药材加工与炮制方法、中药制剂生产工艺、岗位操作法、检验操作法和其他生产过程的技术、质量管理方法及其技艺、技能。

3.昆中药人掌握的其他与制药有关的研究与开发、经营管理、业务技术、营销技术等方面的技术和方法及其技艺、技能。

（四）养生文化

养生文化——指舒、清、养等“治未病”的中药养生理念和方法。侧重于理论、学术和知识文化层面。又称药理文化。

养生文化的具体对象是：

1.舒肝养生。昆中药以舒肝散、舒肝颗粒等为代表的舒肝养生的理论、中成药和使用方法。

2.清肺养生。昆中药以清肺化痰丸、止咳丸等为代表的养肺养生的理论、中成药和使用方法。

3.养血养生。昆中药以养血安神颗粒、柏子养心丸等为代表的养血养生的理论、中成药和使用方法。

4.健脾养生。昆中药以参苓健脾胃颗粒、归脾丸等为代表的健脾养生的理论、中成药和使用方法。

5.补血和血养生。昆中药以熟三七丸、熟三七散等为代表的活血养生的理论、中成药和使用方法。

6.消胖养生。昆中药以轻身消胖丸为代表的消胖养生的理论、中成药和使用方法。

7.开胃养生。昆中药以大山楂丸、糊药等为代表的开胃养生的理论、中成药和使用方法。

（五）师徒文化

师徒文化——指严谨苛刻的师带徒制度。又称师徒传习制度，是基本的药规之一。

师徒文化的具体对象是指：

1.药工拜师仪式。

2.师徒合约、带教协议、岗位传授计划和记录等传授规定、书面制度。

3.师徒制药的工具、用具和其他材料。

（六）老字号文化

老字号文化——指1956年公私合营前的昆中药起源店双美号、万松草堂、体德堂、福林堂、大安堂等82家老字号药铺药店、43家行商和昆中药有关的建筑物、构筑物、设施设备、公用器具等场所或空间。又称药铺文化。

老字号文化的具体对象是指：

1.双美号、万松草堂、体德堂、福林堂、大安堂等82家老字号药铺的人物、药品、配本、仿单、药具、药店及其附属物。

2.双美号、万松草堂、体德堂、福林堂、大安堂等82家老字号药铺的经营之道、商业信条、价值观等经营思想和行为方式。

3.反映上述老字号内容的档案文献资料。

4.负载上述文化的昆中药有关的建筑物、构筑物、设施设备等场所、空间及其文化表现形式。

（七）勤勉文化

勤勉文化——历代昆明医师和药师、药工践行的勤勉敬业、艰苦奋斗的制药救人品格及其长远的发展历程。也就是以勤勉制药、济世救人为主要动力的历史文化。又称药史文化。

勤勉文化的具体对象是指：

1.明清时期昆明医师、药工和其他人员行医制药、治病救人的历史事实。

2.近现代以来昆中药的医师、药师、药工和代表性传承人制药、营销等工作业绩、事迹及技艺。

3.反映上述勤勉制药内容的材料。

四、昆中药传统中药制剂7种文化的相互关系

非遗“昆中药传统中药制剂”7种文化之间的关系，是相互区别又相互联系的。这7种文化的特性和作用各不相同，体现“厚德”“精工”“毋减”药德药道的精神文化是它的灵魂，融合中医药科学技术知识的产品文化是它的实物载体，凝聚着昆中药历代药工技艺的制剂文化是它的核心，舒清养治未病的中药养生理念和方法——养生文化是它的服务途径和目的，严谨苛刻的师带徒制度——师徒文化是它的活态载体和传承方式，世代相传、群英荟萃的老字号药铺——老字号文化是它的源泉和场所，艰苦奋斗的发展历程熔炼成的勤勉文化是它的动力和传承轨迹。

7种文化的实质是道-品-艺-理-规-铺-史7种中华老字号文化要素。7种文化是中华老字号文化要素分别在药道、药品、药艺、药理、药规、药铺和药史等中

医药科技和文化中的具体运用。7种文化相依为用，相辅相成，共同构成“昆中药传统中药制剂”有机的文化体系。

7种文化中，制剂技艺是非遗“昆中药传统中药制剂”的核心和主要内容，处于文化体系的中心位置。制剂技艺是其他6种文化孕育和发展的胚芽。本质上，非遗“昆中药传统中药制剂”是指昆中药传统中药制剂的制作技艺。

因此，本项目，采取以点带面的命名法，在遗产项目名称“昆中药传统中药制剂”之中，标示出“中药制剂”。这样，既突出“中药制剂”技艺的非物质文化遗产属性，又包含其他6种文化内容，是一个主次分明的非物质文化遗产整体。

7种文化结合在一起，“昆中药传统中药制剂”文化的内涵就严谨、周详了。用7种文化，我们给这项文化遗产下一个明确的定义。“昆中药传统中药制剂”是世代昆中药人凭借精湛的中药制剂技艺，遵守传统配方、中药理论、药德药道和师带徒制度，用适宜的工具，勤勉地在药铺药厂创造附着在中成药上的文化。

非遗“昆中药传统中药制剂”7种文化的关系，见下图：

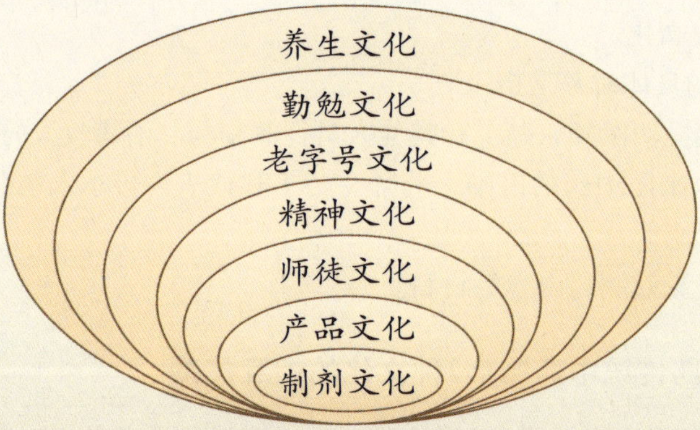

昆中药传统中药制剂7种文化的关系图

在生产生活实践中，非遗“昆中药传统中药制剂”7种文化贯穿在昆中药生产、质量检验、研发、经营、管理和供销等各项工作以及群众用药之中。在理论上，道–品–艺–理–规–铺–史7大要素及其7种文化是精神文化、物质文化、行为文化、学术文化、制度文化、空间文化和历史文化等中华优秀传统文化，在昆明中药业专业化、系统化、整体化传承发展中的观念表述、知识、技能和文化表现形态。

五、昆中药传统中药制剂的传承保护

非遗“中医传统制剂方法（昆中药传统中药制剂）”项目的保护单位是昆明

中药厂有限公司。2015年4月7日，文化部办公厅印发《关于公示第四批国家级非物质文化遗产代表性项目保护单位的公告》，认定非遗“中医传统制剂方法（昆中药传统中药制剂）”项目的保护单位为昆明中药厂有限公司。昆明中药厂有限公司具体承担该项目的传承和保护工作。

按照《国家级非物质文化遗产保护与管理暂行办法》（中华人民共和国文化部令第39号）第六条、第七条、第八条，项目保护单位需有该项目代表性传承人或相对完整的资料，有实施项目保护计划的能力以及开展传承、展示活动的场所和条件；认定后的项目保护单位应在当地文化行政部门的指导下，积极履行项目保护和传承的各项职责，并接受社会各界的监督。

国家级非物质文化遗产代表性项目“昆中药传统中药制剂”代表性传承人有区级、市级、省级和国家级4个级别的人群。截至2018年12月，该项遗产有各级政府命名的代表性传承人8名，其中国家级代表性传承人1名。此外，公司级代表性传承人12名，关键工种在岗传承人54人。保护单位昆明中药厂有限公司有“昆中药传统中药制剂”档案资料616卷（盒），代表性档案资料主要有《昆明方目》（1939）、《昆明81种成药配方目录》（1954）、《公私合营店铺表》（1956）、《中成药制造过程规格表》（1962）、《六七十年代照片册》、百福堂牌匾、回春堂药臼、百宝丹、再造丸、乳钵、药勺等药档、药书、药品和药具。

昆明中药厂有限公司施行生产传承，制售中成药从未间断。明朝初年，军医朱双美随军进入云南，在军中和民间制售小儿化风丹，开启了“昆中药传统中药制剂”制售历史。明末御医孙光豫在昆明开设万松堂制售婴孩丹丸，中成药为群众所信仰。清代名医郑禹臣创制郑氏女金丹、阮锡九祖辈制售阮氏上清丸、江西人傅之骥开办德生药材行传授“药材艺业”、李荠林成立福林堂制售再造丸等中成药，昆明中药制售和使用更加普及。民国时期昆明中药业李炳然、赵又仪、陈灿南、杨增五和李述尧“五大金刚”推行师徒传习制度，药工队伍逐渐扩大。新中国成立后，昆明地区全行业公私合营，昆明82家中药铺和43家行商合并到加工厂，直到现在，持续630余年。

非遗“昆中药传统中药制剂”生产规模不断扩大。截至2018年12月，全厂有螺蛳湾厂区、呈贡基地，占地120亩，厂区总建筑面积22365.29平方米。其中制剂车间12294.78平方米，前处理车间6974.84平方米，车间以“师带徒”方式传承技艺。在昆明国家高新技术产业开发区马金铺片区生物产业园区建设新厂房，占地约172亩。

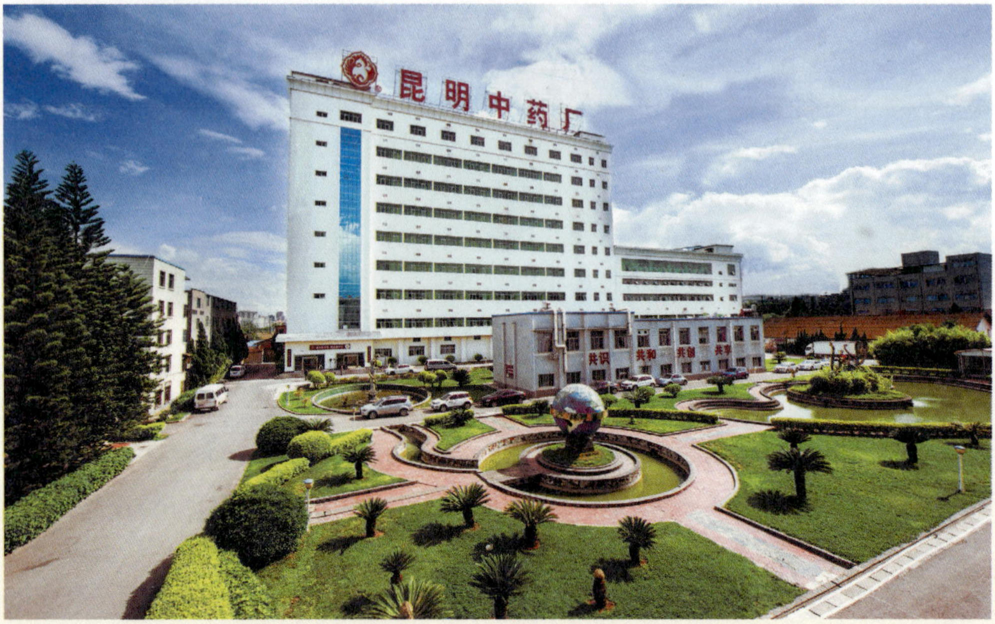

位于昆明螺蛳湾的昆中药传统中药制剂车间

非遗“昆中药传统中药制剂”传承场所主要有昆中药厂区（含螺蛳湾厂区和马金铺厂区）。传播场所主要有驻全省各地州办事处和驻全国各省区分公司。厂区的主要传播场所有文化展览厅、综合档案室、“昆中药博物馆”和非遗体验区。传播途径主要有：公司内刊《昆中药》、公司网站《昆中药》、公司微信《昆中药》、公司画册《昆中药》、电视宣传片《中华老字号，精品昆中药》《昆中药传统中药文化》《如意花开云之南》《丸心：一脉相传600年》、标语“大药厚德，痌瘝在抱”“一脉相传六百年，中药更懂中国人”以及公司办公自动化系统（OA）等传媒和产品。

昆中药正在积极履行“昆中药传统中药制剂”申报书承诺的生产传承保护的各项职责。2016年6月11日，昆中药被公布为云南省非物质文化遗产保护传承基地。云南省文化厅对昆中药在保护中医药非遗方面做出的突出成绩给予了表彰和激励。

从第二章起，我们以《国家级非物质文化遗产代表性项目申报书》为基本框架，分章介绍国家级非物质文化遗产“昆中药传统中药制剂”知识，包括其历史、生产传承、传承成果、文化内涵、文化特征、重要价值与影响以及保护情况。

第二章　昆中药传统中药制剂的历史

非遗“昆中药传统中药制剂”的历史是昆明中医药史的缩影，是云南中医药史的典型样本，是中国医药史的重要组成部分。

第一节　所在区域与地理环境

中医药极具地域性特点，昆明中医药也不例外。独特的昆明地理环境孕育了独特的昆明中医药技术和文化。非遗“昆中药传统中药制剂”是独特的昆明中医药资源的产物。

一、所在区域

昆中药，全称昆明中药厂有限公司，位于中国历史文化名城、云南省省会昆明市。

昆中药，老厂厂址为昆明市西山区南坝路270号，也就是西山区螺蛳湾276号，南临高原明珠滇池和著名的风景名胜区西山，环境优越；北与昆明火车站比邻，交通便利。新厂区位于昆明国家高新技术产业开发区马金铺片区兰茂路照塘街82号，是生物医药产业的集聚区。

在云南的区位里，昆中药是“云南老字号”企业、“云南省十大历史品牌”之一，为云南省规模较大的制药厂家，工业总产值、主营业收入等指标处于云南中成药制造企业的前列。

在全国中药行业中，昆中药是“中华老字号”企业，全国中成药工业重点企业五十强之一，中国质量管理检测先进企业，高新技术企业和中国非物质文化遗产保护单位。昆中药是中国中药五大老字号之一，云南昆中药与北京同仁堂、苏州雷允上、广州陈李济和湖南九芝堂一起，同为我国中药行业的代表企业，具有

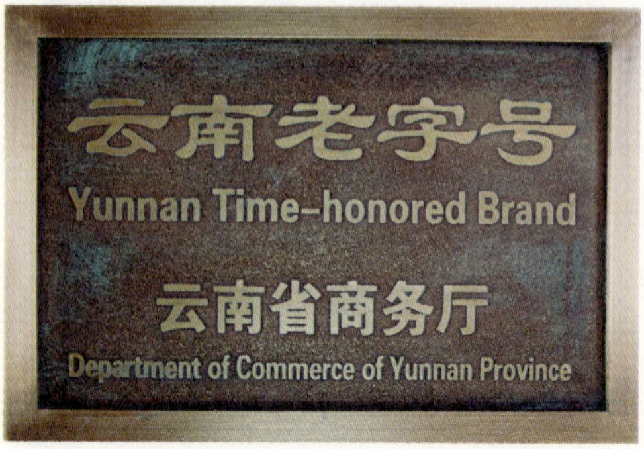

2011年，云南省商务厅颁给昆中药的“云南老字号”匾

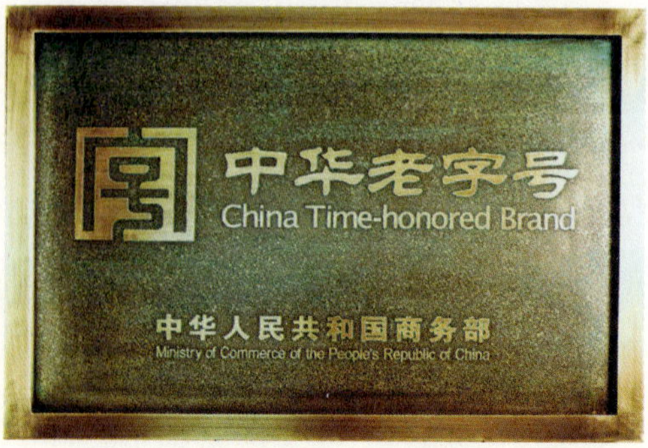

2011年，商务部颁给昆中药的“中华老字号”匾

天然药物、地区性和历史悠久等文化特色。

昆中药所在的区域具有较好的产业集群优势。昆明是云南省医药产业集聚地，具有较好的区位、资金、人才、交通、信息等产业要素优势。据云南省医药行业协会《云南省生物医药工业经济运行报告》，2016年昆明医药工业企业67家，工业产值265.23亿元，主营业务收入387.50亿元，利润总额47.94亿元，分别占当年全省医药工业合计的41.61%、62.32%、76.57%和87.09%，昆明成为云南省医药工业的火车头。

二、地理环境

云南被誉为“药物王国”。据云南全省中药资源普查，云南境内有天然药物资源6559种，中药资源总数和药用植物总数分别占全国的51.4%和55.4%，为全国之冠①。昆明是药物王国上的明珠。

昆明地处云南高原中部，位于北纬24° 23′ ~26° 22′，东经102° 10′ ~103° 40′。地貌以湖盆岩溶高原地貌形态为主，红色山原地貌次之。昆明地区是盆地与高原相间分布。盆地俗称“坝子”，多数坝子地势平坦，土层较厚，植被丰富。昆明的气候位于北纬亚热带地区，境内大多数地区冬无严寒，夏无酷暑，似温带气候，气候温和，以“春城”著称。

昆明历来是我国重要的药材种植地。昆明市禄劝县和寻甸县是种植板蓝根、草乌、金银花、蜘蛛香、半夏、丹参等药材的重要产区。2009年以来，禄劝县和寻甸县被云南省科技厅等单位评为“云药之乡”。

① 云南省药材公司．云南中药资源名录[M]. 北京：科学出版社，1993.

自古以来，昆明是“南方丝绸之路”的重要驿站。为此，昆明老药铺应运而生。元初，昆明设立惠民药局，主掌药品配制和出售。明洪武十四年（公元1381年）以后，随营落籍云南的军医，相继在昆明等地开店制售中成药，私人制药开始出现。清雍正年间（公元1723～1736年），江西、湖北等一大批经营矿业的客商入滇，药材商随之涌入昆明，行医兼开药店，中成药生产日渐活跃起来。民国初期（1924年），昆明中药店122家，以昆明为驿站，药材和成药兼营。药材业除采收各地州山货外，还将阮氏上清丸、清肺化痰丸等中成药通过“茶马古道”运往缅甸等国家和中国香港地区。解放后，公私合营，昆明地区的82家私人药铺并为昆中药。

昆明市嵩明县是著名医药学家兰茂的故里。兰茂编著的《滇南本草》自明朝以来就是云南中医药界的“药典”。该书因吸收了云南民族民间用药经验而在中医药史上独树一帜。现在仍然是指导地方用药的经典著作。昆中药许多产品导源于此。

三、分布区域

非遗“昆中药传统中药制剂”主要流通于云南全省和全国各地，部分制剂药品销售到东南亚、南亚国家和地区，远销美国等国家。这一分布格局历经了漫长的时间。

宋代起，中原医药渐入昆明。元代，中庆路（昆明）出现了官办“惠民药局”。惠民药局择良医主持，用中医药为贫病者治病，为群众所信赖。

明代初年，皇帝朱元璋派义子沐英入滇，内地传统医药随二三十万大军进入云南，军医朱双美使用水酒、小儿化风丹等成药。朱双美后代世袭医职，一直制售至新中国成立之后。“双美药号”成为昆中药最早的起源店。

清朝末期，昆中药的起源店，如双美药号、体德堂、保龄药室、福林堂、大安堂等昆明较早的中药铺，制售的丸散膏丹主要零售到昆明城内，部分批发到曲靖、大理、楚雄等地使用。一些较大的中药铺制售的中成药，如郑氏女金丹、十全大补丸、桂附理中丸、再造丸等名药畅销到缅甸、泰国等东南亚国家。1911年，滇越铁路全线通车，昆明中成药销售到越南海防等地。昆明中成药质优价廉，在患者中有“三病两痛之仙方，五劳七伤之妙药”的美誉。

新中国成立初期，昆中药的产品主要销往云南省内各地州。通过地州的药材公司，一边收购当地药材，一边销售昆明生产的中成药，在各地州形成了良好的用药习惯和口碑。1956年在沙朗巷时，大理、临沧、楚雄、腾冲等地药厂派人来厂学习制药技术。1966年2月，云南省商业厅派袁少斋、何琼仙、陈琼仙和刘珍4名技术工人到腾冲制药厂帮助建厂，教授丸剂和蜡壳制法，推广技术。

改革开放后，昆中药产品销往全国各地的越来越多。经过数十年的经营，省内销售额与省外销售额逐渐持平后，省外渐成主要使用地。2014年昆中药销往省外的药品占比超过全部销量的50%，此后，省外销量的比重逐年提高，正从区域性企业向全国性企业发展。同时，国际贸易不断扩大。

从20世纪80年代起，昆中药部分产品销售到泰国、新加坡等东南亚、南亚国家和中国香港地区，并远销美国。舒肝颗粒和金匮肾气片在泰国有稳定销量和一定的知名度。天麻祛风补片和止咳丸销往香港地区。金花消痤丸、清肺化痰丸、感冒消炎片和银翘解毒片在新加坡和美国有一定销量。

随着中药国际贸易的持续发展，非遗“昆中药传统中药制剂”在海外的应用和辐射必将加快，国际影响会更大。

第二节　制药历史

作为制药厂，昆中药是1956年公私合营时由昆明地区的82家坐商（中药铺）和43家行商组成的；而作为作坊或药铺，非遗“昆中药传统中药制剂”的历史，可追溯到明代初期，至今已有630多年。“昆中药传统中药制剂”汇集了昆明地区的中医药精华。

非遗“昆中药传统中药制剂”的创制、传承和发展可分为4个阶段，即明代肇启（以医兼药）时期、清代成熟（医药渐分）时期、民国初盛（师徒传习）时期和新中国成立以来的快速发展（工业化）时期。

一、明代肇启：以医兼药

随着大批汉族的进入，中药材和中成药的需求剧增，明代昆明中药业在家庭中医诊所的配方和制售、中药材运销和民族医药整理等方面得到快速发展。

（一）军医和御医制售的中成药

明代初年，明军入滇把中原医药带进云南，并在云南落地生根。明洪武十四年（公元1381年）随军来滇的朱双美、管致和、董赐、刘寅、陈凤典等军医，在明朝医户世袭制下，分别在昆明、杨林、大理、保山、腾冲等地定居，世代为医。医疗需求带动了少数中成药的生产。

军医朱双美和御医孙光豫创制和出售昆中药历史上最早的中成药——小儿化风丹、朱氏善用水酒、小儿救急丹和犀角保童丸等药品。

1.朱双美

“昆中药”产品最早的制售人是明洪武十四年（公元1381年）入滇军医朱双美。他传给后辈，世代延续。

据《云南省志·医药志》记载：“明洪武十四年（公元1381年）随征南右副将军沐英入滇的军医朱双美，曾制售过朱氏善用水酒和小儿化风丹，并将这两种成药给两子分售，历经明、清、民国三个朝代。到了民国十九年（1930年）停售，长达500多年。”①昆中药肇启于1381年，这是企业的源头，也是昆中药传统中药制剂的开端。

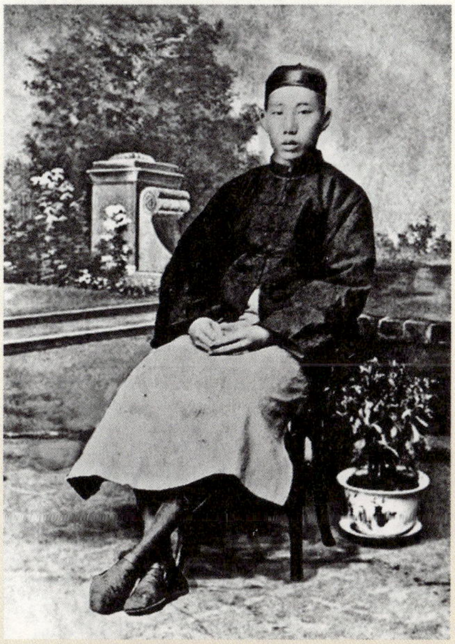

1939年，昆中药起源店“双美药号”传人朱亮卿（朱禄华藏）

昆中药最早的产品，来源于明朝南京宫廷秘方。据《昆明市志长编》载：“朱双美，由明洪武十四年随沐英到滇，当军营医生。他有两个儿子，分售两项成药：一项是小儿化风丹，一项是朱氏善用水酒，其制法处方，系南京内府秘方。”②南京为明朝的首都，皇宫所在地。内府为皇宫内监管制造器具的部门。处方为宫中处方。

据《明史·兵志》记载，为镇守边疆，朝廷命令“军皆世袭”，即子承父业，世代为军。军队里的医户也世代承袭，“不许妄行变乱”。医户世袭使中成药能够一代一代的传承下来。双美药号就是军户世袭制的结果。

2.孙光豫

明代末期，昆明出现了一家御医诊所——万松草堂。“万松草堂，孙继鲁，……云南右卫（今属昆明）人，明朝嘉靖人癸未（公元1523年）进士，由沣州知州历任至山西巡抚，……子孙设（万松草堂）……创始婴孩丹丸，即‘小儿

①《云南省志医药志》编纂委员会．云南省志·医药志[M].昆明：云南人民出版社，1995：306.

②昆明市志编纂委员会．昆明市志长编·卷七[M].昆明市档案馆资料室藏，1984：572.

救急丹'，世其业。”[①]

“孙万松草堂，系天方回族，在小西门内售小儿救急丹、犀角保童丸，遍销云南各县，有五百多年历史。他的祖辈还出了一名医，叫孙光豫，曾入京当过御医。”[②]

“孙光豫，昆明县名医。因术精而于明思宗崇祯年间（公元1628～1643年）被任命为太医院院判。”[③]孙光豫晚年辞职回乡，专心为人治病，制卖小儿救急丹、犀角保童丸等成药。每逢乡里婚丧疾苦，他都尽力帮助，始终如一，享年93岁。[④]

孙氏的后代孙永安于1955年11月在其职工档案中记述道：“我店制售成药是由明朝末期先辈人遗留下来的。”[⑤]

朱双美后代朱亮卿和孙光豫的后代孙永安，解放后，参加公私合营，将小儿化风丹、小儿救急丹等药品和其他财产，加入了“公私合营昆明市中药材加工厂”（昆中药的前身）。

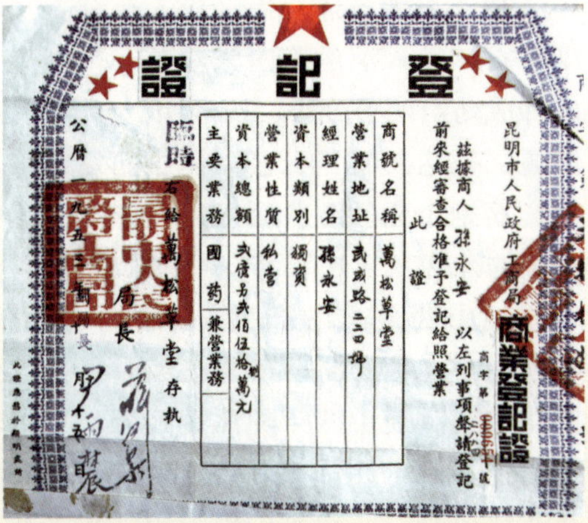
登記證

昆明市人民政府工商局 商業登記證

茲據商人 孫永安 以左列事項聲請登記前來經審查合格准予登記給照營業
此證

商號名稱	萬松草堂
營業地址	武成路二二四號
經理姓名	孫永安
資本類別	獨資
營業性質	私營
資本總額	[illegible]
主要業務	國药
兼營業務	

臨時 右給萬松草堂存執
局長

1953年，万松草堂的《商业登记证》

朱双美和孙光豫在明代制售的中成药，开启了昆明制药的历史。行医兼制药的经营方式，为中成药制售奠定了基础。所制成药简便实用，为群众所急需。相传数百年，创造和积累了丰富的制药经验和技术。世代家传，代代接力，开创了古代昆明中医药传承的有效方式，为后世提供了借鉴。

（二）中药材的商屯

明军入滇后，昆明经济逐步发展起来。明洪武十五年（公元1382年）设立云南布政使司，建立了省级行政领导机构[⑥]，将包括昆明在内的中庆路改为云南

① 昆明市志编纂委员会．昆明市志长编·卷七 [M]. 昆明市档案馆资料室藏，1984：570.

② 昆明市志编纂委员会．昆明市志长编·卷七 [M]. 昆明市档案馆资料室藏，1984：572.

③ 云南省卫生厅．云南卫生通志 [M]. 昆明：云南科技出版社，1999：716.

④ 昆明卫生志编纂委员会．昆明卫生志 [M]. 昆明：云南人民出版社，1998：428.

⑤ 云南省昆明市统一换发私营工业营业证申请书 [万松草堂，1955-11-17]// 昆明市药材公司．职工档案 [孙永安].

⑥ 吴晗．朱元璋传 [M]. 北京：人民出版社，1995：148.

府，府治设在昆明。新建府城9里，共开6门，建起6座城楼，其中前正门上的城楼，就是“近日楼”。当时，城内以五华山为中心，省、府、县的政治、经济、军事机构集中在昆明城内。城外建立卫所，由军队驻守。洪武十九年（公元1386年）驻军“置田，令军士开耕，以备边储”（清夏燮.明通鉴·卷之十），大规模的军屯，军队和移民稳定和安置了下来，经济得到恢复。

在军屯后，还实施商屯。商屯也称“盐屯”，是盐商在边疆地区向种粮农民趸粮缴给驻军后，政府发给运销食盐的盐引（执照）。起初纳粮换盐，以后出现纳茶、马、铁、药材等物换盐，商屯队伍日益增加，专门囤积和运销药材的商号日益增多。

据《昆明市药材公司发展概况》（1987）：“昆明中草药立店经营是从明代的临福行、临泰行、临阳行开始的。”临福行、临泰行和临阳行3个药材行，持有政府准许运销的帖子，把川、浙、广、淮等地的大宗药材运销到本省各地，又将省内茶、马、药材等销往内地，沟通贸易。药材行商人，又称行商，是明朝经营茶、马、药材、食盐等货物的人群。

商号运销药材，满足了军民医疗所需，促进了昆明周边马街、岗头村等药农采挖中草药，明代昆明逐步形成了三市街、药王庙、鱼课司街等固定的药材市场。中药材贸易，与茶叶、马、布匹、食盐等物资一起运销，内外交流，使昆明成为“茶马古道”上中药材的重要驿站。

（三）《滇南本草》的编纂

明代嵩明县杨林镇兰茂搜集民间民族用药经验，写成《滇南本草》一书。兰茂生于明洪武三十年（公元1397年），自幼聪颖，熟读经书。因其母生病，潜心研究本草30余年。兰茂遍访滇池流域和滇南各地，边行医边采药，足迹几乎遍及云南全省。明正统元年（公元1436年）完成了《滇南本草》和《医门览要》2本著作。

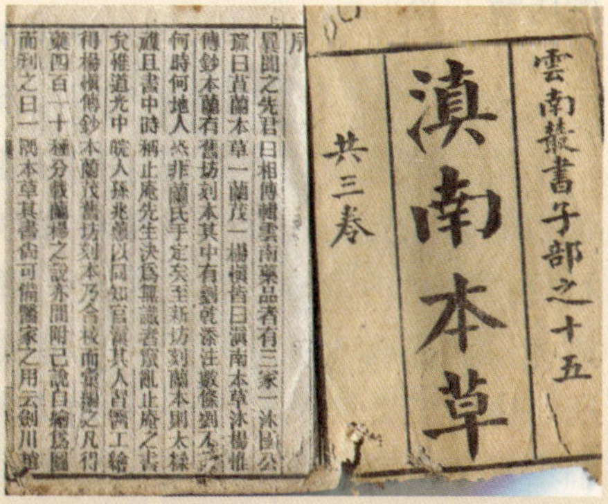

1914年版《滇南本草》内页和序

明嘉靖年间（公元1521～1566年）就有《滇南本草》最早的抄本。《滇南本草》最早的抄本收载药物274种，每味药记述了性味、归经、主治、用法、配方等内容，有的还记录了成药的名称、制法和主治等事项。书中记述了许多彝族、白族、纳西族、傣族等云南少数民族的用药经验。

《云南省志·医药志》记载："郑氏女金丹问世于清康熙年间（公元1662～1723年），其时，有位天津名医郑禹臣……以配伍精当的处方，遵法炮制成丸药"①。郑氏女金丹康熙年间在天津问世。此后世代相传。2013年非遗小组到体德堂后代郑家声家访问，郑家声说："听父母说，我家一直用乳钵磨朱砂，制郑氏女金丹。后来公私合营时，这个乳钵合进加工厂，研药用。不知现在是否还在？""还在"，非遗小组答道。

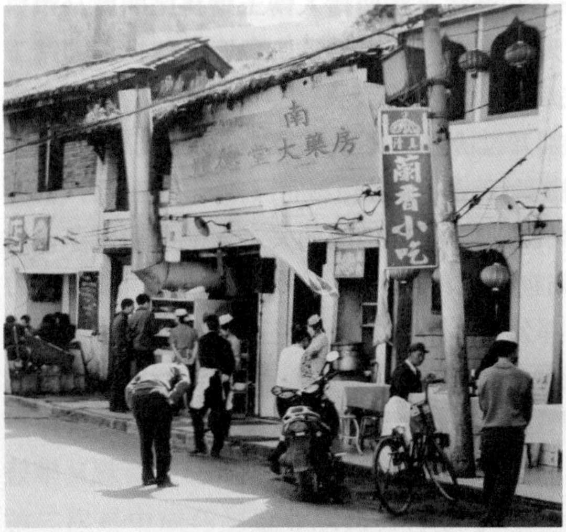

顺城街41-43号云南体德堂大药房旧址（郑家声藏）

《昆明市志长编》记载：医生杨惠庵回忆，在昆明，"郑氏女金丹，创始于嘉庆年间（公元1796～1820年），行销云南各地。"②杨惠庵说的是该药在昆明开始制售的时间。也就是郑禹臣的后代将郑氏女金丹带到云南昆明制售的时间。此说与郑禹臣后代郑家声的回忆相近。据郑家声回忆，约于清道光六年（公元1826年）先辈在昆明光华街设体德堂药店制药。

文书档案证实了这一点。1950年9月，体德堂兄弟药房的店主郑硕甫，在填写《昆明市人民政府工商业申请登记书》时，在开设年月栏内写为："创始于前清嘉道年间，1949年分支营业。"③表中提到的"嘉道年间"，为嘉庆元年（公元1796年）至道光末年（公元1850年）之间。道光六年（公元1826年）在这个时期内。

另一份档案记载，"公私合营昆明市中药材加工厂"的最早开工年份为1826年。1958年1月，"公私合营昆明市中药材加工厂"负责人赵子信、统计员李兆林填制的《一九五七年独立经济核算工业企业年报》中，填有"本企业最早开工年份1826年"④。这一年份，记述的当是82家起源店中独立制售丸散膏丹最早的那

①《云南省志医药志》编纂委员会．云南省志·医药志[M]．昆明：云南人民出版社，1995：313.
②昆明市志编纂委员会．昆明市志长编·卷七[M]．昆明市档案馆资料室藏，1984：572.
③昆明市人民政府工商业申请登记书[体德堂兄弟药房]//昆明市人民政府工商业申请登记书．昆明市档案馆，档号：7-3～31-3～4.
④公私合营昆明市中药材加工厂．一九五七年独立核算工业企业年报·第1表企业概况//昆明市商业局局属基层单位一九五八年商办工业月报年报表．昆明市档案馆，档号：56-1-3～1450.

家药铺的开工时间。体德堂与之较为接近。

除成药专营铺外，清代末期，一些医与药兼营的药铺经营兴旺，如福林堂、寅生堂、福元堂、成春堂等药铺。福林堂，清咸丰丁巳年（公元1875年）兵燹后，李荠林从昆明东部的大板桥迁到城中光华街口而创立的。李家世代为医，到李荠林为第六代。堂前看病，店后切药、晒药，零售咀片丸散。因加工精细，久负盛名。

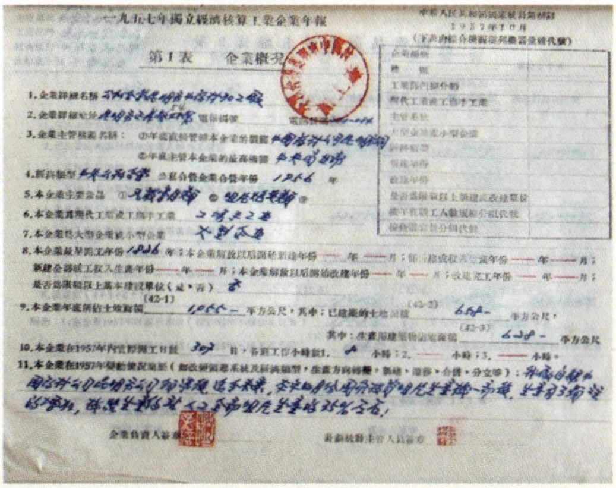

1957年企业年报载“最早开工时间1826年”（昆明市档案馆藏）

三、民国初盛：师徒传习

民国时期，昆明中药业在传承方式上有所突破，在家传外出现了师徒传习，制药技艺、制药队伍和药店经济获得前所未有的发展，初步呈现出一派繁盛景象。

从清光绪三十二年（公元1906年）到抗日战争中日军轰炸昆明（1938年）止，在清末行帮和民国的行业组织昆明市药材业同业公会的组织和带领下，昆明药材业（含丸散膏丹等成药的产销业）持续推行师徒传习制度。这一制度，为医药行业训练了一大批专业技术人才。昆中药主要的起源店——福林堂、大安堂、翟玉六药房、百寿堂、百福堂、协盛昌、张鸿记等民国初期获得了迅速发展。

大安堂得到快速扩张。1915年前后，杨兴周又开设景星街批发部，开展药材出口批发业务。在文明新街新建大安堂总号。在下关著名贸易货栈“裕通店”内设“云南大安堂”分号。1926年，制售中成药规模较大的大安堂分家分号，分成杨大安福寿药号、大安堂集生药号、大安堂瑞记、大安堂德记、大安堂兴记和杨大安祺昌药号6家，遍布全城。

民国时期，从清代太和堂、利济堂、寅生堂、济生堂、福林堂等药铺出师的学徒，许多另立门户，开铺设店，制售中成药。赵又仪开设百福堂（1924年），李述尧开设协盛昌（1931年），陈灿南开设大德药房（1937年），杨增五开设大安堂祺昌药号（1946年）。百福堂、协盛昌、大德药房、大安堂与福林堂一起，是民国时期昆明药业的五大户。他们的药铺零售药材，自制自售丸散咀片，每店雇佣着10多名店员和工人，成为昆明药材业的领头羊。在他们的带领下，药材业发展为民国时期昆明较大的产业。

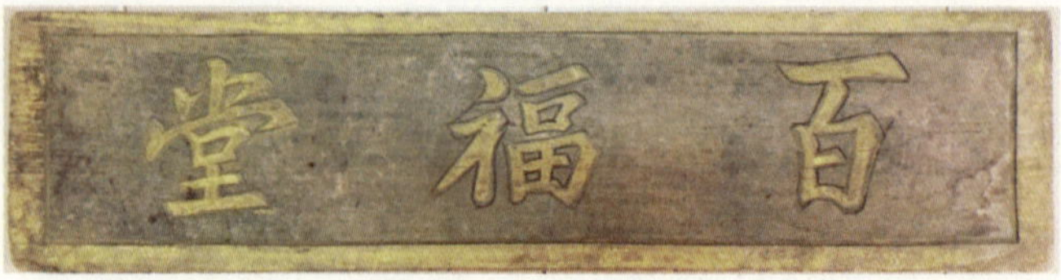

百福堂匾（昆中药藏）

民国时期，专制中成药的药铺有所发展，但整个昆明药材业仍以药材配方和药材零售为主。据《昆明市志校注》：1923年，昆明“药材业，计133户，合伙者18、单独者115。计售西药者十之一、售中药者十之九。中药中专制丸散膏丹者约占十之二。资本由一千元至五万元不等。以大安堂、福林堂、百福堂数家货品真实，营业亦盛，而郑氏女金丹、阮氏上清丸、杨衡源各种丸药、王运通各种膏药皆甚著名”。①

万春堂的主业是配方、零售药材。店主周廉臣1896年在福林堂当店员。辛亥革命后，在镒源堂任店员。1935年至1936年先后在白寿堂和大安堂当店员各1年。1937年4月17日，周廉臣在绥靖路432号开设万春堂药号②。

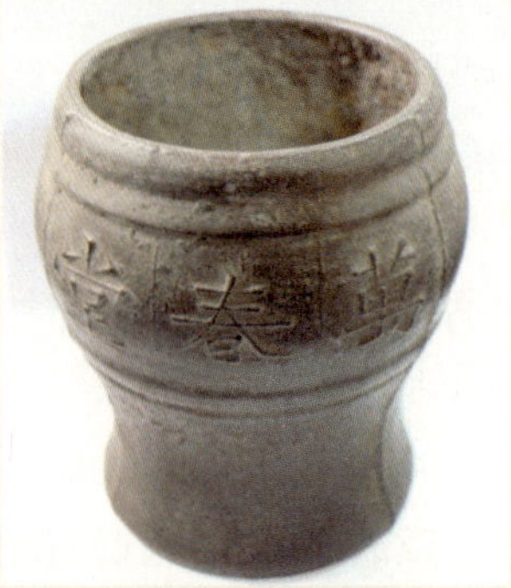

万春堂药臼（昆中药藏）

到1937年前，昆明全市加入昆明市药材业同业公会的会员已达92家③。

抗日战争爆发后，内地军民大量涌入昆明，中西药铺渐渐增多。这些药铺多集中于正义路、光华街、武成路等地段。当时中药铺的状况，1944年至1945年来华援助的美国人克林顿·米莱特曾拍下了一张照片。这张照片恰好拍到光华街上的天福参药号。图中，近景是马帮驮着松杻子来到光华街上，一市民正在问赶马人价钱。远景木电杆正对处，横挂着“天福参药号”招牌。这家药铺由郑继卿于1934年在光华街202号（现正义坊购物中心北馆入口处）开设。它的左邻右舍也是各类店铺。画面中，服饰、神态和街景反映了战时昆明的风貌。

①[民国]云南昆明市政公所总务课编写．昆明市志校注[M]．字应军，校注．昆明：云南民族出版社，2011：95.

② 昆明市工商业联合会会员登记表[周廉臣]//昆明市工商业联合会国药业会员登记表[1955]．昆明市档案馆，档号：7-3～31-24.

③ 昆明市药材业同业公会．云南省昆明市药材业同业公会组织概况表[1936年9月]．昆明市档案馆，档号：7-3-31-21.

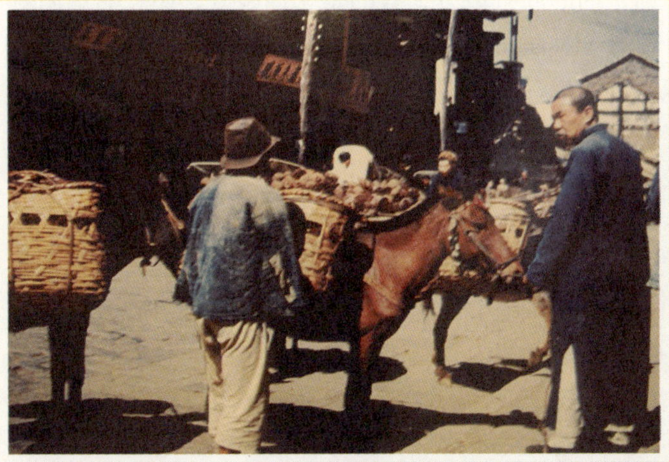

1944～1945年，天福参药号（木电杆正对处）（克林顿·米莱特摄）

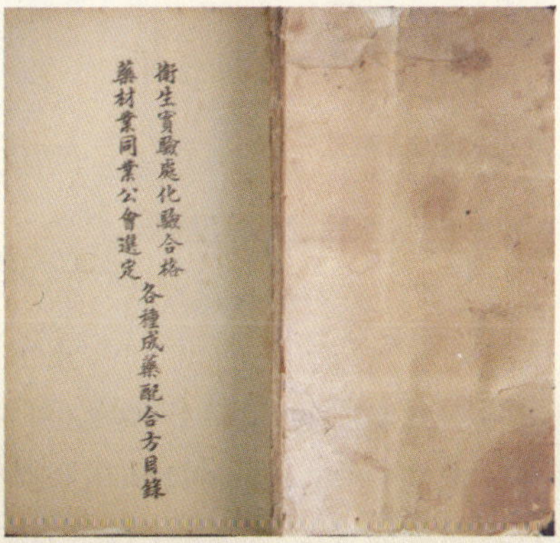

1939年，《昆明方目》封面

抗日战争时期，为了规范成药制造，统一各药铺的配方，昆明市药材业同业公会组织业内的药铺，筛选成药，并将成药呈送云南全省卫生实验处化验。化验合格的成药1939年汇编成《成药配合方目录》（简称《昆明方目》），“作为配合成药之标准”。《昆明方目》分补益门、脾胃门、妇科门等14门，收载成方86首，每种成药下有成分和分量。《昆明方目》是制药的指南，传承古方古法，规范制药工艺，保存了中药非物质文化遗产信息，是近代昆明制药史上一部承前启后的著作①。

抗战胜利后，又有一批中药铺设立，云南大药房、石陈氏药房、姚济药室、春和堂等逐步建立起来。到解放前，昆明地区已有150多家中成药店铺，药店店员发展到277人②。

四、新中国成立以来的发展：工业化

在“三反五反”运动中，1952年4月21日起，昆明市人民政府卫生局开展成药的登记和审查工作。经过两年半的登记和审查，共审查合格292种中成药。这些

① 杨祝庆．《昆明方目》的编纂、内容特点和价值[J]. 中华医史杂志，2017，47（1）：41-44.
② 昆明市店员工会联合会．国药业工会店员表[1950]. 昆明市档案馆，档号：3-1-309.

中成药有的是全市私营中药铺通用的固有成方，有的是家传验方，还有的是创新的中成药。其中，对各药铺通用的固有成方，1954年3月，昆明市工商业联合会药商业同业公会印行《国药八十一种成药配方目录》（简称《昆明81种成药配合方目录》或《昆81方》），“作为配合成药之标准”，防止各药铺随意加减。在审查中，还统一仿单（使用说明书）说明文字，删除夸饰不确之辞。1954年10月，各药铺启用统一后的新仿单，便于人民群众安全使用和购买。

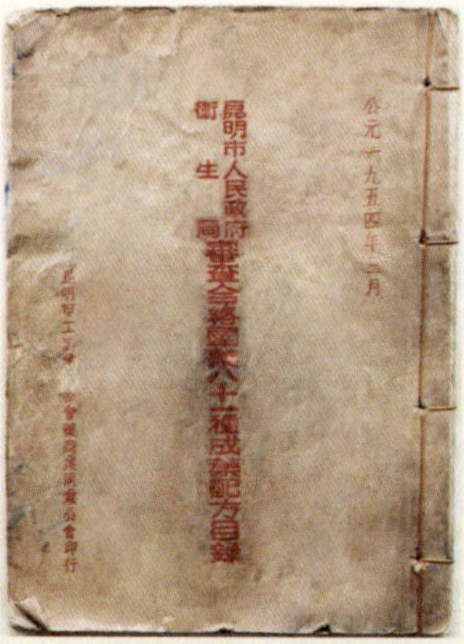

1954年《昆明81种成药配方目录》封面

《昆81方》分补益门、脾胃门等14门，每门有若干中成药，每个成药记述处方、制法、主治、用量、服法和禁忌等内容。《昆81方》对民国时期的《昆明方目》作了部分的修改、统一和压缩，增补《昆明方目》所缺制法、用法等内容，适应证表述反映了辨证施治的中医药特色。《昆81方》的印行，规范了生产和销售，使政府有了成药查验的依据，便于患者选购和临床使用。公私合营后，《昆81方》成为制药企业的生产依据，发挥了地方技术标准的重要作用[①]。

“三反五反”运动之后，昆明中药铺热烈响应党的号召，积极参加社会主义建设，1956年，昆明中药业全行业公私合营，将原来分散的“前店铺后作坊”式的家庭制药铺82家和43家行商，合并为“公私合营昆明市中药材加工厂”。该厂属大型企业，直接管辖机关为中国药材公司昆明市公司，主管本企业的最高机关为中央商业部。主要产品包括丸散膏丹类和咀片炮炙类两类。

1957年4月，国家投资咀片生产机1部，生产有了显著的增加，机器生产占全部咀片生产的35%左右。工厂化制药极大地解放了生产力，1957年实现产值（按当年不变价计算）158万元，员工229人[②]。

1966年，厂名改为“昆明市中药制药厂”。1967年底购置蜜丸机，减轻了劳动强度。1969年购置昆明机床维修站制造的C618K–1普通机床，自力更生，刨车坚硬药材和机器零件。1970年建成砖墙面散装锅炉，铁皮烟囱，产汽量低。1972年自制搪瓷夹层锅、搪瓷盆浓缩锅，购置了铜制糖衣锅。次年购置了酒精药液渗

① 杨祝庆．昆明中成药登审与《昆明 81 种成药配方目录》修纂 [J]. 中华医史杂志，2017，47（4）：213–221.

② 公私合营昆明市中药材加工厂．一九五七年独立核算工业企业年报·第 1 表企业概况，第 2 表总产值及商品产值表//昆明市商业局局属基层单位一九五八年商办工业月报年报表．昆明市档案馆，档号：56–1–3 ~ 1450.

滩陶罐、19冲头压片机和颗粒机等设备，改变了生产工具落后的状况。

1973年在周恩来总理关怀下，国务院发布了关于中成药发展的第一个国家文件（国发〔1973〕121号），即国务院批转国家计委、商业部《关于改进中成药质量的报告》，要求各省市自治区人民政府加强对中成药质量工作的领导，积极改善设备，使中成药的生产逐步实现机械化、半机械化。为此，云南省人民政府将昆明市中药制药厂列为重点改造企业，拨款180万元用于新建片剂车间、煮提车间和糖浆生产大楼并增添设备。

1976年末，四层楼的片剂药酒糖浆车间和锅炉房、红砖烟囱、水塔等附属设施正式投入生产。蒸汽干燥代替日光干燥，结束了药材和半成品干燥“靠天吃饭”的历史，基本实现了机械化、半机械化生产，走上了机械工业化道路。设备技术处于国内同行领先地位。成为云南省第一家生产中成药片剂的中药厂[①]。

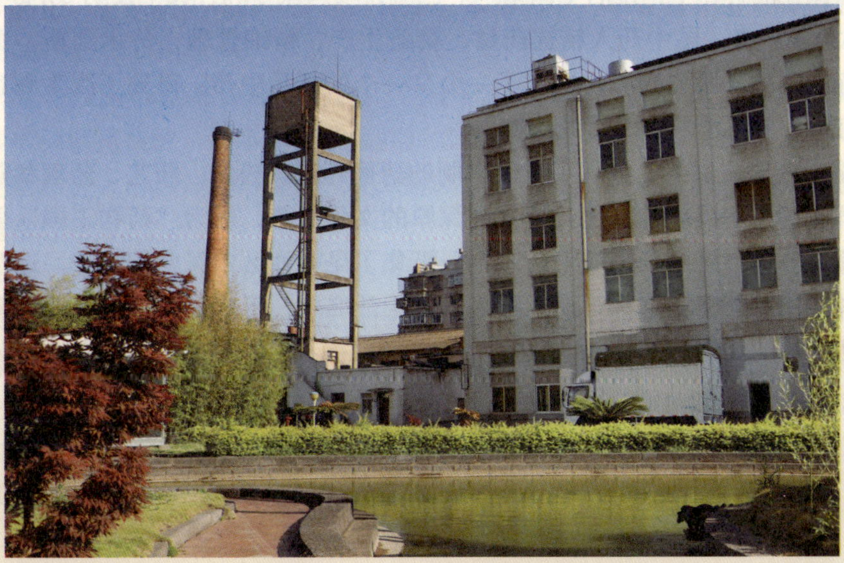

1976年末正式投产的片剂药酒糖浆车间、水塔、烟囱、锅炉房

1986年，厂名变更为“昆明中药厂”，乘改革开放的东风，各项事业蓬勃发展。止咳丸、舒肝颗粒、感冒消炎片、清肺化痰丸、参苓健脾胃颗粒、天麻祛风补片等产品畅销全国，并出口创汇。

2000年11月更名为“昆明中药厂有限公司”。这一年昆中药实现销售1亿元，上缴利税1700万元。2003年，云南省国有医药企业实现大整合，昆中药加盟

① 云南省志医药志编纂委员会．云南省志·卷七十·医药志[M].1995：183.

成药，并售给病人，医药技术一代传给一代。

一、明代的家族传承

明代实行军户世袭制，军医世代为医，不得改行，中医药技术由家族代代相传。明代，昆中药的传承主要有两家：军医朱双美和御医孙光豫。两家的传承情况为：

1. 朱双美（公元1381年）→……→朱双发→朱亮卿（1958年）

据《昆明市志长编·卷七》：明洪武十四年（公元1381年）军医朱双美，随沐英入滇。落籍昆明后，其子分售两项成药：一项是小儿化风丹，一项是朱氏善用水酒，其制法处方，系南京内府秘方。

“昆明朱双发家的水酒最有名。朱双发就是现在小儿科名医康诚之的老丈人。朱双发的祖辈是明洪武十四年（公元1381年）随沐国公沐英到云南来，制卖水酒，一直经过清朝卖到民国十九年（1930年）才不卖，总共卖了五百多年。这种水酒主要是医治跌打损伤，痨伤，尿结石和胆结石。……

——云南省中医学院教师许子建口述。”①

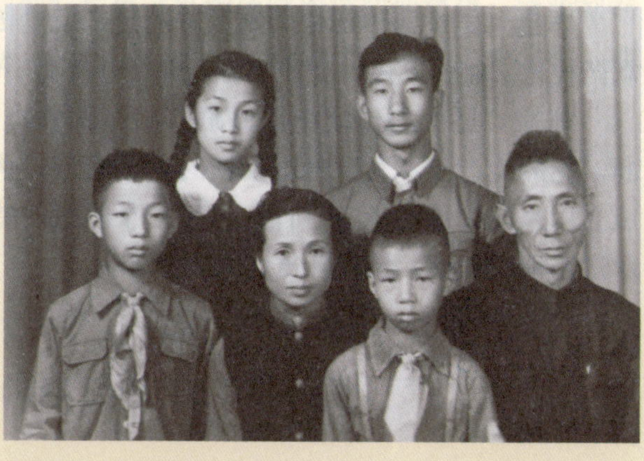

1961年，朱亮卿和龚秀珍全家福（朱禄华藏）

朱双美的后代朱亮卿1952年10月17日在昆明市人民政府工商局登记重开“双美号”。注册资本总额为贰佰五十万元。住址为昆明市正义路永升巷2号。制成品的名称为小儿化风丹一种②。

1958年“双美号”药店店主朱亮卿，参加公私合营，加入了中国药材公司云南省昆明市公司中药材加工厂（昆中药的前身）。朱亮卿和妻子龚秀珍，由昆明市药材公司安排在下属的金马药店工

① 昆明市志编纂委员会．昆明市志长编·卷七 [M]. 昆明市档案馆资料室藏，1984：571.

② 昆明市人民政府工商业申请登记书［双美号］//昆明市工商行政管理局．关于国药业商业户开业申请表 [1952 ~ 1953]. 昆明市档案馆，档号：59-1-2255.

作，任营业员和学徒工[①]。小儿化风丹由加工厂生产。

据昆明市档案馆档案，1968年4月，朱亮卿病故，后代为朱福华、朱禄华和朱志华。2013年8月，朱禄华回忆说：我记得，12岁的时候，在家门边开了一个窗户卖药，我还替父母卖过。客人来，说要小儿化风丹，我从盒子里拿出一两颗，用纸包好，递过去。三分钱一颗。一颗有蚕豆那么大，黑黑的。做药是在家里做的，我父母都会做。市卫生局的人来过，在家门口，挂了一个牌子，上面写着“双美药号”。原来还有过石研钵、擀面棍、筛子、箩筛这些工具。旧城改造时，搬家，牌子、做药器具没留下来，父母相片还在。

2. 孙光豫（公元1643年）→……→孙永安（1956年）

1955年11月，孙永安在职工档案里记载万松草堂开业及经过情形：“我店制售成药是由明朝末期先辈人遗留下来的。中间因人事和世变，或畅销或滞销是不一定的。到了清朝咸同年间，回汉斗争，遂陷停顿。光绪中，我的父母又渐渐复兴。一九一0年，我与我妻受我父母的指导，更加整顿，精工选料，渐得群众的信用。至于配制药品，向系由我与我妻子负责工作。碾叠则请临时工协助，都是在家中售卖。一九五一年我因土改不在家中，有旧同事赵宝鋆前来招扶，他自作主张将药店开设起来。至于配制现在所售的药，我与我妻经验已四十多年。”[②]

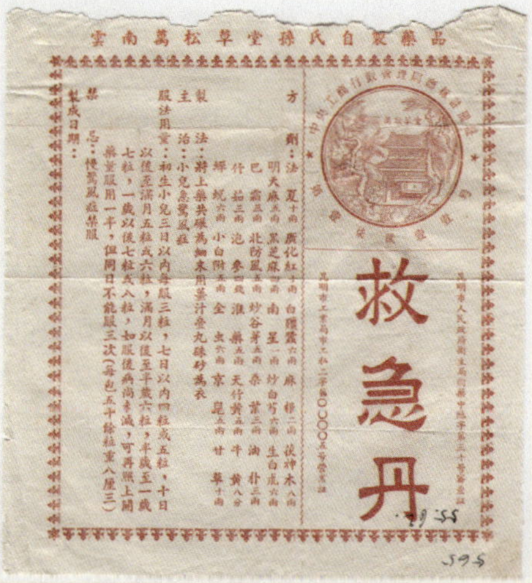

1955年云南万松草堂救急丹仿单

孙永安的祖辈孙光豫，回族，名医，明代末期，明思宗崇祯年间（公元1628～1643年）被任命为太医院院判。院判是太医院所设的官名，为正五品，在院使之下，协助院使掌管皇宫医疗事物。孙光豫晚年辞官回乡，在昆明小西门家中为人治病，制售婴孩丹丸（即小儿救急丹）、犀角保童丸等成药。清代以来，其子孙继承医业，一直到新中国成立之后。

① 昆明市药材公司．昆明市工商界从业人员登记表 [1961] //（昆明市）药材公司．私从人员登记表 [1961]. 昆明市档案馆，档号：7-1-702.

② 云南省昆明市统一换发私营工业营业证申请书 [万松草堂，1955-11-17] // 昆明市药材公司．职工档案 [孙永安].

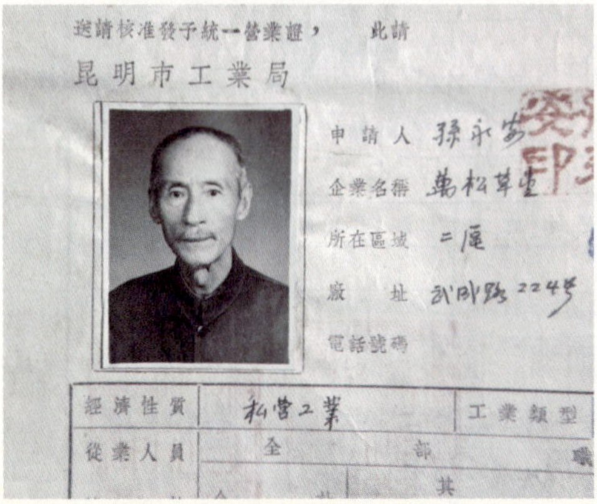

1955年孙永安填写的换发营业证申请书局部

孙永安，清朝时的秀才，日本士官学校毕业。在旧时外蒙古首都库伦练过兵，云南陆军讲武堂当过教官，历任民国时期云南省政府的团长、旅长、总司令、总参谋长、军政司长、省务委员等职。1923年春因政见不合，退出政坛，赋闲在家。因悲天悯人，与妻子沐春槿制售成药，直至1955年。解放后，系云南省政协委员会委员[①]。

1956年公私合营，万松草堂并入“公私合营昆明市中药材加工厂”。孙永安从加工厂退职在家，沐春槿在加工厂做包装工。

二、清代的家族传承

清代，昆明中药主要以家族制造的方式传承。这一时期已形成昆明中药的主要传承脉络。后来进入昆中药的清代主干药肆有傅玉卿、郑禹臣、郑清廷、阮锡九、李德、徐显堂、郎蔚卿、顾真高、杨鉴衡、杨平山、翟玉六、姚静仙、聂鸿仪、杨尚文等10多家。

1.傅玉卿→傅少卿、张仁忠、王嘉德→张孝禄、张孝寿

清代，从明代沿袭下来的经政府准许而持有行帖的“临泰行”“临福行”“临阳行”店铺，继续垄断着昆明的药材贸易。清乾隆元年（公元1736年）江西等地的药材行帮，随入滇经营矿业的商人进入云南，在昆明经营药材生意。

清末，“临泰行”改称“德生药材行”，位于昆明文庙街66号。德生药材行的资方为江西人肖德衡，资方代理人是江西清江县人傅之骥（别号玉卿）。1917年，云南总商会改组，傅之骥（56岁）任会董[②]。

傅玉卿既传给儿子傅少卿（又名幼卿），也收徒传艺。傅玉卿收徒较早，带出昆明中药材较多的一批学徒，清末的张仁忠（别号万钟）、民国时的李述尧和陈灿南等均得其传。

① 昆明市工商业联合会会员登记表［万松草堂］//昆明市工商业联合会．国药业会员登记表[1955]．昆明市档案馆，档号：7-3～31-24．

② 云南总商会职员一览表［民国六年六月］//昆明市商会．总商会三四五界职员表及会帮董表[1917-1926]．昆明市档案馆，档号：32-12-18．

在经营“德生行”时，傅玉卿在昆明马市口设立利济堂分号。宣统元年（1909年）十二月傅玉卿招昆明人王嘉德为徒，在利济堂传授“药材艺业”①。

民国二十六年（1937年）五月，德生药材行的经理张万种担任昆明市商会药材业商业同业公会主席。时年56岁的张万钟，为鸿记药号店主，被聘任为昆明市商会的监察委员②。张仁忠熟悉药材业情况，除经营德生行、鸿记药号外，还主持昆明市药材业同业公会工作，组织中成药登记化验，实施师徒传习制度，参与昆明市商会事务。

据1952年张孝禄叙述：“我号于公元1911年由先父万种创立。至1941年我在本市私立南箐中学肄业后，就跟随父亲经营国药业务，到过外省采办过国药。1946年先父去世后，我就负责起我号业务。”③ 长子张孝禄经营张鸿记药号，次子张孝寿参加经营。

张鸿记药号规模不断扩大。1949年在店从业人员达10名，分别承担着账务、出纳、营业、保管货物、碾药、制成药、切药和练习生等工作。张连臣、金履臣、吕茂林、吕荣发等人碾药、制作成药④。

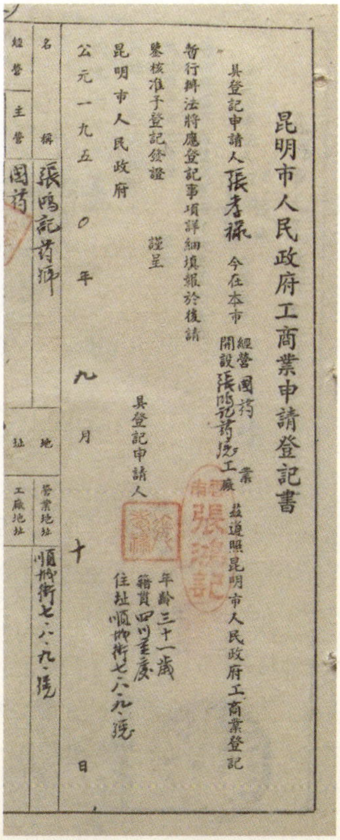
昆明市人民政府工商業申請登記書
具登記申請人張孝祿 今在本市 經營國藥 業 開設張鴻記藥號工廠 茲遵照昆明市人民政府工商業登記
暫行辦法將應登記事項詳細填報於後請
鑒核准予登記發證 謹呈
昆明市人民政府
公元一九五〇年九月十日
具登記申請人 年齡三十一歲 籍貫四川重慶 住址順城街七六九號
名稱 張鴻記藥號
經營 主營 國藥
地址 營業地址 順城街七六九號
工廠地址

1950年张鸿记药号申请登记书局部（昆明市档案馆藏）

1955年，张鸿记药号有职工17人，由张孝禄和张孝寿经营⑤。次年公私合营，并入公私合营昆明市中药材加工厂。

① 师约存查［利济堂］//民国昆明市工商业同业公会．师约存查．昆明市档案馆，档号：32-30-177.

② 昆明市商会现任执监委员一览表［民国二十六年五月］//昆明市商会．各同业公会理监事名单等一览表．昆明市档案馆，档号：32-12-32.

③ 工商界国药业材料登记表[1952]//昆明市节约检查委员会档案袋［国药业，张鸿记药号］．昆明市档案馆，档号：7-2-1714.

④ 昆明市国药商业同业公会总登记册［民国三十八年四月］//昆明市工商业联合会．国药业会员总登记表[1949.4]．昆明市档案馆，档号：7-3～31-18.

⑤ 昆明市工商业联合会会员登记表［张鸿记］//昆明市工商业联合会．国药业会员登记表[1955]．昆明市档案馆，档号：7-3～31-24.

2.郑禹臣（公元1662～1723年）→郑□臣→郑儒兰→郑廉臣→郑筱臣、赵维丰、郑硕甫（1956年）

根据《云南省志·医药志》和郑家声家庭档案，郑氏谱系为：

第一代郑禹臣（生卒年不详），清康熙年间（公元1662～1723年）天津名医，号梅花，人称梅花老人，擅长妇科，他将专治妇科疾病的配方制成丸药。患不孕症的妇女用后得子，郑家便以“麒麟送子”为商标，制售“郑氏祖传安胎保产达生丸”，又称“郑氏祖传安胎保产女金丹”，简称郑氏女金丹。

第二代郑□臣（名、生卒年不详），在世年代约为1861年之前，属清嘉庆、道光年间（公元1796～1850年）。郑□臣曾被清廷封为从六品官员。据后代郑家声推测，郑□臣及其夫人郭氏道光初年（公元1826年左右）往来于津滇之间，制售“郑氏女金丹”。

第三代郑儒兰（？～1906年），为郑□臣与郭夫人之子。郑儒兰曾为清“奉直大夫”（属文官正七品）。《云南省志·医药志》载，“第三代孙迁居云南，便将女金丹的秘方带到了昆明。在运用中，他们又根据南方的气候特点、发病情况及用药习惯，对女金丹原方作了适当加减，使之发展演变成一个并蓄南北用药之精，有38味药的大复方。具有适应性广、疗效显著的特点，号称‘妇科圣药’，行销省内及上海、广州等地。”①

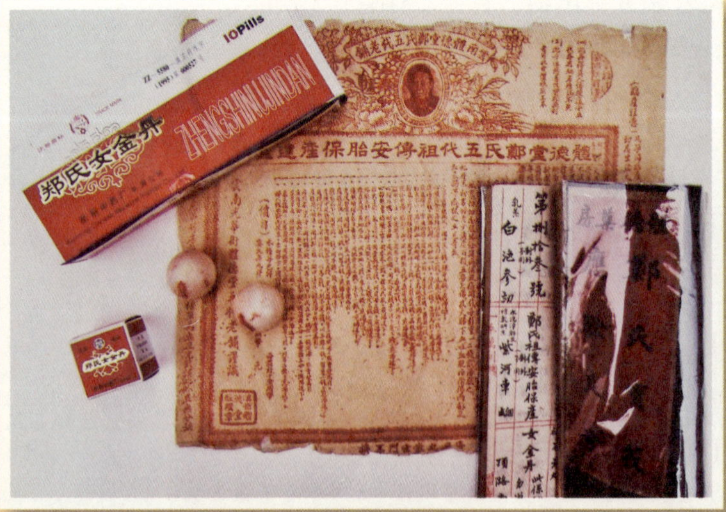

郑儒兰所传《郑氏宝筏》、仿单（1953年）和药丸（1995年）（郑家声藏）

①《云南省志医药志》编纂委员会．云南省志·医药志[M].昆明：云南人民出版社，1995：313.

第四代郑廉臣（公元1854～1920年），又名郑超。配制祖传“郑氏女金丹”“男科壮阳种子丹（又叫固本丹）”及3种被当时称为儿科圣药的“小儿苏风丸”“小儿健脾丸”“小儿明目化虫清肝散”，还有其他数十种中成药。因进献药品有功，被清宫封赠“中宪大夫”（中等文官，正四品）。

第五代郑筱臣（公元1895～1955年），又名郑小臣、郑鸿年。民国二十七年（1938年）七月，进入昆明慈善会、药材同业公会、中医公会联合举办的“云南昆明市中医系统学特别研究班”学习，中央国医馆中医系统学主任委员彭子益等人授课，获得毕业证书。郑筱臣对“郑氏女金丹”的方剂、配伍作了研究和订正。妻子赵维丰在堂内做丸药，技艺精深。

郑筱臣的哥哥郑幼臣，又名郑鸿勋。兄弟俩把体德堂经营得很红火。当时体德堂将兄弟俩的头像印在药品仿单上，与注册商标一起作为防伪之用。

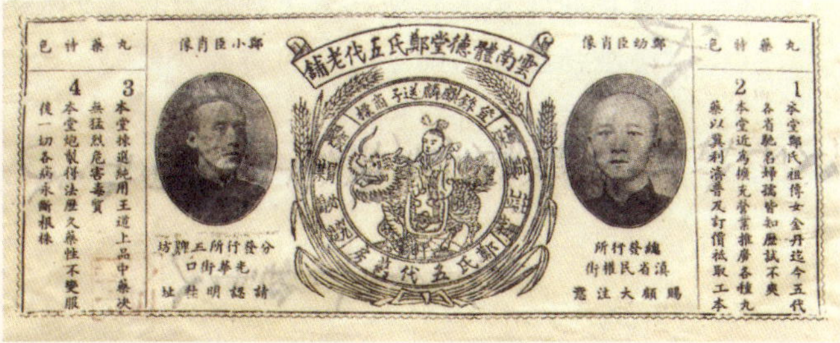

1938年体德堂印有注册商标的仿单（郑家声藏）

1945年抗日战争胜利，昆明人民欢欣鼓舞，将原来的云瑞公园扩建为抗战胜利纪念堂。体德堂给予积极支持，店主郑筱臣将位于云瑞东路边与二纛街（民生街）交叉口的体德堂药铺和制药厂房让出，作为纪念堂建设用地。郑筱臣把老厂房迁至顺城街41号至43号，前店后厂，名为“父子体德堂”，继续制售“郑氏女金丹”。

郑幼臣去世后，郑筱臣派侄子郑嘉彦和郑嘉宾在三纛巷（民权街）开设“兄弟体德堂”，出售“郑氏女金丹”。郑嘉彦，又名硕甫，经营“兄弟体德堂”。郑嘉宾日本留学回来做园艺方面的工作，持有“兄弟体德堂”的股金。

新中国成立后，公私合营时，父子体德堂赵维丰和兄弟体德堂郑硕甫、蒋文英、张桂英均加入合营后的加工厂，在丸药组做丸药。他们带有徒弟刘珍等人。

3.阮氏→……→阮锡九

据档案记载，民国时期，制造阮氏上清丸的是阮锡九。昆明市档案馆档案显示，民国十一年（1922年）十一月十六日，阮锡九在一份申请书中说“自祖辈制造上清丸发售，至今二百余年”[①]。以此推算，至少在清代康熙在位（公元

① 阮锡九．声（申）请书［中华民国十一年十一月十六日］//民国云南省、（昆明）市政府．商务总会（公文）[1920.4－1923.5]．昆明市档案馆，档号：32-25-379/2.

1654～1722年）时，阮锡九祖辈即制造上清丸。此后，阮氏家族一直沿袭下来。

申请书是为注册商标而上的，现录存如下：

声（申）请书

为声（申）请注册立案以资遵守而杜假冒事缘。商民自祖辈制造上清丸发售，至今二百余年，并未用有商标图记。已承各界称许。今因预防伪造及假冒本药室商标图记私自在省内外并外埠各县售卖，有碍本室营业信用，兹特印用太平铺商标，谨按《注册章程》第八、九两条声明各事项，开列于后，并检同商标一纸，声（申）请核准注册立案，实为公便。除呈昆明县署外，谨呈商务总会钧鉴：

（一）阮氏祖传上清丸均以太平铺商标为记，经理人阮锡九。

（二）营业所有药料均系遵守祖传秘方制造。

（三）独资营业，并无股伙。

计呈商标式样一份。

民国十一年十一月十六日

具声（申）请书人阮锡九，住熟皮坡二区五段三十三号

次日，经云南商务总会会长张荫俊、副会长董绍衡签署，云南商务总会拟制公函将此事转报昆明县署。请县署查核注册，并印发执照。十一月三十日，昆明县知事刘盛恒签署，准予注册，并填印执照，复函云南商务总会。云南商务总会随即转发给阮锡九执照一张。

阮氏上清丸于1939年列入昆明市药材业同业公会《昆明方目》，称“上清丸”。

1953年3月，阮氏上清丸的制售药铺在昆明市卫生局登记的名称为“云深处松鹤庐药房”。店主为李赞宣，地址为如意巷58号。除阮氏上清丸外，还制售补肾丸、调经丸等成药[①]。

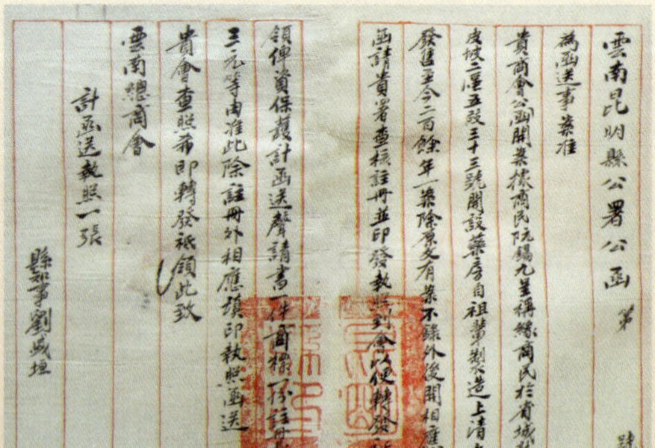
雲南昆明縣公署公函 第 號
為函送事案准
貴商會公函開案據商民阮錫九呈稱緣商民於省城熟
皮坡二區五段三十三號開設藥房自祖輩製造上清丸
發售至今二百餘年一案除原文有案不錄外後開相應
函請貴署查核註冊並印發執照到會以便轉發祇
領俾資保護計函送聲請書一件商標[illegible]
三元等由准此除註冊外相應填印執照函送
貴會查照希即轉發祇領此致
雲南總商會
計函送執照一張
縣知事劉盛恒

1922年，昆明县署准予阮氏上清丸商标注册的公函（昆明市档案馆藏）

1954年3月，以“上清丸”之名

①本市药厂商出品中药成药登记底册//昆明市卫生局药政科.一九五三年成药审查登记表[1953].昆明市档案馆.档号：85-1-1649.

列入昆明市工商业联合会药商业同业公会《昆81方》。公私合营后，由“公私合营昆明市中药材加工厂”生产。1974年列入《云南省药品标准》。1997年在地方标准上报部颁标准时，为了与部颁标准十册已收载的同名异方品种“上清丸”区别而更名。更名时考虑到该药在历史上的影响而沿用最初名称“阮氏上清丸”。1998年《卫生部药品标准》收载时，该药正式更名为“阮氏上清丸”。2015年以“口咽清丸（阮氏上清丸）”之名，阮氏上清丸的药品标准载入《中国药典》。

4.李德→……→李茡林→李玉卿→李瑞生、李复初、李寿生→李炳然、李炽卿、李照→李存仁

1955年，福林堂经理李炳然对企业简历的回顾，勾画出李福林堂的传承谱系。他说：“我的始祖名李德，原籍湖北黄州人，清初贸易至滇。至六世组李茡林，于咸丰丁巳兵燹后，昆明疾病特多，乃成立福林堂于光华街。七世祖李玉卿兼行医术。弃（去）世后，家务由曾祖母张氏照料，铺务由何经元经理。是时，伯父（保年）年十五岁，父复初年十二岁，相继入号学习。1947年，家父弃（去）世，乃同堂弟李炽卿和李照共同照料业务，由李炳然任经理。”①

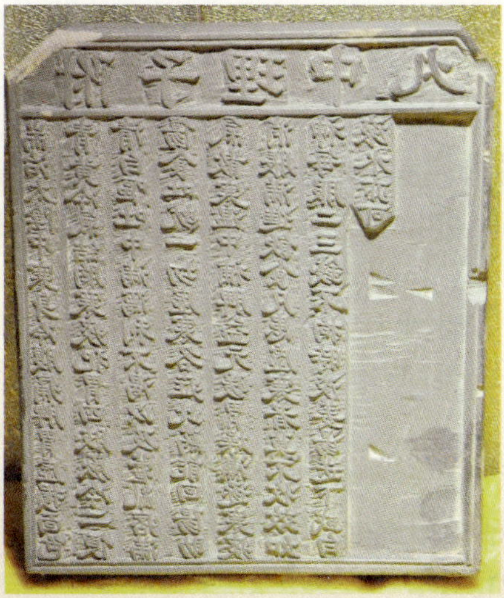

清代福林堂附子理中丸仿单雕版（福林堂藏）

李保年（别号瑞生），民国十年（1921年）十一月选为云南总商会第三届帮董，时年47岁，住址为东院街，经营行号为福林堂，代表药材业。同为帮董的还有胡铨、黄斌、陈有、徐湘南等会员，来自糕饼业、书籍业、京药素菜业、估衣业等41个商业，代表着昆明、石屏、建水、曲靖、玉溪、寻甸等各县商业行号②。

“福林堂，经理李炳然，其祖辈创始于清咸丰年间（丁巳，公元1857年）。经营汤药、丸散，世代相沿。李炳然的父亲在时，对业务力图振作，营业由小而逐渐旺大。每年冬季，补品中的鹿茸及滋补丸药等项，多能畅销。……历史悠

① 昆明市工商业联合会会员登记表［福林堂］//昆明市工商业联合会．国药业会员登记表[1955]．昆明市档案馆，档号：7-3～31-24.

② 云南总商会．第三届帮董一览表［民国十年十一月二十二日改选］//昆明市商会．政府公报、商会帮董名单等[1912-1921]．昆明市档案馆，档号：32-25-19.

久，成为药材业中之翘楚，昆明基础健全之典型。……制造的成药，如再造丸、湖药、散药、制木瓜，都很有效而驰名。”[1]李复初，人称“李二先生”，谙熟药道，将福林堂扩建成三楼瓦房（现光华街28号）。

“1956年，以福林堂为主的一百多家私营药铺进行公私合营，合并成立公私合营昆明市药材公司。同时，原私营药铺的中成药加工作坊合并成立了公私合营中药材加工厂，专门生产传统的名、优中成药，供各药店销售。李复初之子李炳然，任该厂的配药技师，负责原福林堂的再造丸、糊药、银翘散等品种的传统制作。”[2]

李炳然的儿子李存仁于1940年至1956年在福林堂做成药配方工作。公私合营后，李存仁在中药材加工厂做配药、调拨等工作[3]。

5.郎氏→郎蔚卿→郎少卿

清同治九年（公元1871年），郎蔚卿的父辈，在昆明南大街（1915年称正义路）开设太和堂。

民国二十五年（1936年）九月，昆明市药材业同业公会在会员表里登记时，有郎蔚卿之名。郎蔚卿，昆明人，从业年限6年，经营太和堂[4]。

太和堂在1950年工商业申请登记时，郎蔚卿68岁。太和堂住址为正义路143号，主营国药，兼营医务。独资，有学徒1人。开设年月：同治九年（公元1871年）。推销情况：零售，生意清淡[5]。

郎蔚卿在1955年的登记表上回忆道：“我7岁在私塾读书，16岁回家在太和堂企业学习药材业务。在店经理业务至今兼习医理”。药铺地址为正义路143号[6]。

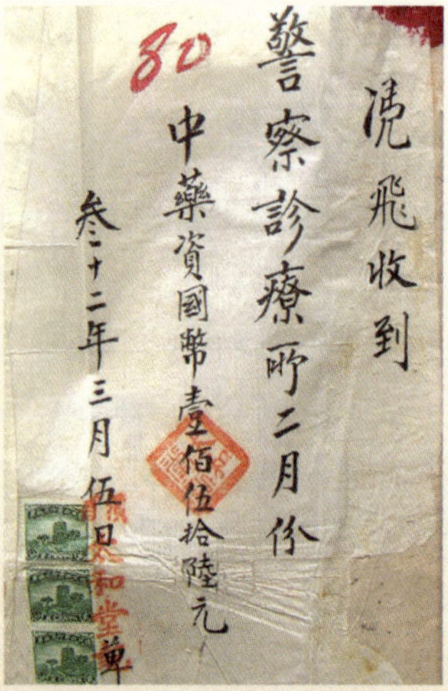

1943年，太和堂售药收据
（昆明市档案馆藏）

① 昆明市志编纂委员会．昆明市志长编·卷七[M].昆明市档案馆资料室藏，1984：572.

② 昆明福林堂药业有限公司．传承百年，福泽世代[M]. 2007：13.

③ 昆明市药材公司．昆明市工商界私从人员登记表[李存仁]//国药业私从人员登记表[1961].昆明市档案馆藏，档案号：7-1-702.

④ 云南省昆明市药材业同业公会组织概况表[民国二十五年九月十一日]//昆明市工商业联合会．国药业会员名册．昆明市档案馆，档号：7-3～31-21.

⑤ 昆明市人民政府工商业申请登记书[太和堂]//昆明市人民政府工商业申请登记书．昆明市档案馆，档号：7-3～31-3～4.

⑥ 昆明市工商业联合会会员登记表[太和堂·郎蔚卿]//昆明市工商业联合会．国药业会员登记表[1955].昆明市档案馆，档号：7-3～31-24.

郎蔚卿之子郎少卿在1955年的会员登记表中说："我6岁起在昆师附小读书，12岁在县师读书，二年，休业。15岁在长泰兴布店做练习生。17岁在本企业（太和堂）从业至今。"[①]太和堂制售参苏理肺丸、杞菊地黄丸等常规成药，也出售中药材。

1956年公私合营，太和堂并入药材加工厂。郎蔚卿安排在光华街202号的天福药号应诊，郎少卿在金碧路172号的云南大药房任副主任。

6.顾真高→顾品金、顾鸿举、顾鸿荣→赵萱、李美英

"仁安堂，创始于光绪八年（公元1882年），资金一千元。创始人顾真高，其子顾维三继承。"[②]

1930年，54岁的顾维三在卖线街（今华山西路）经营仁安堂。维三是别号，原名顾品金，昆明人[③]。顾品金的堂哥顾品珍是云南辛亥革命元勋，为推翻封建帝制立下功劳。

1940年，位于昆明华山西路的仁安堂主体人是顾鸿举[④]。顾鸿举的弟弟顾鸿荣帮助经营仁安堂。顾洪荣的姐姐顾映秋为云南省省主席龙云之夫人。新中国成立后，顾洪荣进入昆明市药材公司工作。

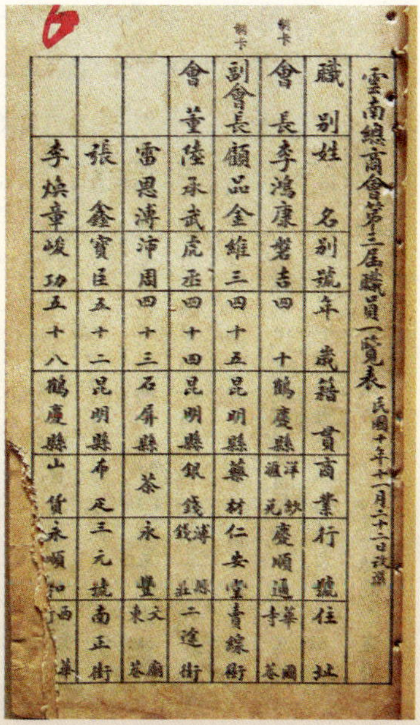
雲南總商會第三屆職員一覽表 民國十年十一月二十二日改選

職別	姓名	別號	年歲	籍貫	商業	行號	住址
會長	李鴻康	蓍吉	四十	鶴慶縣	洋紗匯兌	慶順通	華國寺巷
副會長	顧品金	維三	四十五	昆明縣	藥材	仁安堂	青蓮街
會董	陸承武	虎丞	四十四	昆明縣	銀錢	溥[illegible]錢莊	二逵街
	雷恩溥	沛周	四十三	石屏縣	茶	永豐	文廟東巷
	張鑫	寶臣	五十二	昆明縣	布疋	三元號	南正街
	李煥章	峻功	五十八	鶴慶縣	山貨	永順和	西華[illegible]

1921年仁安堂店主顾品金在云南省总商会的职员表

赵萱长期在仁安堂当店员，后来自设分店。据昆明市档案馆档案记载：赵萱（别名映初），日新小学毕业后，1922年入昆明市普安堂国药店做学徒，1925年至1934年在华山西路的仁安堂任店员，1935年至1940年在姚济药号任店员、代理经理，1941年至1950年在华山西路开设仁安堂，任经理，妻子李美英帮衬制药。昆明解放后，1951年仁安堂迁移至正义路590号，并改名为萱和药号，赵萱任

① 昆明市工商业联合会会员登记表［太和堂·郎少卿］//昆明市工商业联合会．国药业会员登记表［1955］．昆明市档案馆，档号：7-3～31-24．

② 昆明市志编纂委员会．昆明市志长编·卷七［M］．昆明市档案馆资料室藏，1984：572．

③ 云南昆明市商会会员代表题名录//昆明市商会．市商会组织章程等［1943.4.］．昆明市档案馆，档号：32-25-18．

④ 国药业同业公会全体同业牌号姓名住址［民国二十九年八月十五日］//昆明市工商业联合会．国药业会员名册．昆明市档案馆，档号：7-3～31-21．

经理[①]。公私合营后，萱和药号并入昆明市药材公司药材加工厂，赵萱任采购员[②]。

赵萱的妻子李美英，1932年3月进入仁安堂炮炙药材，加工成药，技术好。1956年2月24日调到中国药材公司云南省昆明市公司药材加工厂，在炮制组承担炒药工作[③]。仁安堂店员田家才安排在昆明市药材公司做采购和批发工作。

李美英炒药老道，出品上等；带过刘珍等青工蒸药。1964年1月调往昆明市药材公司福元堂工作。张淑珍、江祖恩（荣安堂店员）接班，继续炒药。

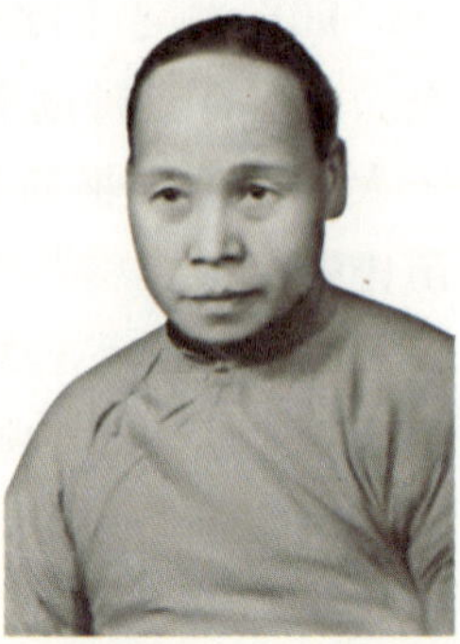

1956年萱和药号药工李美英

7.杨鉴衡、杨平山→杨瀛仙、杨润生→杨卓三、杨立基、杨立志、王植、朱德昌

清光绪十二年（公元1886年）[④]，昆明人杨鉴衡和杨平山兄弟两人，在南大街215号，以杨鉴衡之衡字为号，创建店铺，招牌起名为衡源号。起初，主做烟灰，销通北京；兼办山货药材。后因朝廷有禁烟命令，即收歇烟业，专意创作丸药。清光绪十八年（公元1892年），加开保龄药室，合名为杨衡源保龄药室，专售药材山货[⑤]。

杨鉴衡送侄儿、杨景商之子杨本洲（别号瀛仙）外出学习药业。学成之后，杨本洲奉叔叔杨鉴衡之命，于清光绪癸卯年（公元1903年）回到保龄药室，受命管理药室事务。杨本洲每月从药室领取月费。经过杨本洲19年的苦心经营，杨衡源保龄药室兴盛一时。

杨鉴衡去世后，其子杨本澍（别号润生）和杨本濬（别号淯川）兄弟起意想独自经营药店，邀集亲友公议，威逼杨本洲迁出。杨本洲以人贵自立为心，毫不计较，遵从公议，分家迁出。民国十年（1921年）三月，杨本洲从堂弟杨本澍和杨本濬分家，另立门户，在庆余巷11号开设杨衡源瀛仙药室。不料，招牌立起后，堂弟杨本澍和杨本洁不准堂哥杨本洲用“杨衡源”三字，状告杨本洲商标侵

① 昆明市工商业联合会会员登记表［药业国药组，萱和药号，1955-12-8］//昆明市工商业联合会国药业会员登记表[1955]. 昆明市档案馆，档号：7-3 ~ 31-24.

② 昆明市药材公司 . 昆明市工商界从业人员登记表［赵萱，1961］//（昆明市）药材公司 . 私从人员登记表 [1961]. 昆明市档案馆，档号：7-1-702.

③ 公私合营昆明市中药中心店 . 职工登记表［李美英，1956］//昆明市药材公司 . 工人档案［李美英］.

④ 昆明市人民政府 . 工商业申请登记书［保龄药室，1950］//昆明市工商业联合会 . 工商业申请登记书 [1950]. 昆明市档案馆，档号：7-3 ~ 31-3 ~ 4.

⑤ 具结书［保龄药房，1952.2.28］//昆明市节约检查委员会 . 国药业档案袋 . 昆明市档案馆，档号：28-73-96.

权。杨本洲则认为，杨衡源招牌系先辈所创，后世子孙无不可继用。经云南总商会公断处评议员调解，两家同用①。

分家后，杨衡源保龄药室由杨润生经管。杨润生8岁起在家读私塾，14岁在店内跟随父亲杨鉴衡帮助照料，并学习药材业务。一直学到民国十年三月分家。民国二十八年（1939年）因日军轰炸昆明，杨衡源保龄药室药铺疏散到通海。其后3年，杨润生的长子杨震三为巩固自家基业，脱离教育界，返家帮弟杨立志，共同经营杨衡源保龄药室。杨震三负责出纳银钱，杨立志负责擀药。

解放后，出纳银钱仍是杨震三负责，业务方面、账务报税由掌事先生裴子益全权管理，杨润生购买货物及提调一切。1952年杨润生61岁时，保龄药室有裴子益、杨俊卿、胡占洲等店员和学徒13人，为药业大户，配制参茸卫生丸、保肾丸、女金丹、八珍丸、十全大补丸、归脾丸、补中益气丸等中成药②。

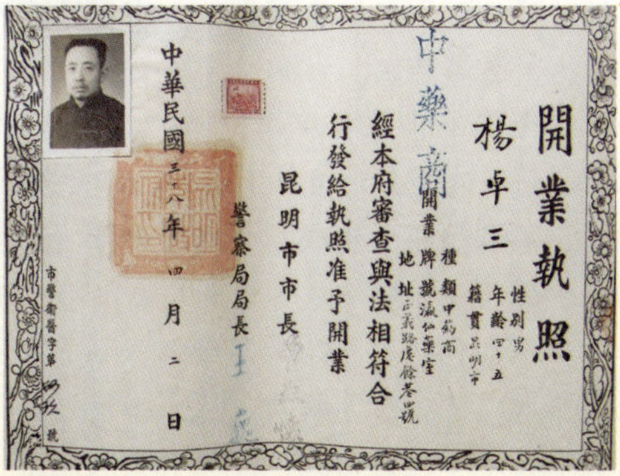
開業執照
楊卓三
性别 男
年齡 四十五
籍貫 昆明市
種類 中药商
牌號 瀛仙藥室
地址 正義路慶餘巷四號
經本府審查與法相符合
行發給執照准予開業
昆明市市長
警察局局長
中華民國三十八年四月二日
中藥商

1949年4月，瀛仙药室开业执照（昆明市档案馆藏）

杨衡源瀛仙药室，与杨衡源保龄药室分家后，迁出，店铺一度设在正义路庆余巷4号；保龄药室仍在正义路215号。瀛仙药室的店主是杨瀛仙，其子杨卓三跟随父亲学习和经管药店③。瀛仙药室雇佣营业员朵耀、工人王植和韩文彬。1949年4月后收学徒朱德昌，做帮工。

1956年公私合营时，保龄药室和瀛仙药室资产并入“公私合营昆明市中药材加工厂”，当时登记的资方姓名分别为杨润生之子杨立基和杨瀛仙妻子黄淑玉。保龄药室杨震三妻子李月冰进厂后任秘书股职员，杨立志进厂后在丸药组擀药。瀛仙药室黄淑玉任公私合营后的店铺保龄药室的主任。王植和朱德昌师徒及其他店员一起进入厂里工作。朱德昌先后从事制丸、采购等工作，1985年12月获得国家医药管理局《老药工荣誉证书》。

① 杨本洲为开设杨衡源赢仙药室致云南总商会函［中华民国十年八月］//云南总商会．公断卷、行规之一[1918–1924]．昆明市档案馆，档号：32–25–676.

② 具结书［保龄药房，1952.2.28］//昆明市节约检查委员会．国药业档案袋．昆明市档案馆，档号：28–73–96.

③ 昆明市国药业同业公会总登记册［瀛仙药室，民国三十八年四月］//昆明市工商业联合会．国药业会员总登记表[1949.4]．昆明市档案馆，档号：7–3 ~ 31–18.

8. 翟良→…→翟庚唐→翟镜航→翟兆瑞→翟廷辉→翟昌礼

翟玉六药房位于威远街120～121号，是中医名家翟玉六开设的药房。2014年8月，笔者采访了翟玉六孙子翟昌礼医师，他提供了翟氏简介。全文如下：

翟昌礼，1929年10月1日出生，男，汉族，出生于一个祖传十代的中医世家。第一代祖为明代名医翟良，字玉华，刻意方书，穷治冥邈，所活不可数量，《益都新志》有其传。著有《痘科类编释意》三卷和《医学启蒙汇编》六卷，刊行于世。翟良旁系，以事迁蜀，后定居逐宁，医传齐、仕、唯、景、成、文，以耕读为生，医儒传家，为乡人治病多验。

至第七代祖翟庚唐，治病善用大黄，方多以《伤寒杂病论》证治，于汗、吐、下三法之中，擅以下法取胜，时人称“翟大黄”。

第八代祖翟镜航，于汉张仲景《伤寒杂病论》之麻黄、桂枝、青龙三方治伤寒杂病证多奇效，而以桂枝用法最灵，时人称“翟桂枝”。

第九代祖翟兆瑞，字玉六，临症各科均甚擅长，精方药，善用金针于咳嗽，痰饮水气诸症最为精到。清光绪十七年（公元1891年）创翟玉六堂于昆明，光绪三十三年（公元1907年）研制翟玉六止咳丸行于市，名满国内而声震海内外。受封奉正大夫，正五品。

第十代翟少六，号廷辉，承父业，以内外伤辨惑论治诸疾而尤精于外科诸门、疮疡疖肿、伤打创口、骨折诸症特长。至昌礼已十一代薪传矣！

翟昌礼幼承家学，攻读经史及诸子百家，并《灵枢》《素问》《伤寒杂病论》《神农本草经》。1952年云南大学医学系本科毕业后，由中央卫生部派往上海第一医学院，在著名生理学家徐丰彦指导下，学习人体生理学。1955年，到贵阳医学院生理学教研室工作，参加贵州名医袁家矶主持的“贵州省在职西医学习中医班三年毕业”。参与筹建贵阳医学院中医系，并任中医教学组、中医养生气功等科室负责人。编写了国内第一本《中医养生学》讲义，供高等医药院校学生使用。

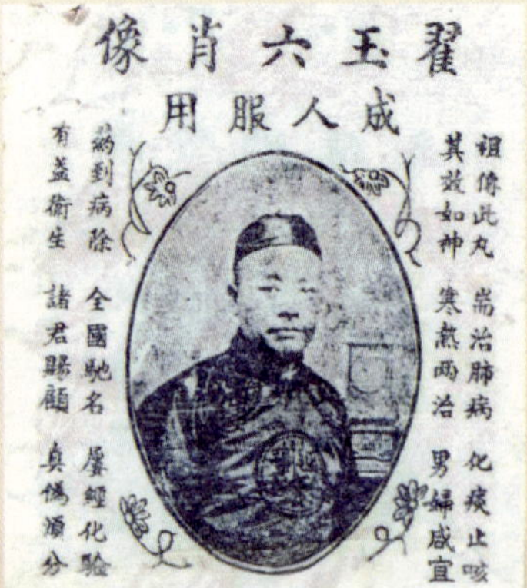

1951年止咳丸药袋上的翟玉六肖像（昆明市档案馆藏）

1974年，翟昌礼到云南中医学院工作，1980年到北京学习中医名家任应秋主讲的《中医各家学说》，回校后教授该课。对民族医药也有研究。退休后，开设翟玉六堂中医诊所。

翟昌礼说：父亲翟少六，擅长外科和皮肤科，1939年去世。母亲崔如碧在药房参加包止咳丸和做家务。解放前，我大哥翟昌铭、二哥翟昌祀都在翟玉六药房做事。三哥翟昌镒在中国人民银行云南省分行工作。

翟昌礼回忆：1956年公私合营时，母亲崔如碧是献方人，把止咳丸配方无偿献给国家。公私合营中，翟玉六药房并入“公私合营昆明市中药材加工厂”，母亲崔如碧和大嫂李秀贞由厂里安排在咀片组工作。翟昌铭和翟昌祀分别安排在昆明市药材公司姚济分店和天福分店当营业员。

9. 徐振扬→徐显堂→徐孟则、徐兴让、赵权→徐世承、赵子衡

据《昆明风物志》，清光绪十八年（壬辰，公元1892年）徐振扬在昆明四牌坊路（清末移至马市口）设立寅生堂，经营丸散和药材[①]。

寅生堂“采办中外地道生熟药材，法制饮片，自熬虎胶，拣选高丽野参、西洋花旗正参，龟胶阿胶，波扣、三七、天生磺、鹿茸、缅燕（富）、熊胆、麝香、肉桂、犀角、牛黄各门山货发兑，所制膏丸散、冰霜、水露、药酒、药油，各种名曲，尤属加意。”[②]

1902年，13岁的昆明金刚村人赵权（别号衡三）到寅生堂充学徒。后在大安堂当店员，掌握药材知识，从事经营业务。1916年，赵权在正义路261号开设百寿堂，其子赵子衡辅助。后来百寿堂改为百龄堂。解放后，百龄堂并入药材加工厂。赵子衡安排在位于宝善街109号的福安堂，任该店主任。百龄堂盲人磨药工张海清、朱玉臣等安排在药材加工厂碾药。

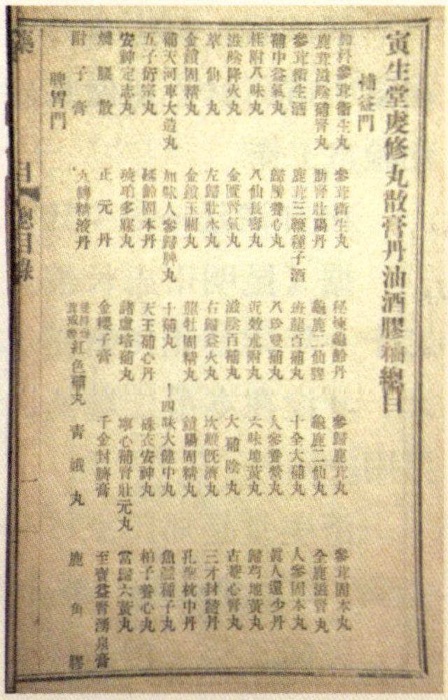
寅生堂虔修丸散膏丹油酒膠福總目
補益門
鉤丹參茸衛生丸　參茸衛生丸　秘製龜齡丹　參歸鹿茸丸　參茸固本丸
鹿茸滋陰補腎丸　勤腎壯陽丹　龜鹿二仙膠　龜鹿二仙丸　全鹿滋腎丸
參茸衛生酒　鹿茸三鞭種子酒　班龍百補丸　十全大補丸　人參固本丸
補中益氣丸　歸脾養心丸　八珍雙補丸　人參養榮丸　黄人還少丹
桂附八味丸　八仙長壽丸　[illegible]　六味地黄丸　歸芍地黄丸
滋陰降火丸　金匱腎氣丸　滋陰百補丸　大補陰丸　古聖心腎丸
萃仙丸　左歸壯水丸　右歸益火丸　坎離既濟丸　三才封髓丹
金鎖固精丸　金鎖玉關丸　龍牡固精丸　鎖陽固精丸　孔聖枕中丹
補天河車大造丸　加味人參歸脾丸　十補丸　四味大健中丸　魚鰾種子丸
五子衍宗丸　延齡固本丹　天王補心丹　硃衣安神丸　柏子養心丸
安神定志丸　[illegible]多寐丸　諸虛培補丸　寧心補腎壯元丸　當歸六黄丸
[illegible]膝散　正元丹　金櫻子膏　千金封臍膏　至寶益腎湧泉膏
附子膏　九轉精液丹　紅色補丸　青娥丸　鹿角膠
脾胃門

1914年《寅生堂药目》总目首页（赵荣华藏）

赵衡三与张万钟、李述尧等人除经营药铺外，还积极筹划组织药材行业事务。1931年3月，昆明市药材业同业公会成立，赵衡三先后任昆明市商会药材业工业公会主席、常务委员等职，领导行业组织的工作，经办成药查验事宜，办理师约签署等工作[③]。新中国成立后，赵衡三任昆明市药材公司副董事长。

1903年，徐显堂经营寅生堂。1913年4月，寅生

---

① 李孝友．昆明风物志[M]. 昆明：云南民族出版社，1999：76.

②《云南省志医药志》编纂委员会．云南省志・医药志[M]. 昆明：云南人民出版社，1995：311.

③ 云南省昆明市药材业同业公会组织概况表［民国二十五年九月十一日］//昆明市工商业联合会．国药业会员名册．昆明市档案馆，档号：7-3～31-21.

编》的记载。

据民国档案：1944年，昆明市商会国药业同业公会会员登记时，福元堂的店主为姚仲逵。姚仲逵（又名志鸿），1905年2月生于昆明，中医师，昆明市工商业联合会二区分会主委。福元堂店址在武成路185—187号，隶属于昆明市第二区富春镇二保①。

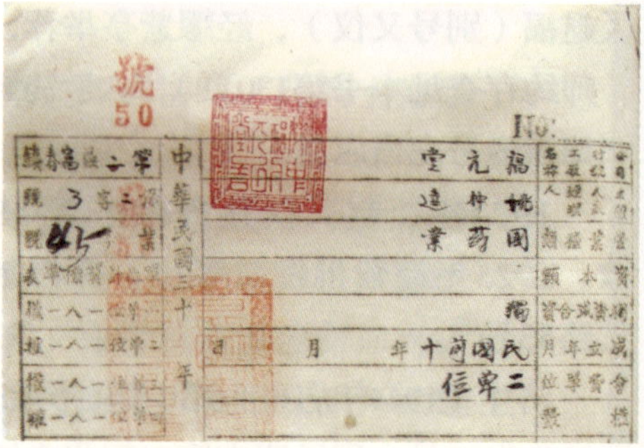
1944年福元堂登记表局部

姚仲逵在店里当坐堂医生，仁爱慈厚，经营良好。福元堂制售姚济资生丸、保产达生丸等中成药。1949年福元堂雇佣管事太幼明，店员戴耀轩、叶少堂、胡石生、杨金寿，学徒李毓壁、李典智和盲人磨药工杨万和，共8名从业人员②。

1951年9月，姚仲逵任昆明市工商业联合会国药业同业公会主席，与李述尧和赵又仪副主席，一起负责国药业的行业组织工作。

1956年，福元堂参加公私合营并入“公私合营昆明市中药材加工厂”，福元堂管事马德、磨药工杨万和等并入厂内，做铡药、磨药工作。

12. 聂鸿仪、彭寂宽→聂紫铭

聂成春，别号鸿仪，聂耳的父亲，早年在玉溪城内家庭行医兼制药，制售的成药有神效疳积散、救急对丹膏、复阳回固本膏、止戒洋烟丸、偏正头风膏、止咳益气膏、如意紫金膏等（据玉溪聂耳纪念馆资料）。

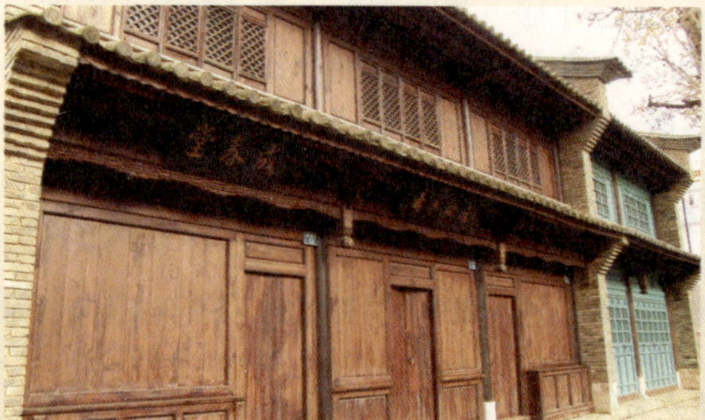
成春堂药铺

1902年，聂成春在昆明开设成春堂药房。药房原在昆明市登仕街中段（后称庆云街），后迁移到甬道街东廊中间（现甬道街72号），双合铺面。聂成春看

① 昆明市商会国药业同业公会会员登记表［福元堂］//昆明市工商业联合会．国药业同业公会会员登记表[1944]. 昆明市档案馆，档号：7-3 ~ 31-17.

② 昆明市国药商业同业公会总登记册［姚福元堂·民国三十八年四月］//昆明市工商业联合会．国药业会员总登记表[1949.4]. 昆明市档案馆，档号：7-3 ~ 31-18.

病，妻子彭寂宽抓药，兼售经验成药。每到夏季，农历初一和十五二日，还赠送截疟丹，用于防治地方病疟疾（俗称“发摆子”）。

1912年2月14日，聂耳出生在成春堂（现聂耳故居）。聂耳少年时代和父母居住在这里。1916年聂耳4岁，父亲聂成春去世，母亲操持着药铺。聂耳的外祖彭寿山，祖籍新平县漠沙镇人，属傣族，自幼随赶马人流浪四方，后来定居峨山县。后来彭寿山患病，到玉溪县被聂鸿仪治愈，便将女儿彭寂宽许配给丧偶的聂鸿仪为妻。彭寂宽嫁到聂家后，协助聂鸿仪行医治病，掌握不少医药知识。

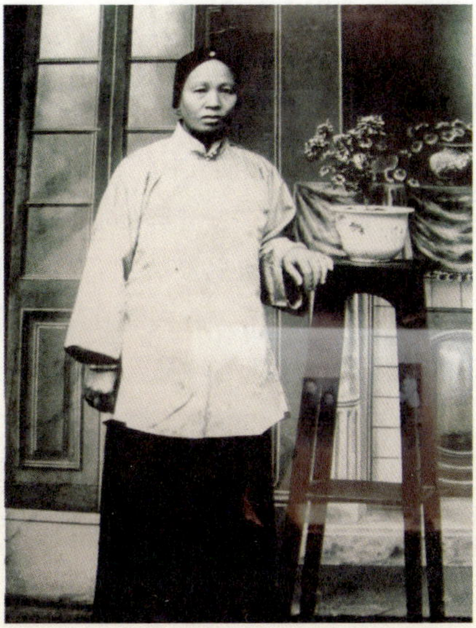
聂耳母亲彭寂宽（玉溪聂耳纪念馆藏）

1930年7月，聂耳自省立第一师范学校毕业，赴上海当店员。云南是聂耳成长的摇篮。在云南的十八个春秋，为日后聂耳走上音乐道路奠定了坚实的基础。1935年3月，聂耳为《风云儿女》创作《义勇军进行曲》。新中国成立后，《义勇军进行曲》被定为国歌。

聂耳去世后，成春药房搬到威远街，1950年搬到庆云街159号，铺房一间，彭寂宽经管药铺，聂耳的二哥聂紫铭参加销售。自制各种国药成药，代售其他普通成药。自制成药有疥疮药、珍珠琥珀膏、健脾扫毒丸、夹汗药粉及各种膏药[①]。

新中国成立后，据体德堂郑家声回忆，成春堂的彭寂宽先安排到加工厂在沙朗巷的丸药组，与体德堂的赵维丰、蒋文英等原家庭制药人一起工作，制作蜡壳和蜡壳包装丸药。

彭寂宽曾为中国人民政协昆明市委员会委员，1956年12月23日因病逝世。云南各界集会追悼。《人民日报》1957年1月8日第8版做了报道，颂扬她治病救人的高尚品德。

13. 杨尚文→杨畴五、杨集五、杨瑞五、杨德五、杨锡五、杨增五→杨寿山

关于大安堂，地方志记载：“大安堂创于宣统二年（公元1910年）系合伙经营，……开设在南门正街，经营汤丸药，兼营香港进出口药材。”[②]

---

① 昆明市人民政府工商业申请登记书［聂成春药房］//昆明市工商业联合会．国药业工商业申请登记表[1950]．昆明市档案馆，档号：7—3～31—3～4．

② 昆明市志编纂委员会．昆明市志长编·卷七[M]．昆明市档案馆资料室藏，1984：572．

“杨大安堂，清宣统二年（公元1910年），大理凤仪人杨尚文在昆明南门正街（现正义路）租赁清真寺房产铺面，创建‘大安药室’，经营汤药、丸散，兼营香港进出口药材。”①

大安堂早期的主要业务是香港进出口药材。杨兴周（号尚文）及其长子杨畴五、次子杨集五等人，每年数次往返海防、香港之间，把加工认真，质优价廉的麝香、三七等云南特产中药材和川康等地的地道药材，通过滇越铁路，过关越南，批发运销香港。一次，杨兴周把上万斤的大黄运销香港获得大利，此后，生意越做越大。后来，批发业务扩大到广州、上海及省内各地。

1915年左右，杨兴周在下关著名贸易货栈“裕通店”内设“云南大安堂”分号，建立了与滇西各县药材、药店的供销关系。收购地道药材，出售自产蜜制丸药，批发洋广、淮浙药材为主的生熟饮片。

“到1926年，按旧时宗法制‘树大分枝’的惯例，大安堂兄弟……分家立号。”长子杨福（字畴五）设杨大安福寿药号，次子杨集五设大安堂集生药号，三子杨瑞五设大安堂瑞记药号，四子杨德五设大安堂德记药号，五子杨锡五设大安堂兴记药号，七子杨增五设大安堂祺昌兴号。

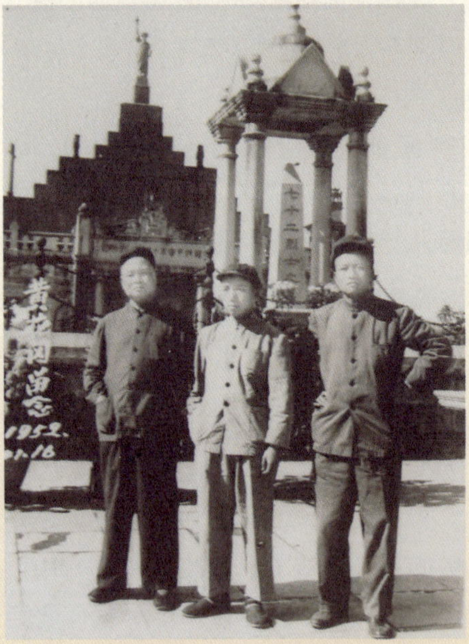
1952年，杨增五与两侄子杨寿椿（左）杨寿山（中）到广州订货（杨寿丰藏）

杨大安福寿药号位于昆明文明新街31号，为1921年兴建的三间铺面带后院的砖瓦房。临街为铺面，后院为四合院。南侧建附房为作坊，是典型的“前店后作坊”传统商店。铺面三间两楼，砖木瓦房。上下两层的层高比一般房屋都高，并且上下两层面街窗户都镶玻璃，堂内宽敞明亮。中间门楣悬挂“杨大安福寿药号”匾。两边等高等长分别挂两匾，上书“选办中外药材，自煎鹿虎龟胶”“收售滇产山货，发兑参茸燕桂”“虔修丸散膏丹，法制生孰饮片”等文字，亮明药号的经营范围和宗旨。内门楹联：发兑参茸燕桂，收售滇产山货。店面廊檐木雕彩绘。在民国时

①《云南省志医药志》编纂委员会．云南省志·卷七十·医药志[M]．昆明：云南人民出版社，1995：313.

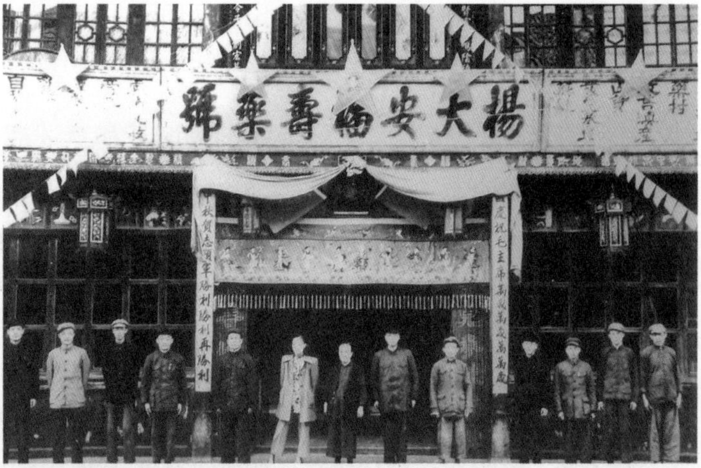

1952年，杨畴五及其母亲冯氏和何云莲（右六至八）与药工庆国庆（杨寿丰藏）

期，杨大安福寿药号是昆明的标志性建筑，鹤立鸡群，极其气派，远近闻名。

1952年秋，抗美援朝进入反击作战阶段，杨畴五的次子杨寿宇光荣地参加中国人民志愿军，随军奔赴朝鲜前线，保家卫国。长子杨寿山受国药业同业公会选派，到上海、杭州等地，参加中药材及土特产交流会。两个女儿则去北京上大学。这年的国庆恰逢中秋（10月3日），杨畴五满怀喜悦写下了“国庆祝毛主席万岁万岁万万岁，中秋贺志愿军胜利胜利再胜利”的对联，张灯结彩，庆国庆，迎中秋，把药号装点得喜气洋洋。

杨大安堂各分号，福寿、大安集生、瑞记、大安祺昌（兴记1929年改行、德记1951年歇业），于1956年公私合营时并入“公私合营昆明市中药材加工厂”。杨畴五之子杨寿山进厂在机扎组工作。

1956年，昆明市药材公司副经理李鸿昌派杨寿山和王崇仁（原大安堂福寿药号店员）到天津参观学习，购回中药饮片切片机（杨寿丰《杨大安堂暨家史》，2014.），极大地提高了中药材加工厂的生产效率。

家庭传承熔炼了中医药的技术和创造力，一定程度上保护了中医药传承者的利益，为后来的师徒传承和组织传承奠定了基础。

第二节　民国时期的师徒传承

清光绪三十二年（公元1906年）至民国时期抗战全面爆发后（1938年），昆明中药业实施师徒传习制度。民国时期，师徒传习技艺较突出的是被称为昆明中药业“五大金刚”的李炳然、赵又仪、陈灿南、杨增五和李述尧以及技术骨干赵萱、李振芳、傅玉琨、李鸿昌、赵子信等人。

一、李炳然、赵又仪、陈灿南、杨增五和李述尧学艺

李炳然，昆明人，1907年入私塾，1916年入联合中学读书，1918年退学，以每月支薪3元的学徒方式进入福林堂，帮助伯父李瑞生和父亲李复初照料店铺。在照料店铺外，还做个人生意。1939年与迤萨邦周绍光合伙，卖丝杂货到猛龙。3年后分伙。分伙后，买入松米、芝麻、白糖、红糖土杂和黄金，待价而沽，期货有所盈利。1947年，父亲李复初去世，李炳然停止个人生意，全心全意上铺照料，与堂弟李炽卿、李照3人管理铺内业务。1952年任福林堂经理[①]。

赵又仪，昆明人，1913年在昆明济生堂充学徒5年，又店员5年，1922年先后在昆明百寿堂、德福隆号充店员，1924年独资在昆明开设百福堂并任经理。经营国药，零售汤药，自制丸散咀片[②]。

陈灿南，江西人，1919年10月投入昆明利济堂傅玉卿门下当学徒（14岁），学习药材药业[③]，1926年先后转入寅生堂、张鸿记药号当店员，1928年转回利济堂当店员。由昆明购买鹿茸至个旧售卖。1937年利济堂改招牌为大德药房，陈灿南为经理，在昆明正义路经营拆零咀片、汤药、丸散，店员和学徒有王铸生、马元、张文亮、谢万秋、李仲明等12人，2间铺房，1间工作坊。

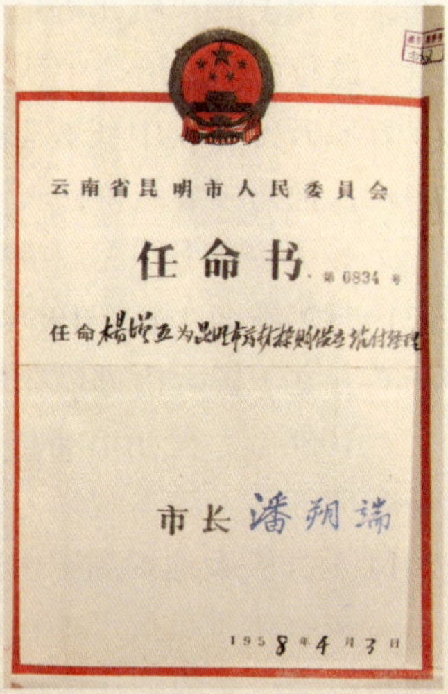
云南省昆明市人民委員会
任命书 第0834号
任命
市长 潘朔端
1958年4月3日

1958年，杨增五的任命书

杨增五，昆明人，成德中学初级中学毕业，1928年在杨大安堂福寿药号学习药业，具有“辨识及配制中药材”的技术能力。1946年3月任杨大安堂祺昌药号经理，经营国药批发零售。1951年任昆明市国药业同业公会筹备委员会委员，承担国药业会员的接收登记事宜。1952年至1954年任段管大组长，1953年至1955年被选为昆明市第一区（盘龙区）人民代表，

① 具结书［李炳然，1952.5.5］//昆明市节约检查委员会．国药业档案袋［福林堂］．昆明市档案馆，档号：28-73-116.

② 昆明市工商业联合会会员登记表［百福堂］//昆明市工商业联合会国药业会员登记表［1955］．昆明市档案馆，档号：7-3～31-24.

③ 师约存查［陈灿南］//云南总商会．国药业师徒合同卷之一［1911-1920］．昆明市档案馆，档号：32-25-739.

并任昆明市药商业同业公会副主委。1955年4月起，杨大安堂祺昌药号接受云南省医药公司丸药订货[①]。1958年，杨增五被任命为昆明市药材采购供应站副经理。

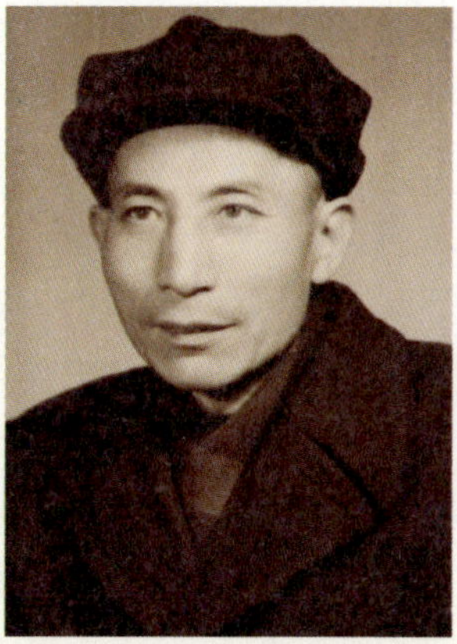
协盛昌店主李述尧（1956年）

李述尧，昆明人，1917年14岁投师到利济堂药店当学徒。1922年在德生药材行当店员。1928年任利济堂药店经理。1931年合伙开设协盛昌药号，经营拆零咀片、汤药、丸散，所用店员和学徒有陈志贵、谭子谦、李永福、施贵等7人，为药业大户。1934年起，李述尧与毛少林共同担任昆明市药材业同业公会的管事，办理师徒文约事宜[②]。公私合营后，先后任中药材加工厂业务股主任、协盛昌分店主任。

李赵陈杨李 “五大金刚”是近代昆明药材业学徒的代表，其成才得益于师徒制度。开铺后，带出了一批技术药工。

二、赵子信、傅玉琨、赵桂英等人学艺

除李赵陈杨李 “五大金刚”外，昆明中药业还有些学徒成为新中国成立后昆明中药界的制药骨干，如萱和药号经理赵萱，春和堂店主李振芳，万生国药号店主傅玉琨，昆明市药材公司副经理李鸿昌、经理杨铁舟，公私合营昆明市中药材加工厂公方负责人赵子信等，都是近代昆明中药铺的学徒和店员；新中国成立后，他们既是昆明中医药的技术骨干，又是中医药文化的传承人。

1.杨尚文→郑继卿→赵子信

郑继卿于1910年至1923年在大安堂当学徒，在百龄堂等号任店员。1923年至1933年，与陈子刚合伙，做药材进出口业务，分得少数盈余。节俭并有积蓄，想自行经营。1934年于昆明市光华街202号开设天福参药号，独资经营。专门零售国药，小量自产自销各种古方丸散[③]。

赵斌（别号子信），云南昆明人，1934年至1936年在天福药号充学徒。1934年4月，赵子信16岁，经安时生举荐，投到天福参药号郑继卿（师约存查误为郑济

① 昆明市工商业联合会会员登记表［杨增五］//昆明市工商业联合会国药业会员登记表[1955].昆明市档案馆，档号：7-3～31-24.

② 昆明市工商业联合会会员登记表［李述尧］//昆明市工商业联合会．国药业会员登记表[1955].昆明市档案馆，档号：7-3～31-24.

③ 昆明市工商业联合会会员登记表［郑继卿］//昆明市工商业联合会．国药业会员登记表[1955].昆明市档案馆，档号：7-3～31-24.

卿）老师门下，学习药材艺业，请领师约柬一张，言定学习3年。李述尧、毛廷杰为执年管事，办理了师约手续①。

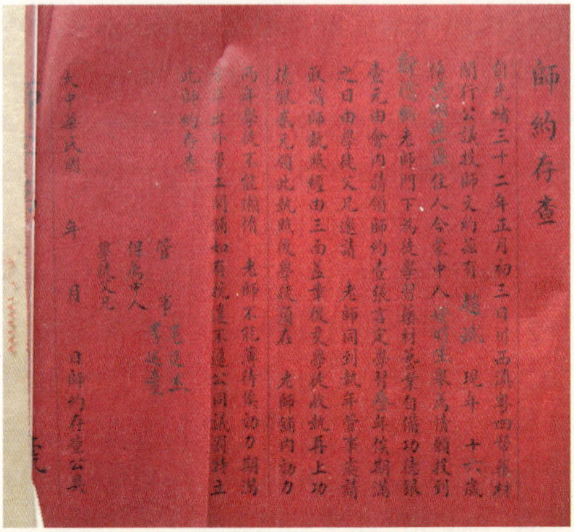
師約存查

1934年4月，赵斌（赵子信）的师约存查（昆明市档案馆藏）

1937年1月至1937年4月，赵子信到昆明西南运输处学汽车。1937年至1939年在昆明百福堂切药。1939年至1941年在昆明怡民汽车公司学汽车。1941年至1955年在昆明姚济药室和云南大药房配药。

1956年2月公私合营时，赵子信调到新成立的中国药材公司云南省昆明市公司二中心店搞政治工作。1956年4月至12月，被中共昆明市盘龙区委任命为中国药材公司云南省昆明市公司中药材加工厂支部副书记兼协理员（公方负责人），12月后，任专职支部书记②。

赵子信2013年回忆说："我们那时掌握的技艺多，从药材、炮制、做药，到配药、检测都要懂，比较全面。"

2.杨集五→傅玉琨

傅玉琨的父亲傅惠为教师。傅玉琨7岁随父亲在昆师附小（金碧小学）读书。1928年经人介绍进昆明盛记药号当学徒1年多，即到大安堂集生药号继续当学徒，跟随杨集五学习药材技术。1938年，傅玉琨与李少泉合资在金碧路开设万龄药号。1940年，因资本贴完，无法经营，经友人杨增福介绍，到滇缅铁路测量队当测地夫。1年后，1942年又回到集生药号充当帮工。1945年与杨鸿清合资，经营裕丰米店，又在护国路开设济龄药室3个月左右。

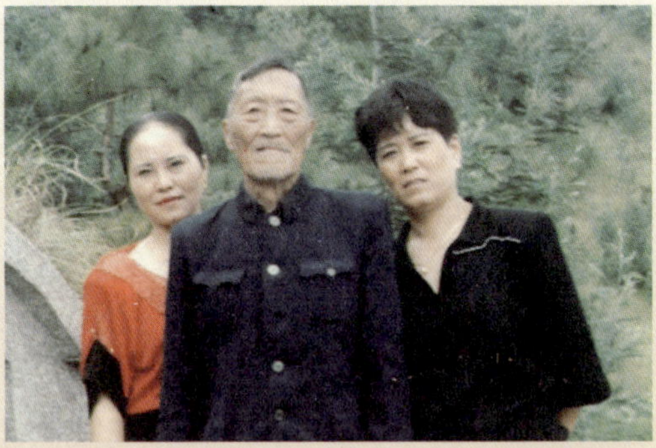

万生药号傅玉琨（中）与女儿俩（傅再云藏）

① 师约存查[赵斌]//民国昆明市工商业同业公会.国药业师徒契约[1924-1938].昆明市档案馆，档号：32-30-177.

② 干部呈报任免表[1956年12月8日]//干部档案[赵子信].云南省医药集团档案室.

1947年在位于金碧路的云南大药房当店员。1950年在昆明正义路开设万生药号，1954年店铺移至东寺街159号[①]。

新中国成立后，万生药号并入“公私合营昆明市中药材加工厂”。1956年至1961年，傅玉琨在加工厂配药。1956年三季度获得昆明市先进生产者奖章[②]。1974年至1980年，傅玉琨带有春永仙、周仲华等徒弟，教他们识别药材和配方。

3.张星阶→张少阶、张平阶、赵桂英

保和堂是1910年张星阶开设在正义路218号的药铺。1926年，16岁的张少阶高小毕业后，进入昆明市医师速成班学习。毕业后，回到父亲张星阶所经营的庆余堂与保和堂店内学习进出口药材、采购山货、制造丸药，自修制药化学。1951年继承保和堂经营，主要批发兼零售山货药材。

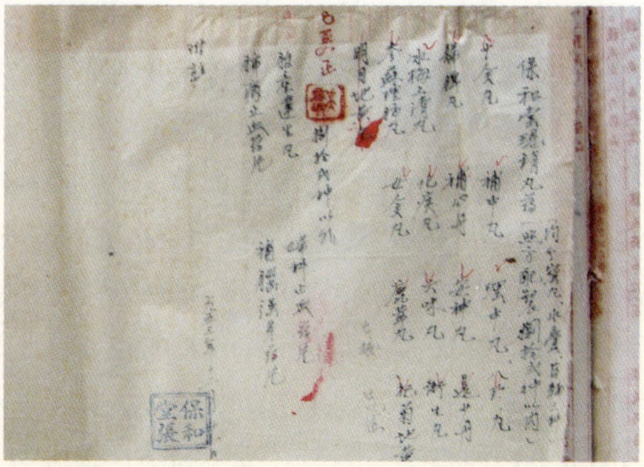

1953年，保和堂制售药单（昆明市档案馆藏）

张平阶从昆师附小毕业后，1929年至1942年随父亲张星阶在保和堂学习国药业务。后与哥哥张少阶一起经营保和堂[③]。

弥勒人赵桂英1943年到昆明文庙街做雇工。1952年9月到保和堂做练习生，跟随张星阶一家人制药，碾药材，搓丸药，样样都做。赵桂英对非遗小组回顾说：“那时山货药材有三七、人参、鹿茸这类；丸药有苏风丸、十全丸、补中丸这些。碾药用碾槽，双脚站在上面跐，我还上过碾槽，蹲碾轮碾药呢。”1956年至1958年，赵桂英进入中药材加工厂丸药车间做丸药。1959年9月，赵桂英调到昆明百货大楼工作。1964年3月又调回中药材加工厂，任蜡壳班长，自制蜡壳包装蜜丸。一直工作至1987年11月退休。1989年10月，赵桂英荣获国家中医药管理局《老职工荣誉证书》。

4.姚贞白→徐嘉铭、张光祖、石永德、李季明

1930年，姚荫轩长子姚贞白（名志恒，号固）与弟姚济在昆明正义路318–

① 昆明市工商业联合会会员登记表［傅玉琨］//昆明市工商业联合会．国药业会员登记表［1955］．昆明市档案馆，档号：7–3～31–24.

② 昆明市药材公司．昆明市工商界私从人员登记表［傅玉琨］//国药业私从人员登记表［1961］．昆明市档案馆藏，档案号：7–1–702.

③ 昆明市药材公司．昆明市工商界私从人员登记表［张平阶］//国药业私从人员登记表［1961］．昆明市档案馆藏，档案号：7–1–702.

319号创建姚济药号。独资经营国药业，行医兼制药。其间，姚贞白还任云南省政府秘书处科员、秘书等职。

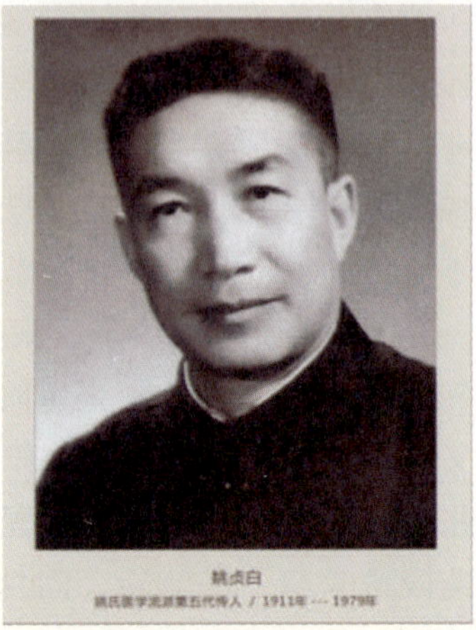

姚济药号医家姚贞白（姚济白藏）

1935年，姚济病故，姚贞白放弃政府公职，接过姚济药号的工作，继续行医（搬迁至正义路310–311号），并在云瑞北路18号开设姚济药室[①]。

1949年4月，姚济药号有药剂师李云波、徐嘉瑞、学徒徐凤昌和出纳狄秀英4名店员；姚济药室有经理马良臣、副理李永亮、药剂师徐嘉铭、孙光尉、张光祖、磨药工石永德、学徒毕光辉7名药工[②]。制售"逍遥散""姚济资生丸"等成药。

新中国成立后，1956年公私合营，姚济药室的李季明、李永泉等店员，并入药材加工厂。姚济药室的店员梁仲三安排在昆明市药材公司工作。作为销售店铺，姚济药号在正义路310～311号继续营业，王植三为该店副主任。

5.赵又仪→李振芳

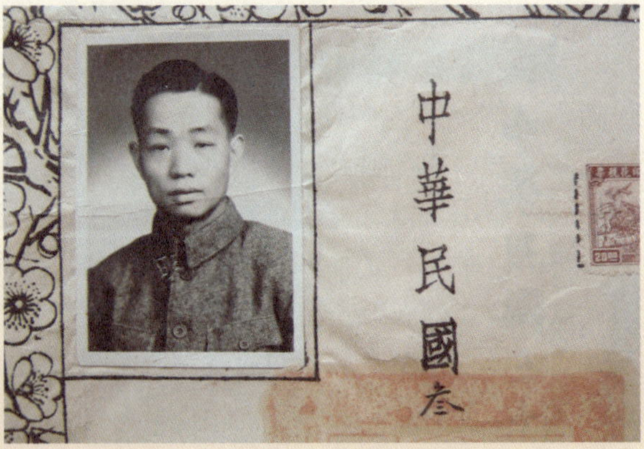

1947年10月，开业执照上的杨振芳肖像

民国二十二年（1933年）1月，云南晋宁人李振芳，时年17岁，经李位卿举荐，投到百福堂赵又仪老师门下，学习药材艺业，请领师约一张，言定学习3年。当时，刘仙槎、杨畤五为执年管事，办理了师约手续[③]。

李振芳在百福堂当学弟9年。1940年到宝善街的福安堂切药、铡药，又做了3年。1943年转到百福堂做记账、趸货工作，再

① 具结书［姚济药号、姚济药室［1952.4.10］//昆明市节约检查委员会．国药业档案袋．昆明市档案馆，档号：28-73-96.

② 昆明市国药业商业同业公会总登记册［姚济药号、姚济药室，民国三十八年四月］//昆明市工商业联合会．国药业会员总登记表［1949.4］. 档号：7-3 ～ 31-18.

③ 师约存查［李振芳］//民国昆明市工商业同业公会．国药业师徒契约［1924-1938］. 昆明市档案馆，档号：32-30-177.

做了3年。1946年底，经友人李荣富介绍，将位于小东门7号陈络书所开的庆龄堂全部购买过来，设立春和堂药号。1947年10月迁址圆通街7号。1948年7月移至庆丰街64号①。

公私合营时，与其他药店一起，春和堂并入药材加工厂。李振芳和妻子洪琴英分别分到大安集生药号和天德药号任营业员。

师徒传习制度，药工跟师学艺，口传心授，耳濡目染，在实际生产中传承着中药炮制、制剂知识和技艺，更加符合中医药的传承特点和规律。起于清末，施行于民国时期，延续到新中国成立初期的师徒传习制度，具有重要的历史意义。它从药铺经济发展的需要出发，培养了一批中医药专业人才；打破了家庭传承的局限，开辟了人才来源的新渠道；创造了切实的中医药教学经验，为现代师徒教育提供了有益的借鉴。

第三节　新中国成立以来的组织传承

公私合营前，昆明中药业仍沿袭师徒传授的传统，同业公会虽然中止签订师约的手续，但药业大户需要帮工，仍然招收学徒。如1952年杨大安堂瑞记药号招收杨铁舟为学徒。杨铁舟在店里学了3年。公私合营后，杨铁舟进入云南省药材公司，一直从事中药材的采集、收购、加工保管、经营管理等工作，因识药、懂行，后来被评为“副主任中药师”高级职称。

一、公私合营

1956年年初，昆明中药业实行全行业的公私合营。昆明地区的82家药铺和43家行商公私合营成立“公私合营昆明市中药材加工厂”，原各药铺的后作坊全部并入该厂，开始了工厂化生产，制药技艺由组织传承②。在工厂生产中，制药工人组成班组或车间。药工承担不同业务技术工作，即分工又相互协作，形成能进行大规模生产的集体。

① 昆明市工商业联合会会员登记表［李振芳］//昆明市工商业联合会．国药业会员登记表[1955]．昆明市档案馆，档号：7-3 ~ 31-24.

② 昆明市药材公司．1956 年昆明市中药行业私营工商业参加公私合营店铺表//昆明市药材公司发展概况 [1987.5]．昆明中药厂有限公司档案室．

药，由张国柱和袁明负责。各组按照原有的传统工艺生产，由有制药经验和技术的老工人带领、传授、指导和检验。丸药组、咀片组和配药组的药工有：

丸药组：陈灿南（原大德药房店主，法药）、杨润（原福林堂、惠安药号店员）、赵礼（原永春堂店员，大案组组长）、赵聪（原杨大安福寿药号店员）、杨德生（原福林堂店员）、李应楠（原体德堂学徒）、李永泉（原姚济药室店员）、杨立志（原保龄药室店主，擀药）、朱德昌（原瀛仙药室店员）、郑硕甫（原体德堂兄弟药房店主，丸药中案）、潘增德（原万生丰记药号店主，丸药大案）、彭寂宽（原成春堂店主）、赵维丰（原父子体德堂女主，蜡壳生产人员）、蒋文英（原体德堂兄弟药房女管事，蜡壳丸药）、张桂英（原体德堂兄弟药房女管事，蜡壳丸药）、赵桂英（原保和堂店员）、沈淑英（原济生堂女店东）、王淑英（原百福堂药女店东）、雷继美（原同德药行药工）、吴秀兰

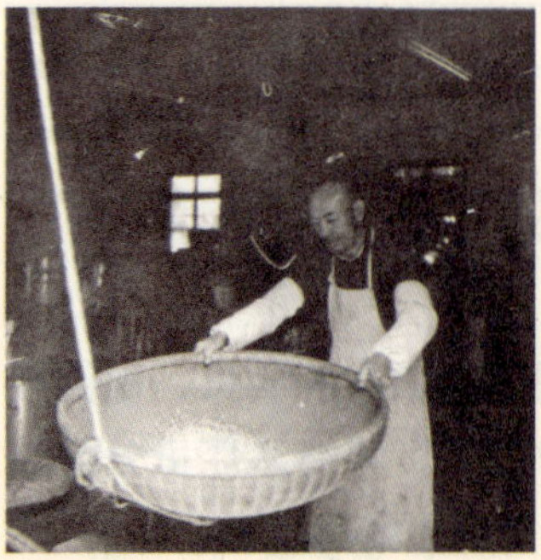
1958年，老药工杨德生在沙朗巷作坊叠丸（彭云波摄）

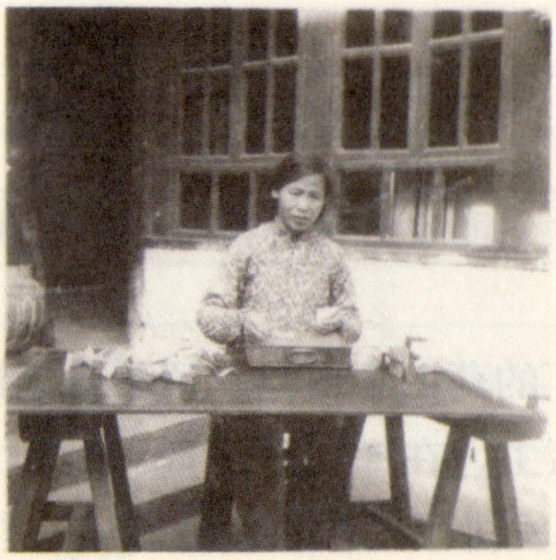
1958年，工人王桂英在沙朗巷作坊包水叠丸（彭云波摄）

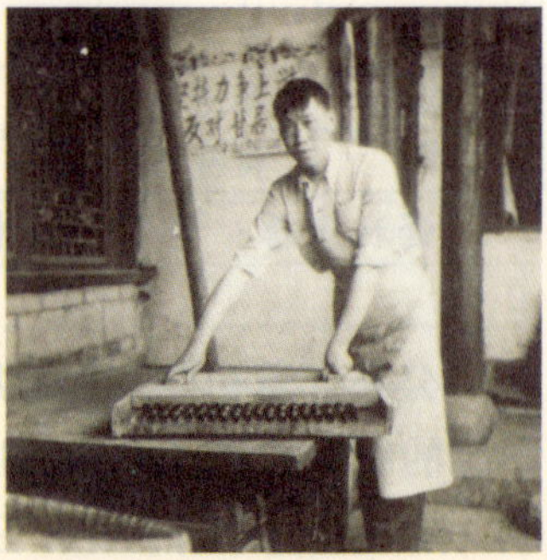
1958年，药工潘增德在沙朗巷作坊分粒和搓圆（彭云波摄）

咀片组：邱云（咀片组组长）、赵萱（原萱和药号的店主）、傅玉琨（原万生国药号的店主，切片）、杨寿山（原大安堂福寿药号店员，机铡）、萧汝珍和姜荣珍（原福林堂店员）、崔如碧和李秀贞（原翟玉六药房女店东）、熊肇英（原协和国药号店主，仓管兼记录）、李振荣（原保安堂店员，铡片）、徐廷芳（原德泰药号店主，仓库保管员）、张永昌（原回春堂店主，铡片）、卢鸿慈和王凤麟（原鸿生药号店主，机铡）、粟惠茹（原宏济

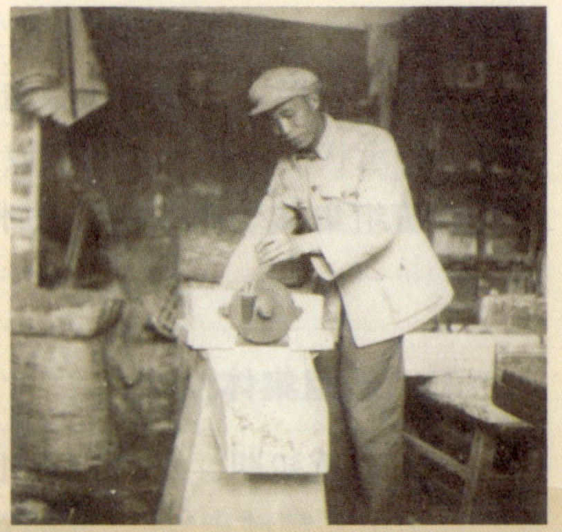
1958年，咀片组长邱云在切药（彭云波摄）

堂延记女管事）。

配药组：李存仁（原福林堂店东，配药）、李墨轩、张世昆、刘春珍、江祖恩（原荣安堂店员）、郎洁、马孝安、戴春标、李成香、王丽芬、伍琼英、刘惠、李美英（原萱和药号女店东，炒药）、张梅英（原惠安药号女店东，炒药）、杨美珍（原庆元堂店主）、何福京；张淑珍（炮炙）；孙惠君（酊剂）。

全厂管理组有党支部负责人，也有技术负责人。支部副书记兼协理员（公方负责人）赵子信（原天福参药号学徒）、私方负责人赵又仪（原百福堂店主）、配药师李炳然（原福林堂店主）、业务主任郑继卿（原天福参药号店主）、秘书股职员李月冰（原保龄药室店主）等。上级主管系统为：中国药材公司云南省昆明市公司。企业类型为：大型企业。

公私合营时的药工把制药技术和技能带到加工厂，继承了长期积累的制药经验和技术。药工从私人药铺转入加工厂里集体生产，既保留和继承了中医药知识和技术，又使制药技术得到充实和发挥。在工厂里，工人之间相互取长补短，切磋技艺，促进了生产的优化和提高。

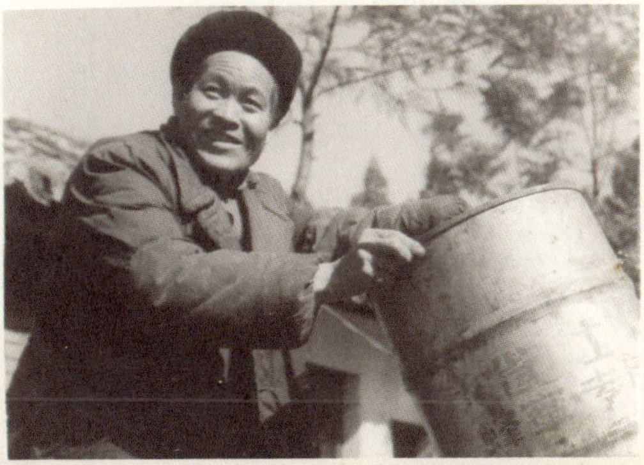

1970年，药材调拨员朱德昌在搬药用蜂蜜桶（彭云波摄）

公私合营时期，老药工传承的主要制药技艺有：（1）郑氏女金丹、桑菊银翘散、止咳丸等80多种中成药的制作技艺；（2）蜡壳制作技艺；（3）人工牛黄制作技艺；（4）中药材加工、炮炙技艺；（5）中药材识别与检验技艺等。这些技艺是企业生存和发展的基因，奠定了新中国成立后昆明中药工业的根基。

公私合营后，加工厂生产效率大幅提高。据《一九五七年独立经济核算工业企业年报》记载：公私合营昆明市中药材加工厂1957年实际总产值（按1952年不变价格计算）134.8万元，比1956年实际总产值63.8万元翻了一番多[①]。

公私合营后，加工厂承接了各中药铺的技术和产品，品种和剂型更加齐备。1957年，公私合营昆明市中药材加工厂全年品种有蜜制丸药、蜡壳丸药、水叠丸药、散剂药、虎骨酒、糖浆、咀片、炮炙品和其他。1957年实际生产蜜制丸

① 公私合营昆明市中药材加工厂．第2表总产值及商品产值表//昆明市商业局．局属基层单位一九五八年商办工业月报年报表等[1958].昆明市档案馆，档号：56-1-1450.

药（16丸装）182431盒、蜜制丸药（10丸装）456812盒，蜡壳丸药（10丸装）132906盒、蜡壳丸药（8丸装）13888盒，水叠丸药（细粒包装）9982千克，散剂药（粉末包装）16992千克，虎骨酒（1斤装）7146瓶，虎骨酒（半斤装）12881瓶，糖浆22800千克；咀片（长片、圆片）232664千克；炮炙品（片、粉、个）88331千克①。

1959年7月1日，该厂隶属于昆明市第一商业局，企业名称为“中国药材公司云南省昆明市公司药材加工厂”，企业所在地址为沙朗巷2号，生产经营范围为咀片加工和中成药生产，资本总额为268062.52元。1964年从业人员133人，其中在职原私营药店的从业人员（原店主）13人②。

三、招收技术工人

1959年7月后开始，将分散在市区内的丸药组、配药组、咀片组和酊剂组陆续搬迁到南坝。因遇3年困难时期，到1965年全部班组搬迁就绪，集中到南坝厂区生产和管理。

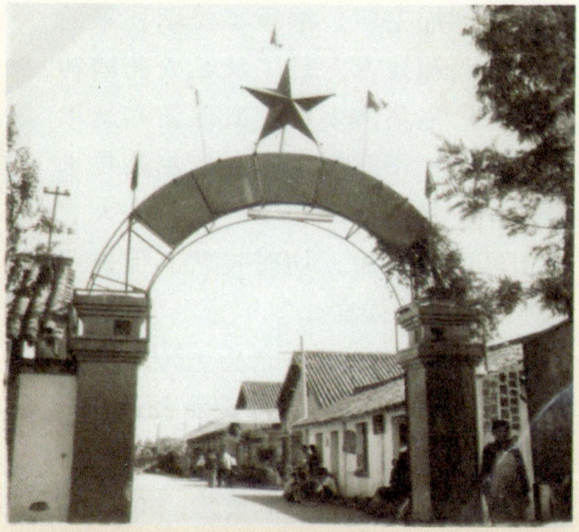

1965年位于南坝的昆明中药厂大门

1963年至1965年，昆明市药材公司加工厂先后招收两批青工，共有陈林清、张仑、谷豫昆、陈晋昆、刘礼志、张云昆、苏小祥、杨培华、彭丽华、周星丽、李美珍、杨美珍、高凤仙、杨俊华等约80人。1969年，昆明市药材公司加工厂招收鲁少龙、师尚钟、刘科、沈国华、党达平等30多名青工。

1971年至1972年又招收两批青工，包括龙江、熊昆忠、方平昆、姜晓云、曹晓明、郑明荃、周继华、章子孜、钱忠庆、谢进文、贾繁东等约160人。1972年2月选拔优秀青年谷豫昆、陈晋昆上四川大学。后来又选送武琼英上四川大学。

① 公私合营昆明市中药材加工厂．第3表主要产品产量表//昆明市商业局．局属基层单位一九五八年商办工业月报年报表等[1958].昆明市档案馆，档号：56-1-1450.

② 昆明市第一商业局．国营、地方国营、公私合营、供销合作社工商企业登记申请书[国商字第66号]//昆明市第一商业局合作科．局属各商业公司工商企业申请登记表[1964].昆明市档案馆，档号：56-1-1580.

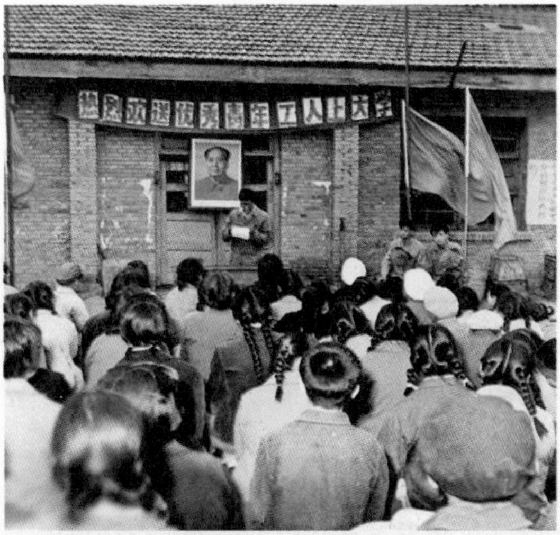

1972年2月，青年工人上大学欢送会，立者为赵子信厂长，旗下为谷豫昆和陈晋昆

1974年和1979年招收了春永仙、周仲华等80名青工。1978年曹其华从昆明市商业局调进昆明市药材公司加工厂。

1988年7月，从前进职业学校招收罗维洪、姜秀英、车志宏等10余名中药剂士专业学生。前进职业学校为农工民主党云南省委举办的职业高中，抽调医生担任教师。学生学习3年，掌握中药制药的基本技能。进厂后，他们成为技术工人。

四、引进专业技术人员

第一种引进的是零星引进外单位的专业技术人员，以孔繁祥、孙永定为代表。

1962年11月，南京药学院（现中国药科大学）药学专业毕业生孔繁祥，分配到云南省药检所工作，期间协助昆明市药材公司药检所，负责中药厂业务。因帮助中

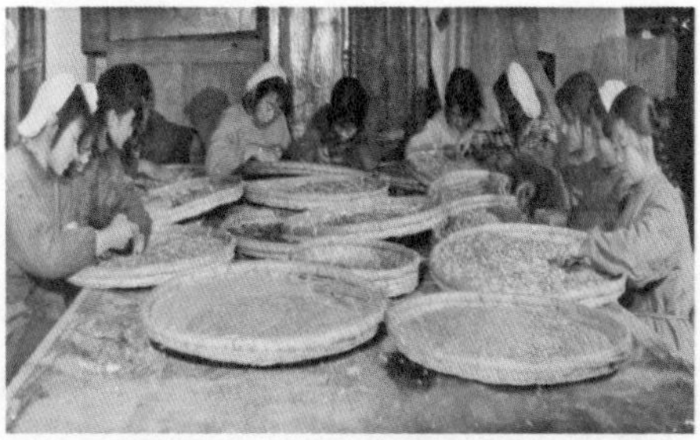

1973年，配药组青工在检药材（冯家让摄）

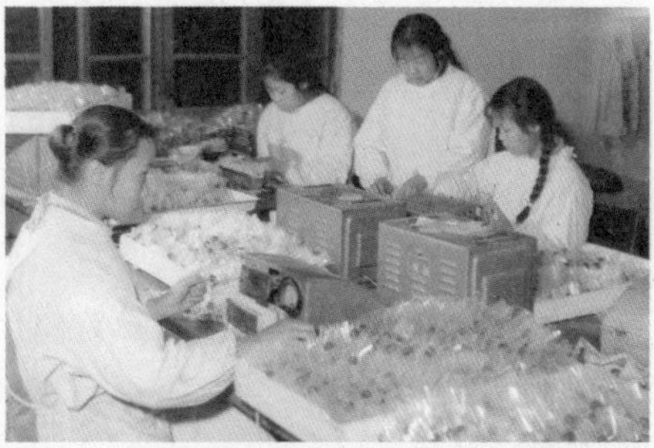

1973年，谢进文（左）等青工在用封口机为郑氏女金丹药袋封口（冯家让摄）

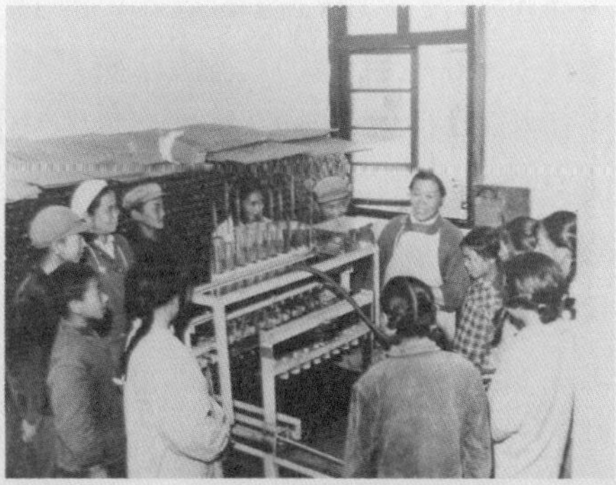

1974年，酊剂班班长孙慧君给官渡古镇先锋小学讲解制药（彭云波摄）

药厂改进了人工牛黄的提取方法，被昆明中药厂党支部书记王治安看重。王治安派质检组2位同志到昆明市卫生局请求调孔繁祥进厂。1975年，孔繁祥被调到昆明中药厂技术组（技术组由谷豫昆负责）。1977年，孔繁祥为技术组组长，承担舒肝冲剂、感冒消炎片、暖胃舒乐片（愈疡片）等剂型改革和新产品研制。舒肝冲剂以《昆81方》的“逍遥散”（1974年称舒肝散）为组方，改剂型而得，是剂型改革较成功的药品。感冒消炎片是用民族药臭灵丹研制的一个新产品。暖胃舒乐片是产学研协作发明的典型案例。

1988年，从云南省药材公司引进黑龙江商学院中药制药专业毕业的孙永定，管药材采购。1991年成立昆明中药厂中药研究所，孙永定任副所长（未设所长）。孙永定承担了金花消痤丸、百宝丹胶囊、暖胃舒乐颗粒等产品的工艺改革、新药开发。1999年承担地方药品标准升国家药品标准的工作。起草昆明中药厂板蓝清热颗粒、首乌延寿片、通宣理肺片等30多个药品质量标准，完成申报工作。

第二种是接收谷豫昆、陈晋昆、李仁珍、范保全等工农兵大学毕业生。

1976年，谷豫昆和陈晋昆从四川大学、李仁珍从华西医科大学毕业，进入昆明中药制药厂。1977年，范保全从四川医学院药学专业毕业分配到厂。

工农兵大学毕业生分到技术股（科），整理了车间的传统制药技术。他们根据所学和实际，将老药工的制药经验，记录、整理成生产工艺规程和岗位操作法。整理的主要内容有中间品或半成品、成品质量控制（如水分、卫生学要求等指标）、检测方法、组方中计量、规格与炮制要求、工艺条件等。此外，对辅料规格及包装也作了相应补充和要求（如纸张强度，打箍标准等）。1981年4月，这些要求和标准汇编成《昆明中药厂生产工艺规程》（第1版），印行全厂实施。这次记录和整理共5个剂型106 个品种，其中蜜丸43个、水丸26个；散剂14个，百宝丹1个；片剂16个；药酒3个；糖浆3个。

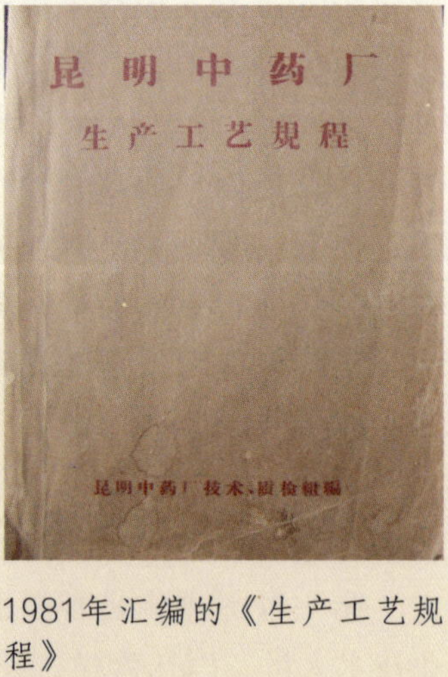

1981年汇编的《生产工艺规程》

第三种引进的是中医院校毕业的冯建明、谢民秀、陈怡和等大学生。

1980年1月，冯建明从北京中医学院（现北京中医药大学）中药专业毕业后分配到昆明中药厂，正直技术科在组建，她成为第一个组员，在技术科科长孔繁祥带领下，承担了丸散膏丹等传统剂型的改革工作。如将参苓白术散改为冲剂，舒肝散改为冲剂等。1983年后，技术科主要负责生产工艺管理，解决生产过程中出现的工艺问题，结合中医药理论和技术，实施生产工艺攻关。当时水丸不宜崩解，易吸潮；而水蜜丸有包衣，外观容易被患者接受，但崩解时限要符合国家标准，冯建明等人作了技术攻关，将水丸试制为水蜜丸。冯建明1988年任技术科科长，重点攻关的是蜡壳冬天易碎、易开裂的问题；生产过程中的工艺改进问题；生产过程中物料损耗、原辅料包材基础数据的定标。这些问题逐步解决，实现了粗放管理向标准化管理的顺利过渡。纸箱等包装材料，也按照国家药品纸箱印刷内容等相关要求，作了规范化管理。

1991年冯建明调任质量监督科科长，推行全面质量管理（TQC）。昆中药全面质量管理实施，使生产技术质量得到极大提高，在云南省医药界树立了较好口碑。2004年实施《药品生产质量管理规范》（GMP），冯建明主抓化验室改造，增加高效液相色谱仪等仪器设备，做检验记录、检验报告的规范化工作，提高了检验水平。

1982年，作为恢复高考后的第2届毕业生，谢民秀从云南中医学院中药系毕业，分配到玉溪制药厂蜜丸车间做技术质检工作。1986年10月调到昆明中药厂，先后在三车间（蜜丸）、百宝丹车间、质检科当物料员、质检员。质检科科长是黄力立，同事有李雯沛、普丽金、李美珍、李芳、李文美、党达平、彭开昌、代运东等人。不久，调技术科（1991年改称研究所），承担了生三七片、熟三七片、穿心连片、小儿感冒颗粒、抗骨质增生丸、玉泉丸等品种的改剂型或仿制，扶正抗衰膏（益气健肾膏）的试制。地标升国标工作启动后，谢民秀先后负责癫痫宁片、郑氏女金丹、肥儿疳积颗粒、黄疸肝炎丸的标准拟定，参与了由陈怡和负责的苦胆草片的标准拟定。

1982年以后，随着云南中医学院第一批、第二批毕业生招录进厂，厂里的技术力量逐渐增强。他们继续整理以前老药工口口相传的生产制造技术，以文件形式将生产过程和制造技术固定了下来，以中国药材公司《中成药生产工艺技术管理办法》中“工艺规程编制提纲”的要求，对1981年《昆明中药厂生产工艺规程》（第1版）加以修订和增订，汇编成《昆明中药厂生产工艺规程》（1990年第2版）。

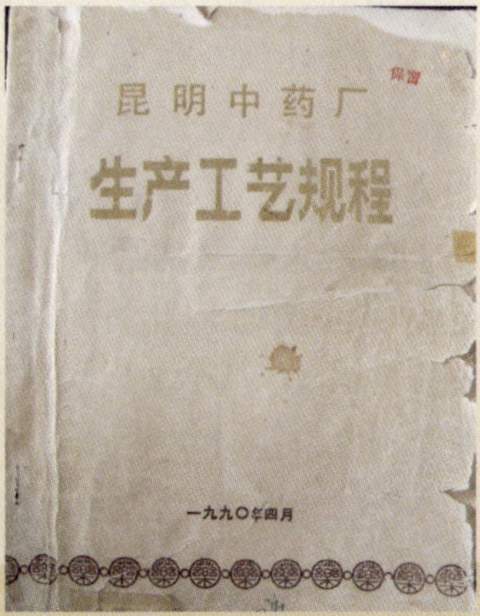

1990年汇编的《生产工艺规程》

《昆明中药厂生产工艺规程》（1990年第2版）收载6个剂型60个品种，药品技术标准更加完善。这些规程印行后，有力地促进了生产技术的改进，提高了产品质量。

青工和专业技术人员的引进，改善了职工技术结构，降低了文盲比重，提高了专业技术水平。1991年昆明中药厂全厂职工414人，大专以上毕业生有49人，中专6人。其中高级专业技术职称人员2人，中级专业技术职称人员19人，初级专业技术职称人员57人；工人技士7人，工人助理技士19人。

五、整理和规范工艺技术

除厂内整理生产工艺外，政府卫生部门加强了中药标准的编制和指导。

1958年10月11日，毛泽东主席发出指示："中医药学是一个伟大的宝库，应当努力发掘，加以提高。"为了贯彻这一指示，1959年，云南省卫生厅药品检验所和昆明市卫生局，派人采访旧时药铺的老药工，搜集资料，记录和整理昆明市咀片加工经验。他们结合生产实际，编印成《昆明中药咀片规范》（1963）。本书收载了昆明市常用咀片520种，分别记述了品名、炮制、规格、贮藏等项，作为昆明市中药咀片加工炮制的暂行规定。《昆明中药咀片规范》抢救了旧时药工几乎失传的有效方法，保存了炮炒煅炙等各种优良的传统技术。在口授心传之外，第一次用文字记录了昆明中药咀片加工技术，开创了药艺传承的新途径。

1972年，云南省卫生厅组织全省各地生产、销售、使用、检验、科研、教学等单位的工人、技术人员和领导干部，开展编制药品标准工作。通过九次全省性的工作会议和审稿、定稿会议，审定和汇编成《云南省药品标准》（1974）。昆明地区旧时老药铺通用的固有成方，即1954年汇编的《昆81方》，绝大部分都收入《云南省药品标准》之中。此后，云南省卫生厅还组织编成《云南省药品标准》（1981～1983），收载64种中成药标准，健全了地方药品标准体系。

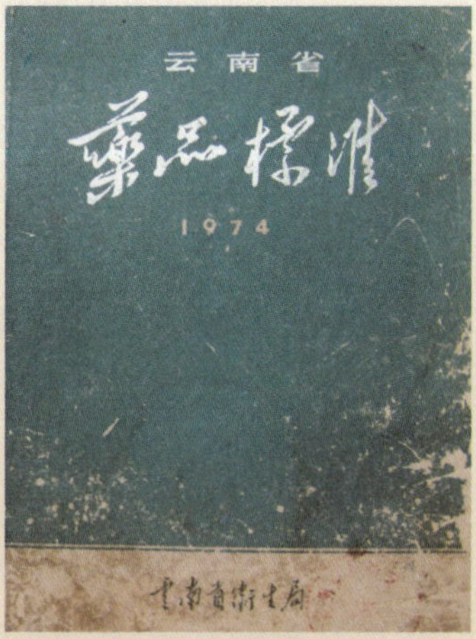

1974年版《云南省药品标准》

为了指导全省中药咀片生产，提高中药咀片质量，云南省卫生厅抽调省市医药、药材公司、制药厂、医疗、药检等单位的人员，组成了云南省中药咀片炮炙规范编写小组，以《昆明中药咀片规范》（1963）为基础材料，查考中医药典籍，收集各地加工炮炙经验，做了充实和整理，编成《云南省中药咀片炮炙规范》（1974）。《规范》收载548种中药材的加工炮炙方法，印发全省医药单位试行。

1986年，云南省卫生厅组织高正熊、杨有福等人编纂《云南省中药饮片炮制规范》。《规范》整理了昆明地区中药饮片炮制的传统经验，本着保持传统、统一标准、理论与实践相统一的精神，收载了656种常用中药饮片的炮制方法。该书为云南省中药生产、供应、使用、检验等企业和部门炮制中药饮片提供了依据。

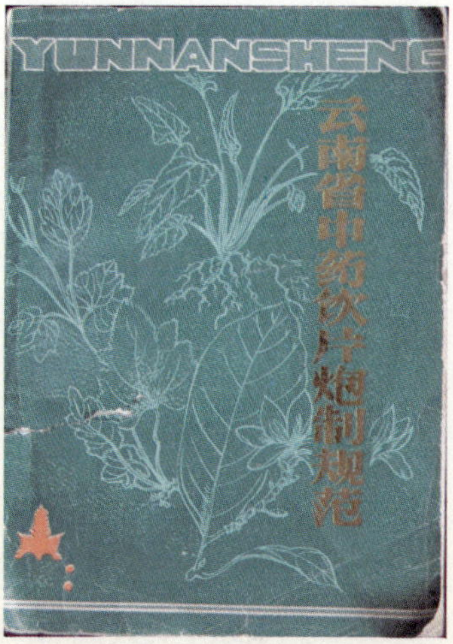

1986年版《云南省中药饮片炮制规范》

1991年，国家技术监督局等单位为落实党中央和国务院领导同志“把提高产品质量放在第一位”的指示，将《全面质量管理基本知识》作为职工应知应会的内容。中国质量管理协会等单位组织职工参加全国《全面质量管理基本知识》电视讲座、课堂讲授学习。1997年7月，全厂职工参加全面质量管理知识学习，其中许多职工参加全国统一考试成绩合格，获得中国质量管理协会颁发的结业证书。

回顾制药历史和生产传承变化，可以看到，非物质文化遗产“昆中药传统中药制剂”世代生产，持续传承。从明清时期的家庭传承，到民国时期的师徒传承，再到新中国成立以来的组织传承，这项技术和文化历经萌芽——幼年——成熟3个时期，生产规模日益扩大，制药质量不断提高，药品受众越来越广，生命力越来越旺盛。

第四章　昆中药传统中药制剂的传承成果

非遗“昆中药传统中药制剂”传承的载体是人，传承的内容是制剂技艺、制剂产品等种文化，传承的制品是中成药，传承的受体是人民群众。长期以来，药师药工与人民群众共同参与，密切互动，传承这项文化遗产，取得了丰硕成果。这些成果不仅为振兴这一传统医药奠定了传承基础，而且为提高这项文化遗产的能力创造了条件。

第一节　在岗传承和传承群体

新中国成立以来，特别是改革开放以来，非遗“昆中药传统中药制剂”在传承中创新，在传承中发展，传承后劲更强，传承质量更优。进入21世纪以来，这项非遗进入快速发展、不断壮大时期。中药人员在生产销售等岗位上传承着非遗“昆中药传统中药制剂”，增强了传承活力。

一、在岗传承

建厂以来，非遗“昆中药传统中药制剂”是由工厂组织传承的。在厂里，生产就是传承。工厂根据生产过程，将青工安排在制药岗位上，由老药工现场操作，传授制剂技艺。从20世纪60年代到21世纪头10年，作为规章制度，师徒传习曾一度中断，但有老中青传帮带的生产事实，传承还存在。老药工退休或离岗前，工厂提前安排接班青工，跟师学艺，把老药工的技艺继承下来。同时，招收医药毕业生，进厂工作，也补充了后继人才。言教不如身教，师傅边做边教，徒弟耳闻目睹，在制药岗位上实际操作，产教融合，制药技艺学得更牢靠、更扎实，并日臻完善。

2012年11月，昆中药恢复“师带徒”制度，定期组织年轻员工向老药工老药师“拜师学艺”。按照传统礼仪，举行药工拜师仪式，尊重师傅，尊崇技艺。企业把药材识别与采购、炮制、制剂生产、包装、质量检验、设备使用与操作和其他岗位，列为师带徒的培养和教育范围。明确师傅的传授职责、徒弟的学习职责、传习任务和目标、师徒传习考核等事宜。企业还对师傅和徒弟给予一定的激励。

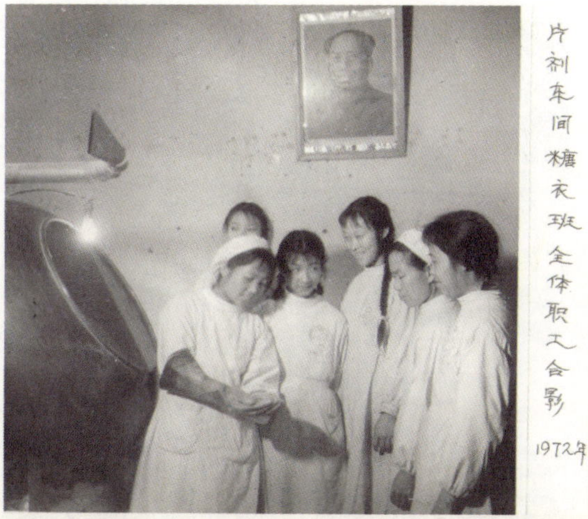

1972年，段凤英（右二）在指导糖衣班青工学包衣（彭云波摄）

非遗“昆中药传统中药制剂”有师徒传习的历史、经验和制度。恢复这一制度，在岗传承有了制度保障。

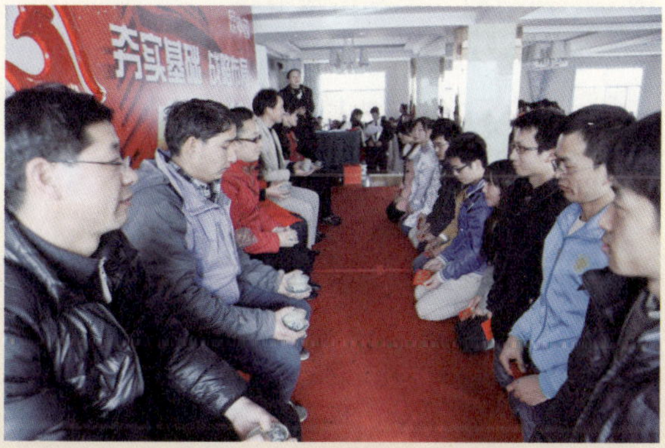

2013年1月举行的药工拜师仪式

二、传承群体

作为中成药生产制造企业，非遗“昆中药传统中药制剂”实施生产性方式传承。这一方式把传承建立在销售、生产、研究与开发、经营管理等整个经营体系之中，各项业务分工又合作，共同推动企业运行，增强传承的活力。

非遗“昆中药传统中药制剂”传承群体，依据与生产的关系，可分为中成药制药工（生产操作人员）、生产技术人员（专业技术人员）、营销人员、管理服务人员和辅助人员5大类。

直接承担非遗“昆中药传统中药制剂”传承任务的是生产性人群。也就是直接从事药品生产的技术工人。包括净选整理工、配方工、炮制工、粉碎工、提取工、干燥工、蜜丸制剂工、水丸（或水蜜丸）制剂工、片剂工、包装工、仓管工等工人。直接生产操作人员承担着中成药生产和中药饮片加工，是非遗“昆中药

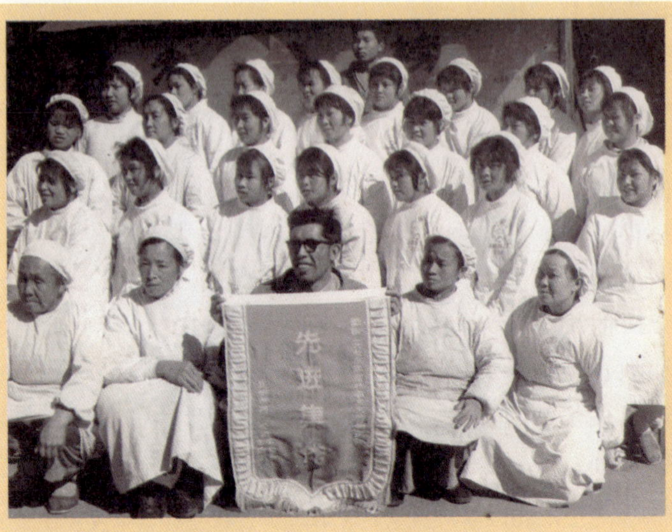

1973年，百宝丹车间工人在社会主义劳动竞赛中获先进集体锦旗（彭云波摄）

传统中药制剂”生产传承群体。

技工，有专门技术的工人，是制剂技艺的活的载体。制剂生产，不仅介入了制药技工熟练的技术、技能，甚至介入了智慧、才艺和经验。没有这些造药技艺，中药制剂的生产过程是难以实现的。

专业技术人员，包括在昆中药企业从事制药工程专业、药学专业、医学专业、经济专业、会计专业、档案专业等专业系列的初级、中级和高级专业技术人员。专业技术人员承担着生产制造中成药各专业领域的技术工作，是非遗“昆中药传统中药制剂”传承的专业技术人员和技术服务人员。

营销人员，包括昆中药在省内外从事昆中药产品销售、服务和管理的人员。营销人员是与用户、受众直接接触的人员，是实现非遗“昆中药传统中药制剂”为人民群众健康服务的关键一环。营销人员是整个传承体系中重要的传播人员。

管理人员，包括在产品营销、中药材采购、质量检验、质量控制、研究与开发、生产管理、信息管理、财务会计、人力资源、行政管理等工作的管理员工。管理人员是非遗“昆中药传统中药制剂”传承的组织协调人员。

中成药制药工（生产操作人员）、生产技术人员（专业技术人员）、营销人员、管理服务人员和辅助人员，共同组成一个有机体，生产、营销、流通和传播非遗“昆中药传统中药制剂”。

截至2018年底，昆中药全公司在职正式员工1179人，其中生产操作人员464人，专业技术人员200人，营销人员382人，管理人员42人，其他辅助人员91人。

聘任高级专业技术（职称）人员12人。从事中成药研究与开发、质量检测与控制人员71人。

昆中药恢复“师带徒”制度后，形成了师带徒传承队伍。截至2018年年底，在岗的师徒结对传习员工256人。非遗项目“昆中药传统中药制剂”政府命名的代表性传承人8名。

此外，昆中药还有省、市、区各级人民政府认定的人才团队、省级创新培养人才、首席质量官、研究生导师、知识产权管理优秀个人等人才。

第二节　代表性传承人

我国《非遗法》规定，为鼓励和支持开展非遗代表性项目的传承和传播，各级文化主管部门可以认定非遗项目的代表性传承人。代表性传承人是熟练掌握某项非遗，在特定领域内具有代表性，并在一定区域内具有较大影响，积极开展传承活动的人。政府部门认定非遗项目的代表性传承人，是引导非遗传承的一项有力举措。

一、政府命名的代表性传承人

非物质文化遗产项目“中医传统制剂方法（昆中药传统中药制剂）”代表性传承人，分国家级代表性传承人、省级代表性传承人、市级代表性传承人、区级代表性传承人和公司级代表性传承人5级。截至2018年6月，获得各级人民政府命名的“昆中药传统中药制剂”代表性传承人共有8名。其中国家级非遗代表性传承人1名，省级非遗代表性传承人2名，市级非遗代表性传承人1名，区级非遗代表性传承人4名。

非遗“昆中药传统中药制剂”受政府命名的代表性传承人（2018）

序号	姓名	性别	职业	传承项目	传承技艺	级别
1	张元昆	女	药物制剂工	中医传统制剂方法（昆中药传统中药制剂）	泛丸	国家级
2	赵桂英	女	药物制剂工	中医传统制剂方法（昆中药传统中药制剂）	蜜丸蜡壳	省级
3	刘　珍	女	药物制剂工	中医传统制剂方法（昆中药传统中药制剂）	浸膏	省级

续表

序号	姓名	性别	职业	传承项目	传承技艺	级别
4	李　恒	男	中药炮制工	中医传统制剂方法（昆中药传统中药制剂）	炮制	市级
5	春永仙	女	中药炮制工	中医传统制剂方法（昆中药传统中药制剂）	炮制	区级
6	姜秀英	女	药物制剂工	中医传统制剂方法（昆中药传统中药制剂）	泛丸	区级
7	阮　云	女	药物制剂工	中医传统制剂方法（昆中药传统中药制剂）	蜜丸	区级
8	钱　进	女	药品检验员	中医传统制剂方法（昆中药传统中药制剂）	药材识别与检验	区级

张元昆（1949年生），女，自幼受父母王治安和阮迪柳的影响，喜爱中医药。1965年12月进入昆明中药厂，在大蜜丸车间跟随李成香、刘珍、马红玉等师傅做蜜丸。1968年张元昆与杨培华、姚国华、李美珍、张凤英和苏小强一起，派到昆明制药厂学习片剂工艺技术。学习半年后，回厂参与片剂试生产。1978年，张元昆调到水丸车间，跟师傅段凤英、张世昆、刘春珍做水叠。她潜心钻研，日复一日，解决了阮氏上清丸（口咽清丸）丸粒不规整、丹栀逍遥丸药丸粘黏等难题。1989年获得云南省医药管理局颁发的《助理技师证书》（工种是“中成药水丸工”）；1990年获得云南省医药管理局颁发的《中级技术等级证书》（工种是“中药制剂”）。按工人技术等级标准，经技术考核，已经达到中药制剂工中级技术水平。1998年退休后返聘为水叠师傅，指导黄桂芳、姜秀英、阮云、沈应辉等徒弟做水叠，一直返聘到2005年。2014年9月，云南省文化厅命名张元昆为第五批省级非物质文化遗产“中医传统制剂方法（昆中药传统中药制剂）”代表性传承人。2018年5月，文化与旅游部认定张元昆为第五批国家级非遗代表性项目“中医传统制剂方法（昆中药传统中药制剂）”代表性传承人。

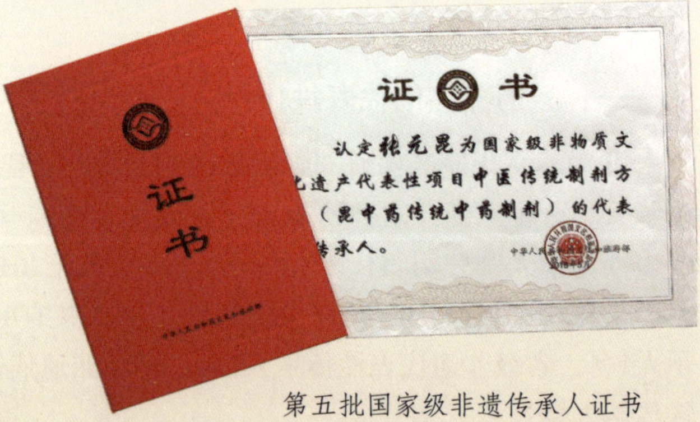

第五批国家级非遗传承人证书

赵桂英（1936年生），女，1953年至1956年在张平阶、张少阶兄弟俩开设的保和堂当练习生，碾药材，做丸药。公私合营后，与赵礼、吴秀兰、汤丽和等同事一起进入公私合营昆明市中药材加工厂沙朗巷做蜜丸。蜜丸组还有李应楠（体德堂的学徒）、李永泉（姚济药室的店员）、杨德生（福林堂的药工）等老药工。1965年，加工厂搬到南坝后继续做蜜丸。1967年起，制作包装大蜜丸的蜡壳。不久，任蜡壳组组长，带领蔡丽珠、周秀芝、刘月欣等同事生产蜡壳。旧时用蜡壳包金贵丸药的体德堂老药工赵维丰、蒋文英、张桂英与赵桂英同在蜡壳组，她们切磋琢磨，改进蜡壳制作技艺。那时蜡壳的需求量较大，赵桂英严守法度，技艺娴熟。她制出的蜡壳壳皮适中，旋得快，划得巧，盖得好，没漏洞，没罅缝。在蜡壳制作上一干就是20年，1987年退休。1989年10月，获国家医药管理局颁发的老药工《荣誉证书》。2013年协助企业恢复了蜡壳制作技艺。2014年9月云南省文化厅命名赵桂英为第五批省级非遗“中医传统制剂方法（昆中药传统中药制剂）”代表性传承人。

刘珍（1943年生），女，1958年进入公私合营昆明市中药材加工厂。跟随原仁安堂（后改为萱和药号）的李美英、百福堂的王淑英等师傅学习炮炒煅炙。1962年调去做丸药，由旧时中药铺的店员张世昆、潘增德（原万生丰记药号的代理经理）教她们做丸药。1972年起，企业正式上马片剂生产线。在原杨大安堂祺昌药号店主杨增五、百福堂店主赵又仪等老药工的带领下，刘珍、陈红卫和阮迪柳负责片剂所需要的浸膏生产，刘珍任浸膏组组长。刘珍炼蜜的火候把握得准，能根据药材控制水煮的时间，遵守古法蒸煮。从事浸膏21年，做工精细。1993年退休，谢微、张丽明、余爱琼等人接班。1989年，刘珍与丈夫李正文，双双荣获国家医药管理局颁发的老药工《荣誉证书》。2014年9月，云南省文化厅命名刘珍为第五批省级非遗“中医传统制剂方法（昆中药传统中药制剂）”代表性传承人。

春永仙（1955年生），女，1974年进入昆明中药厂工作，与周仲华一起，随原万生国药号店主傅玉琨师傅学习配方，掌握了药材知识。1980年调至炮炙组从事炮炙，师从江祖恩（旧时荣安堂的店员）和张淑珍2位老药工。春永仙以柔弱之躯，

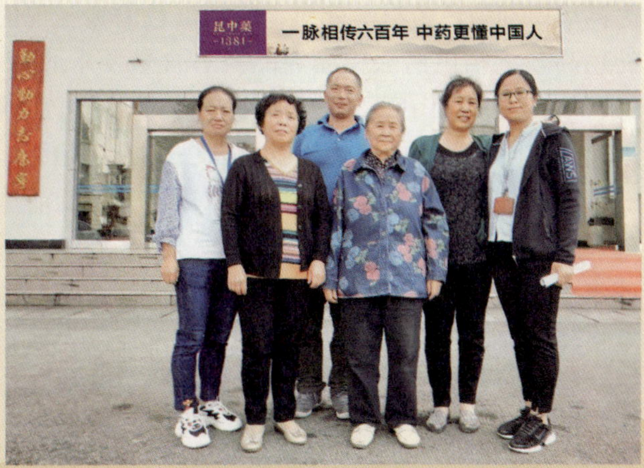

代表性传承人，左起：姜秀英、张云昆、李恒、赵桂英、春永仙、阮云（2018）

承担着重活，锲而不舍，炮制了23年。她掌握并能熟练使用炒焦、麸炒、蜜制、盐制、酒制、醋制、煮制等多种方法炮炙药材，炮炙技术全面。她炒药能勤翻勤拌，会用巧力。能够根据药材的性质，恰如其分地控制炒制的时间和火候。工人技师。2014年11月，西山区文化旅游体育局和西山区民族宗教侨务局命名春永仙为西山区第三批非遗项目“中医传统制剂方法（昆中药传统中药制剂）”代表性传承人。

李恒（1970年生），男， 受父母李正文和刘珍中医药工作的影响，热爱中医药事业。1991年至2003年在昆明中药厂前处理车间做配方、粉碎工作，掌握了药材知识。2003年拜炮制药工春永仙为师，学习传统中药炮制技术。李恒继承了师傅春永仙的手艺，掌握多种炮制技艺，尤其擅长炒、烫和炙的技法。之后一直在前处理车间炮炙药材。为减轻劳动强度，他改进操作方法，先后摸索出“固体辅料分离技术”“电动炒药机炒制阿胶”“CYJ—1000型加大炒药机”等技术和设备，大大提高了炮制效率。作为炮炙师傅，他带有徒弟5人。2014年11月，西山区文化旅游体育局和西山区民族宗教侨务局命名李恒为西山区第三批非遗项目“中医传统制剂方法（昆中药传统中药制剂）”代表性传承人。2016年12月，昆明市文化广播电视体育局命名李恒为昆明市第四批市级非遗项目“中医传统制剂方法（昆中药传统中药制剂）”代表性传承人。

钱进（1967年生），女，1989年7月由云南大学化学系分析化学专业毕业后分配到昆明中药厂工作。2001年师从经验丰富的李美珍师傅学习药材鉴别。经过1年的学习，能熟练用眼看、手摸、口尝、光照法识别增重药材，用眼看、水试、火试法识别染色药材。此后，将薄层色谱法等现代分析技术运用到药材鉴别中。能用高效液相色谱法检测成品及有含量要求的药材。执业药师，高级工程师。2014年11月，西山区文化旅游体育局和西山区民族宗教侨务局命名钱进为西山区第三批非遗项目“中医传统制剂方法（昆中药传统中药制剂）”代表性传承人。

姜秀英（1969年生），女，1988年从昆明前进职业学校药剂士专业毕业后，进入昆明中药厂工作，跟随马莉、汤吉和刘树华学习包衣和外包。1999年跟随师傅张元昆学习泛丸。近20年的泛丸，千锤百炼，她能根据不同药材的特性，熟练地将药材细粉起模成型；模子的均匀度控制得好；擅长“薄层多次”盖面和“闷锅”方法抛光。工人技师。带过孙明华等徒弟。1991年，被昆明市药材公司评为先进生产者，2010年度被昆中药评为“专业能手”。2014年11月，西山区文化旅游体育局和西山区民族宗教侨务局命名姜秀英为西山区第三批非遗项目“中医传统制剂方法（昆中药传统中药制剂）”代表性传承人。

阮云（1974年生），女，1991年从昆明第一职业中学药剂专业毕业后，进入昆明中药厂，跟随周秀芝、刘秀英学习大蜜丸生产。1998年至2001年又跟随张元昆学习和制作水蜜丸。之后，在三车间任大蜜丸的内包班长，兼任大蜜丸的工艺员、质检员。能精确掌握炼蜜时限，蜜温控制恰到好处。根据操作技艺，阮云起草了“大蜜丸制剂工艺规程”，并得到验证和运用。在恢复提蜡壳技艺中，跟赵桂英师傅学习和掌握了提蜡壳技艺。带领过杨海文等徒弟。工人技师。2014年11月，西山区文化旅游体育局和西山区民族宗教侨务局命名阮云为西山区第三批非遗项目“中医传统制剂方法（昆中药传统中药制剂）”代表性传承人。

二、公司命名的代表性传承人

昆中药根据非遗“昆中药传统中药制剂”传承队伍庞大、职业范围广泛的特点，定期在公司内部认定公司级别的非遗项目代表性传承人。企业认定既激励药工传承技艺，又为推荐政府认定打下基础。

截至2018年12月，昆中药认定朱德昌等12名公司级非遗代表性传承人。至此，非遗项目“昆中药传统中药制剂”传承人队伍初步形成了以代表性传承人为核心的涵盖不同层次的梯队。

第三节　传承的技艺和药品

技艺，是指富有技巧性的工艺技术和巧妙的能力，是制造一种产品的具体经验和系统知识的升华。非物质文化遗产“中医传统制剂方法（昆中药传统中药制剂）”制作技艺，经过数百年传承，包含着历代药工“制作的智慧”，是多学科、多门类、多领域、多专业的高超而精细的科学技术。在老药师和老药工身上，蕴含着精巧的技能。

一、传承的技艺

按照制药流程，非物质文化遗产“中医传统制剂方法（昆中药传统中药制剂）”传承的技艺主要有：

（1）中药材鉴别（识别）与检验技艺

（2）中药材加工与炮制技艺

包括：中药饮片（含直接口服饮片）的制作（净制、切制、蒸制、煮制、燀制、炖制、制霜、水飞、发芽、发酵），毒性饮片（净制、切制、煮制）的制作，中药饮片的制作（净制、炒制、炙制、煅制、制炭、煨制）技艺

（3）粉碎、筛选与混合技艺

（4）中药材配方技艺

（5）浸提、分离、精制、浓缩与干燥、制粒、包衣技艺

（6）传统中药制剂制造技艺

包括：丸剂制作（蜜丸的制作、水丸的制作、水蜜丸的制作、浓缩丸的制作、微丸的制作）技艺

散剂制作技艺

膏剂制作（煎膏剂的制作）技艺

酒剂制作技艺

糖浆剂制作技艺

搽剂制作技艺

（7）制药卫生与灭菌技艺

（8）传统中药制剂包装与贮藏技艺

（9）传统中药制剂质量检测与检验技艺

（10）传统中药制剂稳定性、生物有效性设计与评价技艺

（11）传统中药制剂的其他技艺

这些制药技艺是“中医传统制剂方法（昆中药传统中药制剂）”的核心部分，是历代药工学习、传承、创新、发展和利用的技术力量。从旧时药铺的店员，到新中国成立后的制药工人，这些技艺代代相传，并得到创造性转化和创新性发展。

传承是创新的基础。随着科学技术的进步，这些技艺不断完善，使昆明人创造的这项传统中药制剂更趋安全、有效和稳定。

二、传承的药品

截至2018年12月，昆中药有药品批准文号140个（含不同剂型和规格），这些药品包括传统剂型产品和现代剂型产品。其中舒肝颗粒、止咳丸、清肺化痰丸、参苓健脾胃颗粒、板蓝清热颗粒、感冒消炎片、感冒疏风片、香砂平胃颗粒、金花消痤丸等产品为“云南名牌”产品。舒肝散、癫痫宁片、感冒疏风丸等13个产品为“昆明名牌”产品。

按药品来源和剂型，笔者将企业中成药分为5类：原制药、改剂型药、传统剂型仿制药、现代剂型仿制药和现代剂型创新药。从传承的角度上，前3类，即原制药、改剂型药、传统剂型仿制药，可作为广义的传统中药制剂，它们都来自和采用丸散膏丹等传统剂型。一般情况下，非遗“昆中药传统中药制剂”指广义的传统中药制剂。

1.原制药

非遗“昆中药传统中药制剂”原制药是指新中国成立后公私合营时，昆明地区82家中药铺合并而来的中成药。这些中成药，以昆明市人民政府卫生局审查合格的各中药铺通用处方《昆81方》（1954）为主，还包括一些药铺大户的家传方和名医经验方，如万松草堂的小儿惊风救急丹、体德堂的郑氏女金丹、福林堂的再造丸和虎骨木瓜酒、杨大安堂福寿药号的虎潜丸、姚福元堂的保产达生丸和姚济资生丸、杨衡源保龄药室的保肾固精丸、济生堂的郑氏强壮丹（原名郑氏壮元丹）、翟玉六药房的立止咳嗽丸、云鹏药室的抗痛膏等。到1959年，“公私合营昆明市中药材加工厂”制造的成药共84种[①]。这些药是明清以来昆明地区的中成药遗产，继承了过去各中药铺所有的丸散膏丹等传统剂型及其制造工艺、技术标准、经验和技能。这些旧时沿袭下来的原有成药，是后来产品研究和开发创新的基础。

1959年“公私合营昆明市中药材加工厂”成药明细表

成药品种	成药品种	成药品种	成药品种
1.再造丸	26.归脾养心丸	51.磁朱丸	76.五苓散
2.附子药膏	27.八珍丸	52.防风通圣丸	77.人参败毒散
3.姚济资生丸	28.人参养荣丸	53.金锁玉关丸	78.糊药
4.虎骨木瓜酒	29.还少丹	54.丁沉透膈丸	79.黑锡丹
5.小儿惊风救急丹	30.六味地黄丸	55.久泻丸	80.痧气丸
6.苏合丸	31.桂附八味丸	56.山楂丸	81.上清丸
7.镇惊化风丹	32.滋阴降火丸	57.清宁丸	82.万应神曲
8.半夏曲	33.金匮肾气丸	58.木香顺气丸	83.疏风保童丸
9.参茸虎骨酒	34.鱼鳔种子丸	59.天麻丸	84.银翘解毒丸
10.止咳丸	35.归芍地黄丸	60.双解丸	
11.虎潜丸	36.补心丹	61.礞石丸	
12.保产达生丸	37.十珍香附丸	62.苦参扫疥丸	
13.郑氏强壮丹	38.参苏理肺丸	63.槐角丸	

① 公私合营昆明市中药材加工厂．成药登记品种明细表（1959.5.8.）//昆明市各药厂成药登记表//昆明市卫生局药政科．一九五八年各药厂成药登记表、成药暂准制售证等[1958-1-1 ~ 1958-12-31]//昆明市档案馆，档号：85-1-1722.

续表

成药品种	成药品种	成药品种	成药品种
14.郑氏女金丹	39.清肺化痰丸	64.香砂平胃散	
15.保肾固精丸	40.杞菊地黄丸	65.逍遥散	
16.抗痛膏	41.柏子养心丸	66.藿香散	
17.卫生丸	42.健脾肥儿丸	67.清肝化虫散	
18.鹿茸丸	43.开胃健脾丸	68.桑菊银翘散	
19.女金丹	44.感冒苏风丸	69.百解散	
20.乌梅丸	45.二母丸	70.五香散	
21.牛黄清心丸	46.清火丸	71.冰硼散	
22.附桂理中丸	47.霜雪定喘丸	72.绿袍散	
23.十全大补丸	48.香砂六君丸	73.白带散	
24.补中益气丸	49.栀子金花丸	74.参苓白术散	
25.朱衣安神丸	50.香连丸	75.风火眼痛散	

备注：1.表中除第1～16号为家传经验方外，其余均为《昆81方》产品。2. 苏合丸为《昆81方》复苏散化裁而得。银翘解毒丸为清火丸化裁而得。

《昆81方》产品继承了民国时期昆明市药材业同业公会汇编的制剂标准《昆明方目》。追本溯源，这些产品尽管有的是民国时期昆明各中药铺通用的药方，有的是少数药铺的家传方，还有的是名医的经验方，但是绝大多数药品都保留了古方古法，是古代经典方剂的具体运用。例如源于东晋时期葛洪《肘后备急方》的栀子金花丸，出自东汉张仲景《伤寒论》中的乌梅丸，源于宋代《太平惠民和剂局方》的逍遥散、参苏丸、附子理中丸，出自金代李东垣《脾胃论》的补中益气丸，源于明代张介宾《景岳全书》的女金丹等。因此，传统方剂的理论和制药技术在“昆中药传统中药制剂”中得以承袭。

2. 改剂型药

非遗“昆中药传统中药制剂”改剂型药是指从20世纪60年代起，企业对原制药保持配方、功能主治、剂量、安全性及稳定性等技术质量不变，把丸散膏丹等传统剂型改进、研制和生产成片剂、颗粒剂、胶囊剂、合剂等现代剂型的成药。

据《云南省志·医药志》记载：“1968年10月（昆明市中药制药厂）成立片剂试制小组。次年试制中药浸膏片剂获得成功，同年8月以33冲压片机正式生产中药片剂品种，制成第一批银翘解毒片。1970年片剂生产逐步走上正轨，当年即为市场提供银翘解毒片54万瓶，通宣理肺片35万瓶，共生产片剂712万片。成为云南省第一家生产中成药片剂的中药厂。”①

①《云南省志医药志》编纂委员会 . 云南省志·医药志 [M]. 昆明：云南人民出版社，1995：182-183.

1976年末建成的“片剂药酒糖浆车间”和锅炉房、砖烟囱、水塔等建筑和设施，为传统剂型向现代剂型转变创造了物质条件。中药粉碎机、过筛器、煮提锅、浓缩锅、混合机等机器的使用，片剂生产能力大为提高。次年年产片剂5亿片，品种21个。

后来，还能生产颗粒剂、胶囊剂。剂型改革不断扩大，研制的新品种、新规格越来越多，药品质量也迅速提高。如逍遥散（云南方），从散剂改为颗粒剂，称舒肝颗粒；百宝丹，从散剂改剂型为百宝丹胶囊。

老剂型升级换代后，质量和产量不断提高。例如，在天麻丸的基础上，成功研制开发了天麻祛风补片，它以剂型新颖、疗效显著而远销到美国等国家和地区。从清代吴鞠通《温病条辨》银翘散化裁而来的清火丸，民国时期就畅销省内外，经过剂型改造后制成银翘解毒片，深受患者喜爱。感冒疏风丸演化成感冒疏风片和感冒疏风颗粒，服用口感更好。

3.传统剂型仿制药

传统剂型仿制药是指从昆中药企业外部，模仿制造的丸散等传统剂型的成药。这类仿制药除与原药的配方、功能主治、剂量、安全性及稳定性等质量相同外，仍保留了原有的丸剂、散剂、酒剂、糖浆剂等传统剂型。例如，黄疸肝炎丸、大活络丸、香砂胃痛散、史国公药酒、白及糖浆等传统剂型产品，传承了古方古法，也形成了企业的特色优势。

上述3类产品，广义的传统中药制剂，经过以剂型改革为中心的研究、开发和生产，形成了较系统的完备的工艺规范和技术标准。在地方标准上升为国家标准的过程中，昆中药绝大部分药品的技术质量标准均顺利上升为国家药品标准，有的列入《中国药典》。

从广义的传统中药制剂看，非物质文化遗产“昆中药传统中药制剂”产品，截至2018年底，共有93个品种取得批准文号，其中，传统剂型58个品种（59个产品），传统剂型改进为现代剂型的21个品种（26个产品），仿制的传统剂型14个品种。广义的非遗“昆中药传统中药制剂”产品99个，占企业全部产品140个的70.71%。

“昆中药传统中药制剂”非遗产品一览表（2018）

剂型	2018年在产制剂	上代药品	前主要制售药铺	小计
一、传统剂型				58个品种 59个产品
丸剂-大蜜丸	清肺化痰丸（大蜜丸）	清肺化痰丸	福林堂	22（有括号的为该药有其他剂型）
	橘红丸（大蜜丸）	橘红化痰丸	大安堂	
	杞菊地黄丸（大蜜丸）	杞菊地黄丸	各中药铺	
	知柏地黄丸（大蜜丸）	滋阴降火丸	各中药铺	
	小活络丸	活络丹	寅生堂	
	乌梅丸	乌梅丸	各中药铺	
	十全大补丸（大蜜丸）	十全大补丸	各中药铺	
	六味地黄丸（大蜜丸）	六味地黄丸	各中药铺	
	金匮肾气丸（大蜜丸）	金匮肾气丸	各中药铺	
	桂附理中丸	附子理中丸	各中药铺	
	归脾丸（大蜜丸）	归脾丸	各中药铺	
	感冒疏风丸（大蜜丸）	感冒苏风丸	各中药铺	
	妇舒丸（大蜜丸）	小女金丹、调经丸	姚济药室、同安堂	
	参苏丸（大蜜丸）	参苏理肺丸	寅生堂	
	补中益气丸（大蜜丸）	补中益气丸	各中药铺	
	柏子养心丸（大蜜丸）	柏子养心丸	寅生堂	
	藿香正气丸（大蜜丸）	藿香散	各中药铺	
	郑氏女金丹（大蜜丸）	郑氏女金丹	体德堂	
	再造丸（大蜜丸）	回生再造丸	福林堂	
	女金丸（大蜜丸）	女金丹	各中药铺	
	大山楂丸	山楂丸	各中药铺	
	大活络丸	活络丹	寅生堂	
丸剂-水丸	逍遥丸	逍遥散（云南方）	姚济药室	7
	加味逍遥丸	逍遥散（云南方）	姚济药室	
	丹栀逍遥丸	逍遥散（云南方）	姚济药室	
	口咽清丸（阮氏上清丸）	阮氏上清丸	云深处松鹤庐药房阮姓创制	
	补中益气丸（水丸）	补中益气丸	各中药铺	
	藿香正气丸（水丸）	藿香散	各中药铺	
	参苏丸（水丸）	参苏理肺丸	各中药铺	
丸剂-小蜜丸	参苏丸（小蜜丸）	参苏理肺丸	各中药铺	1

续表

剂型	2018年在产制剂	上代药品	前主要制售药铺	小计
丸剂-水蜜丸	橘红丸（水蜜丸）	橘红化痰丸	大安堂	16
	杞菊地黄丸（水蜜丸）	杞菊地黄丸	各中药铺	
	知柏地黄丸（水蜜丸）	滋阴降火丸	各中药铺	
	生三七丸	生三七粉	开化三七庄	
	熟三七丸	熟三七粉	开化三七庄	
	清肺化痰丸（水蜜丸）	清肺化痰丸	福林堂	
	十全大补丸（水蜜丸）	十全大补丸	各中药铺	
	六味地黄丸（水蜜丸）	六味地黄丸	各中药铺	
	金匮肾气丸（水蜜丸）	金匮肾气丸	各中药铺	
	归脾丸（水蜜丸）	归脾丸	各中药铺	
	感冒疏风丸（水蜜丸）	感冒疏风丸	各中药铺	
	妇舒丸（水蜜丸）	小女金丹、调经丸	姚济药室、同安堂	
	柏子养心丸（水蜜丸）	柏子养心丸	寅生堂	
	藿香正气丸（水蜜丸）	藿香散	各中药铺	
	女金丸（水蜜丸）	女金丹	各中药铺	
	参苏丸（水蜜丸）	参苏理肺丸	各中药铺	
丸剂-浓缩丸	止咳丸	立止咳嗽丸	翟玉六药房	3
	金花消痤丸	栀子金花丸	福林堂、大安堂等	
	舒肝丸	逍遥散（云南方）	姚济药室	
散剂	舒肝散	逍遥散（云南方）	姚济药室	6个品种 7个产品
	桑菊银翘散	桑菊银翘散	福林堂、姚济药室	
	糊药	消食糊药散	福林堂	
	百宝丹	百宝丹	曲焕章大药房	
	生三七散（5g/10g）	生三七粉	开化三七庄	
	熟三七散	熟三七粉	开化三七庄	
煎膏剂	益气健肾膏	扶正抗衰膏	国医大师张震处方	1
糖浆剂	止咳枇杷糖浆	止咳保肺浆	振寰药房	1
搽剂	百宝丹搽剂	百宝丹	曲焕章大药房	1
二、改剂型的药品				21个品种 26个产品
片剂	天麻祛风补片（0.8g/0.36g）	天麻丸	各中药铺	8个品种 9个产品
	银翘解毒片	清火丸/银翘解毒丸	各中药铺	
	龙胆泻肝片	龙胆泻肝散	福林堂	
	六味地黄片	六味地黄丸	各中药铺	
	金匮肾气片	金匮肾气丸	各中药铺	
	感冒疏风片	感冒苏风丸	各中药铺	
	通宣理肺片	消食苏风丸	各中药铺	
	调经止痛片	妇科调经散	名医戴显臣验方	

续表

剂型	2018年在产制剂	上代药品	前主要制售药铺	小计
颗粒剂	舒肝颗粒（10g/3g）	逍遥散（云南方）	姚济药室	9个品种 13个产品
	参苓健脾胃颗粒（10g/5g）	参苓白术散（昆明方）	各中药铺	
	香砂平胃颗粒（5g/10g）	香砂平胃散	各中药铺	
	肥儿疳积颗粒	疳积散	石陈氏云记	
	和胃疗疳颗粒	清肝化虫散	各中药铺	
	藿香正气颗粒	藿香散	各中药铺	
	感冒疏风颗粒	感冒疏风丸	各中药铺	
	通宣理肺颗粒	消食苏风丸	各中药铺	
	田七花叶颗粒（3g/10g）	三七粉	开化三七庄	
胶囊剂	百宝丹胶囊	百宝丹	曲焕章大药房	3
	杞菊地黄胶囊	杞菊地黄丸	各中药铺	
	止咳胶囊	立止咳嗽丸	翟玉六药房	
合剂	逍遥合剂	逍遥散	各中药铺	1
三、传统剂型–仿制				14个品种
丸剂–大蜜丸	壮腰健身丸			
	抗骨质增生丸			
	黄疸肝炎丸			
	宁神丸			
丸剂–水蜜丸	宁神丸			
丸剂–浓缩水蜜丸	轻身消胖丸			
丸剂–微丸	六灵丸			
散剂	痰咳净散			
	口服葡萄糖			
	香砂胃痛散			
	娃娃宁			
酒剂	史国公药酒			
糖浆剂	五味子糖浆			
	白及糖浆			

备注：1.各中药铺，指该药为民国时期昆明各中药铺通用的药方，即旧时中药铺均制售该药，见1939年《昆明方目》或1954年《昆81方》。2.本表为广义的传统中药制剂范围。按药品名称（品种）共93个；分不同剂型、规格（产品）共99个。

酒剂、煎膏剂、糖浆剂等药品实物文化。

2.上述中成药的附属物，指中成药的商标、仿单、使用说明书、药盒、标签、规章制度、工具、仪器设备、房屋等文件、档案和文物。

3.凝集在中药制剂的方剂配伍、炮制、制造或生产等活动中的中医药学理论和知识。

二、精品文化的具体内容

中医传统制剂方法（昆中药传统中药制剂）精品文化具体的内容是指反映中成药产品的各种文化现象。按照产品的价值实现顺序，可将中医传统制剂方法（昆中药传统中药制剂）精品文化分为：

1.中成药立方文化。包括病理学说、辨证理论、具体治法、制方原则、方剂配伍关系、方剂来源、方剂的主治和功用等中医药学理论体系及其文字、图片等记录。

2.中成药生产质量文化。包括药品生产质量及其保障体系文化，如质量管理理论、实施文件、配备的机器设备和仪器说明书和操作规程等文件、档案、文物、文献和遗迹、代表性建筑。

3.中成药包装设计文化。包括使用说明书、标签、药盒、宣传单、折页、画册、产品目录、专题手册等文字资料。

4.商标与售后服务文化。包括商标注册文件，产品培训、讲座、推广会记录，销售合同与协议，销售发票，宣传报道等文化资料。

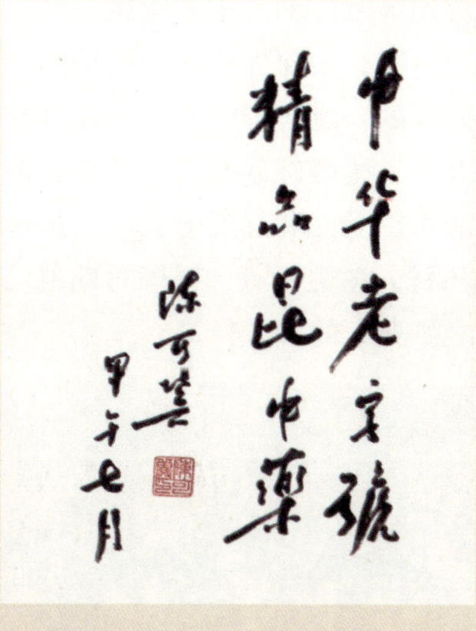

中国科学院院士陈可冀题词

三、精品文化实例

非遗“中医传统制剂方法（昆中药传统中药制剂）”精品文化，主要体现在选材精良、方剂精当、生产精益求精、质量管理精细、品种齐全、剂型丰富等方面。

（一）精选地道药材

云南是“植物王国”“动物王国”，被誉为“药材宝库”。截至2016年，云南省科技厅和云南省食品药品监督管理局认定的“云药之乡”已达56个县（市、区）。得天独厚的药材优势造就了中医传统制剂方法（昆中药传统中药制剂）精品鲜明的地道性特点。以2017年统计数据为例，昆中药使用的云南产药材占昆中药全部采购药材的36.2%。云南地道优质药材的使用，使昆中药质优效佳，凸显出显著的地域性特征。

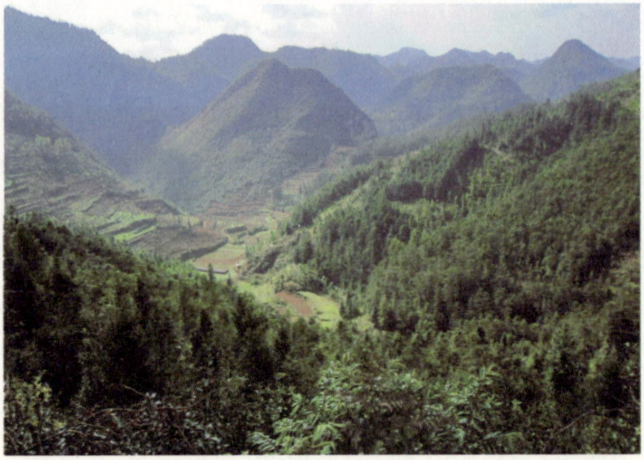

药材宝库。云南文山广南县南屏镇龙毛村（杨祝庆摄）

历史上，昆中药各老药铺先后创制众多精品国药，如朱氏双美号的“朱氏善用水酒”和“小儿化风丹”，体德堂的“郑氏女金丹”，万松草堂的“小儿救急丹”，云深处松鹤庐药房的“阮氏上清丸”，福元堂的“保产达生丸”，姚济药号的“姚济资生丸”，福林堂的“再造丸”“感冒疏风丸”，玉六堂的“止咳丸”，姚荫轩创制的“桑菊银翘散”，聂耳父亲聂成春的“疥疮药膏”，萧光汉的生三七丸和熟三七丸……这些国药精品配方独到，疗效确切，多采用云南地道药材，在明、清、民国时期就已驰名，在当时曾有“三病两痛之仙方，五劳七伤之妙药”的美誉！

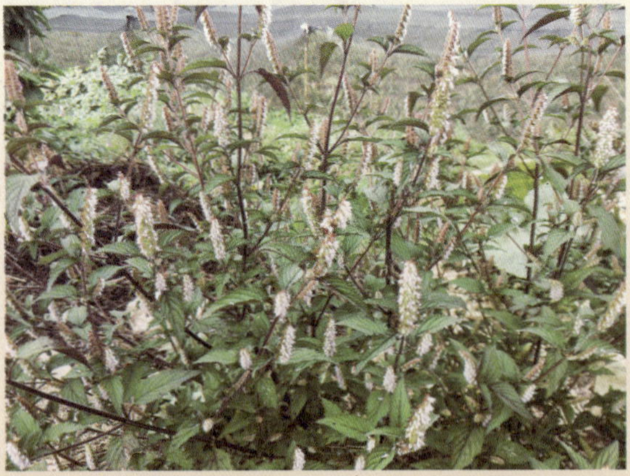

野坝子花（赵祖东摄）

云南楚雄位于滇中腹地，植被优良，盛产天然蜂蜜。野坝子蜂蜜，来自大姚、姚安等县冬季的主要野生植物野坝子（又称皱叶香薷、野香薷、药坝子、苏铁颗）。据《云南中药资源名录》记载：野坝子的效用为“清热解毒，消食化积，外用止血”。[①]野坝子蜂蜜花源单一，质量纯净，唯美甘甜，营养丰富，富含氨基酸、蛋白质、花粉、维生素等多种

① 云南省药材公司. 云南中药资源名录[M]. 北京：科学出版社，1993：462.

活性物质，药用价值高。

云南体德堂后代郑家声回忆说：郑氏女金丹使用的药材地道，“每个药的配方，是非常精道、讲究的。和药的蜂蜜都有讲究，不是一般的菜花蜜，那是专门从云南大姚出产的坝子蜜。”炼蜜后，分3次加入，充分去除蜜中的水分。他说，“我记得当时父亲在院中摆放一口巨大的紫铜锅，往里倒入姚安蜂蜜，然后进行炼制，一直炼到蜜中的水分全部去除。合药时，用一根碗口粗的擀药棒使药粉跟蜂蜜混合均匀，并盖上洁净的白棉布，让水分蒸发掉，制成的药丸密封在蜡壳中，半年也不干不裂。”

感冒疏风丸原名“感冒苏风丸”，它由麻黄汤及桂枝汤合方加云南地道药材紫苏叶等4味药组成。麻黄汤和桂枝汤均为张仲景《伤寒论》中的方剂。这两方是历代治疗风寒感冒的经典方剂，临床运用十分广泛。加入紫苏叶等地道药材后，感冒苏风丸尤其适合于风寒感冒并兼有脾胃气滞、腹胀呕吐的患者。“感冒苏风丸”在清末是昆明著名药店福林堂的成药配方。因疗效好而受顾客青睐。

该药一直使用至今。1954年，“感冒苏风丸”经昆明市人民政府卫生局审查合格，收载于《昆明八十一种成药配方目录》。后收载于《云南省药品标准》（1974）。1997年上升为国家标准品种，并以“感冒疏风丸”为名正式收载于《卫生部药品标准·中药成方制剂》（第十三册）。

（二）制剂处方精当

中医传统制剂方法（昆中药传统中药制剂）精品吸取了云南少数民族用药经验，使内地通用的中成药化裁后，增加了新功能，增强了治疗的针对性。比如，云南方逍遥散（舒肝散、舒肝颗粒）使用彝族和傣族常用药香附，增加疗效。云南方天麻丸在元代朱震亨《丹溪心法》易老天麻丸的基础上去萆薢，加彝族常用药材肉桂和茯苓，增强了地方病的疗效。桑菊银翘散在清代《温病条辨》的“桑菊饮”

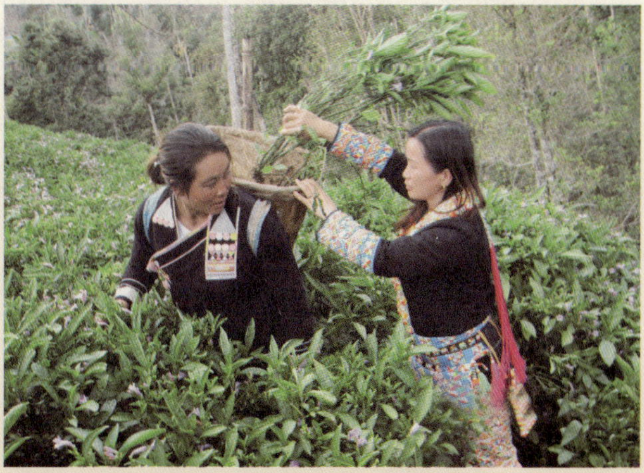

金平县瑶族采摘南板蓝根（杨祝庆摄）

和“银翘散”的基础上，增加了彝族药材川贝、蝉脱、僵蚕等药材，既保留了疏风解表的功效，又增加了止咳利咽的作用。南板蓝根是华南和东南亚常用的抗病毒药。板蓝清热颗粒使用南板蓝根，吸收了云南红河金平县、元阳县瑶族哈尼族等少数民族地区人民的经验，符合本地用药习惯。

香附是莎草科植物莎草的根茎。味辛、微苦，性平。归肝、脾经。是云南各少数民族民间常用的药材。明代兰茂《滇南本草》就记载香附的民间使用经验，认识到香附具有“滋离中之阴”“行经络”“消瘀血，顺气”“清坎水”“滋肾水，补腰膝”“上行暖胃，下补肾强志”和“消痰，消食积”7种功效①。彝族常用香附来治疗痛经、妊娠呕吐、幼儿疝气等症②。西双版纳傣族用香附来治疗恶心呕吐、月经不调、痛经；外用于疮疡疖肿③。

云南方逍遥散的处方，吸收了云南少数民族用香附的经验，在宋代《太平惠民和剂局方》逍遥散的基础上，加丹皮、栀子、醋香附3味药组成，并在药味剂量上有所调整。因此云南方逍遥散与《局方》逍遥散方在疗效上也有一些差异。《局方》逍遥散重点是舒肝健脾，养血调经，药方偏热。有肝肾阴虚所致的胁肋疼痛、咽干口燥、舌红少津者应当慎服。而云南方逍遥散，增加丹皮和栀子，尤其增加醋制的香附后，不仅能舒肝理气，散郁调经，而且增强了理气和解郁的作用，同时也减少了柴胡升散之弊，对肝气不舒，肝郁气滞所导致的系列症状效果更加明显。

肉桂和茯苓，在云南是彝族常用药。彝族用肉桂和茯苓来治疗怕冷、肝炎和尿路感染④。怕冷是以形寒肢冷为主要表现的一个证候。多因气上逆而致阴阳失调，阳气虚损所致。彝族用附片和生姜配制，煎煮成液，再用煎液送服肉桂粉，治疗怕冷。彝族用茯苓，加苦荞、茵陈草、茜草、三七和小红藤水煎，内服治疗肝炎。彝族用茯苓加金钟茵陈、狗铃子草和土木香，水煎内服，治疗尿路感染。

云南天麻丸用彝族民间经验，以天麻、杜仲、附片等名贵中药材为主要原料，加入肉桂和茯苓，使天麻丸适用于阳虚兼寒凝疼痛为主要证候的风湿病，切合地方病症。风湿是滇东北、滇东南等高寒山区一带常见病，一般由外感、饮食、气候等多种因素促成，症状多头晕耳鸣、关节疼痛、腰膝酸软，畏寒肢冷，手足麻木。用单一方剂往往难以奏效，时常反复发作。对付风湿病，常常宜多管

①[明]兰茂.滇南本草[M].陆拯，包来发，陈明显，校点.北京：中国中医药出版社，2013：75.
②王正坤.彝族验方[M].昆明：云南科技出版社，2007：229，256，282.
③《云南省志医药志》编纂委员会.云南省志·医药志[M].昆明：云南人民出版社，1995：972.
④王正坤.彝族验方[M].昆明：云南科技出版社，2007：18，47，66.

齐下，多病合治。正如清代医家徐大椿所言："数病而合治之，则并力捣其中坚，使离散无所统，而众悉溃。"[①]云南天麻丸，在元代朱震亨《丹溪心法》易老天麻丸的基础上去萆薢，加彝族常用药材肉桂和茯苓临床经验，温阳散寒而渗湿健脾，正是捣敌中坚之法，抓住了病的要害。云南天麻丸（后改剂型为天麻祛风补片），对肝肾亏损、风湿入络所致的痹病有较好的疗效。

（三）精益求精的生产质量管理，代代坚守

昆中药历来遵循"精工修合丸散膏丹，遵法炮制生熟饮片"的行规和制药信念，把治病救人，制造国药精品作为职业追求。历代制药人，虚心学习制药技艺，一代传承一代，中成药质量与时俱进，不断提高。

明代军医朱双美，既为军队服务，也为百姓治病，家庭制作小儿化风丹，"其制法处方，系南京内服秘方。"[②]制作按政府规定执行，注重制药过程中环境卫生、用具洁净和个人卫生。

明代在军队里，实行军匠制度。军队所需的一切物品，都由匠户（分民匠和军匠2种）制造。历史学家吴晗《朱元璋传》记载：匠户是元明两代的一种特殊制度。军匠大部分属于各地卫所，军匠可以每月拿出10天的时间来应役。在服役时间内，政府发给工资，供给膳食。其余的20天可以为自己生产。军匠制作的产品可以拿到市场上出售。军医以"济世救生"为信条，把药从军队卖向平民百姓[③]。军匠制作的药品接受军队的监督和管理。

清代昆明中药铺制药，在药材行帮的指导和监督下，药真价实，童叟无欺。福林堂是行业内的标杆药铺。大安堂以过硬的药品质量赢得百姓口碑。据史料记载，大安堂"货真价实，讲求信誉。大安堂制药配方均选用地道药材，遵法炮制，汤药配方，务求品种齐全，不致为缺一两味药而失去一位顾客，一副药，每味作一包，如有附片之类，包上注明用法；并在药方上批明价码，盖上号章。从名贵的'参茸燕桂'到几分钱的丸散（蜜丸随需要拆零出售），不论贵贱、利润大小的生意都做。绝不以次充好，坑害病家。言不二价，童叟无欺。用诚实的经营取得客户的信任"。[④]

---

①[清]徐灵胎．医学源流论[M]．刘洋，校注．北京：中国中医药出版社，2008：38.

②昆明市志编纂委员会．昆明市志长编：卷七[M]．昆明市档案馆资料室藏，1984：572.

③吴晗．朱元璋传[M]．北京：人民出版社，1995：235.

④昆明市政协文史委员会．风雨忆当年——昆明市政协文史资料集粹·下·工商篇[M]．云南美术出版社，1997：55.

民国时期，昆明地区中成药质量进一步提高。地方政府成立了卫生行政机构、开展了中成药化验和审核，统一了处方标准。1936年7月1日，云南全省卫生实验处成立，实施卫生部公布的《管理成药规则》，开展中成药化验工作。昆明市药材业同业公会1938年组织全市中药铺对所制中成药登记和化验。经过云南全省卫生实验处化验，昆明地区共化验合格的成药有86种。次年，昆明市药材业同业公会汇编成《各种成药配方目录》（简称《昆明方目》），统一了处方，印发各中药铺作为制剂标准。《各种成药配方目录》印行，规范了民国时期昆明中成药的制造工艺。

新中国成立后，制药工艺得到极大改善，药品质量大幅度提高。20世纪70年代厂里大搞技术革新，引进机器设备，建起了砖墙面锅炉，生产逐步实现了半机械化。1973年12月竣工一栋800平方米的二层质检楼和成品仓库。在周恩来总理的关怀下，1973年，国务院转发了国家计委、商业部《关于改进中成药质量的报告》（国发〔1973〕121号）文件，要求改善设备，提高中成药质量。云南省人民政府拨款180万元用于新建片剂车间、煮提车间和糖浆生产大楼并增添设备。1976年末建成并投产片剂药酒糖浆车间、水塔、锅炉房和烟囱，药品质量得到大幅度提高。

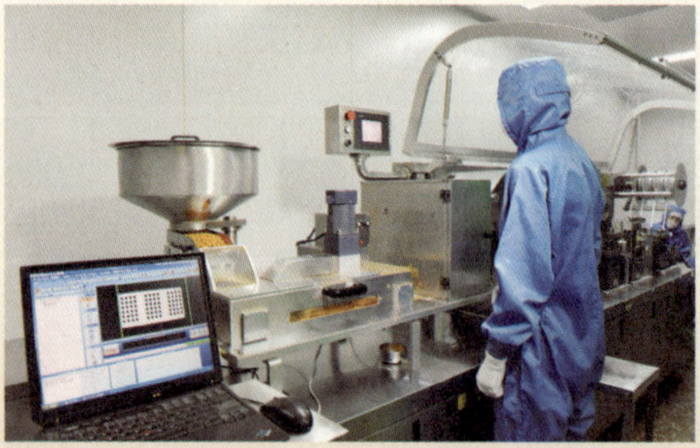

洁净间的泡罩包装机在工作（辛玲摄）

20世纪80年代初，中央领导同志提出："生产供应了好的药品是治病救人，生产供应了坏的药品是图财害命。"[①]1980年，昆明中药厂推行全面质量管理，化学、生物学等质量检测和控制手段和方法普遍应用在生产实践之中，提高了中成药质量管理能力。

2003年扩建起制剂大楼，并严格实施《药品管理法》《药品生产质量管理规范》（GMP）等法规和标准，从硬件和软件上健全和完善了昆中药的药品生产质量管理体系。《药品生产质量管理规范》的实施，使"质量是企业的生命""质量第一""三精四到"（即精选药材，精益生产，精细管理，传承到人，责任到岗，标准到位，服务到心）等质量观和质量管理模式落到实处。在政府部门组织的药品抽检中，昆中药一直保持市场药品抽检合格率100%的水平，被

① 胡用贤．把中药工业的企业管理提高到一个新的水平[J]. 中成药研究，1982（1）：2.

患者誉为“放心药”。

（四）精品品种齐全，剂型丰富

昆中药是由原昆明地区82家中药铺合并而成的，继承了昆明地区中医药的精华。所制药品集腋成裘，品种齐全，产品丰富。截至2018年底，昆中药共生产片剂、硬胶囊剂、丸剂（蜜丸、水蜜丸、水丸、浓缩丸、微丸）、散剂、颗粒剂、合剂、糖浆剂、酒剂、煎膏剂和搽剂等10个剂型，114个品种，共140个药品批准文号的药品。其中非遗“中医传统制剂方法（昆中药传统中药制剂）”品种占据七成多。

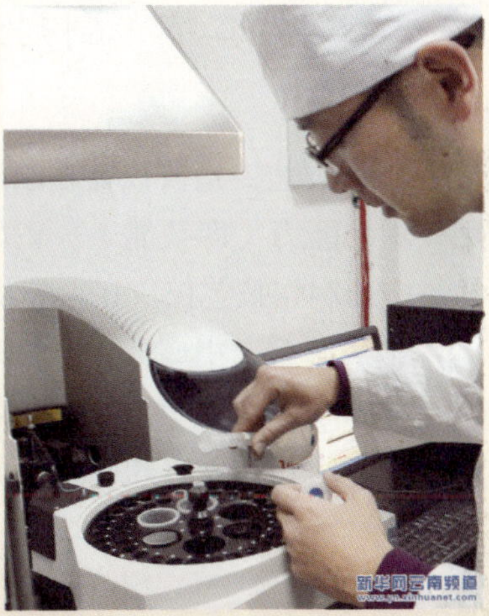

质检员杨俊用原子仪测含量（陈海宁摄）

从方剂来源看，非遗“昆中药传统中药制剂”传承了一批古典名方，如补中益气丸、六味地黄丸、知柏地黄丸、杞菊地黄丸、金匮肾气丸、十全大补丸、柏子养心丸、桂附理中丸、白及糖浆、七宝美髯丹（颗粒）、参苏丸、藿香正气丸、香砂胃痛散、大活络丸、小活络丸、再造丸、史国公药酒等；保留了一批云南名医经验方和创新方，如清肺化痰丸、感冒疏风丸、止咳丸、桑菊银翘散、糊药、阮氏上清丸、金花消痤丸、舒肝散、舒肝颗粒、女金丸、郑氏女金丹、调经止痛片等；还继承了一批地方特产药，如生三七丸、熟三七丸、生三七散、百宝丹、百宝丹胶囊、百宝丹搽剂等。这些从不同途径汇集的经典方剂，即有继承又有创新，建立了比较完整的产品知识体系。

从方剂功能看，非遗“昆中药传统中药制剂”分别有解表剂、和解剂、清热剂、温里剂、补益剂、安神剂、理气剂、理血剂、治风剂、祛湿剂、祛痰剂、消食剂、驱虫剂等10多种制剂，功能不同，便以辨证施治。

从中医病证看，非遗“昆中药传统中药制剂”可用于感冒（风寒表实证、风热证、风热犯表证、气虚外感证、暑湿证）、咳嗽（风寒束肺证、热痰阻肺证、痰湿阻肺证）、呕吐（肝胃不和证）、胁痛（肝气郁结证）、郁病（肝郁气滞证）、心悸（气血两虚证）、紫斑（气不摄血证）、嘈杂（脾虚食滞证）、积食（食滞胃肠证、脾虚食滞证）、腰痛（肾阳不足证）、眩晕（肝肾不足证）、吐血（瘀血阻滞证）、贫血（血虚证）、泄泻（脾胃气虚证）、虚劳（阴虚证、血虚证、气血两虚证、阴阳两虚证）、月经不调（血寒证、肝郁血虚证、气滞血瘀证）、胎漏、胎动不安（脾肾两虚证）、痹症（风寒湿症）、中风（气虚血瘀证）、厥病（蛔厥证）、口疮（胃火上炎证）、痤疮（湿热上蒸证）、疳病（脾胃气虚证）、跌打损伤（瘀血阻络证、寒湿阻滞证）等常见病证，使用广泛。

从用药途径看，非遗“昆中药传统中药制剂”可分别用于人体呼吸系统、消化系统、神经系统、泌尿系统等组织疾病。从科目来分，昆中药传统中药制剂包含内科、妇科、儿科、伤科、皮肤科等专科用药，适应科目较多。

第二节　制剂文化——口口相传的造药技艺

制剂技艺，指仅仅存在于制药人身上的制作中药制剂的巧妙的技术或熟练运用技术的能力（即技能）。正如联合国教科文组织所言，制药是无形的，非物质的，中药制作技艺仅仅存在于从事制药的人身上。

中药制剂，中成药，是指以中药材为原料，在中医药理论指导下，按规定的处方和制法大量生产，有特定名称，并标明功能主治、用法用量和规格的药品，包括处方药和非处方药。这里的制法，即制作的工艺、技术和方法。因此，技工具有的巧妙的技术，或熟练运用中药制剂制法的技能，就是造药技艺，又称制剂技艺。

制剂技艺是非遗“中医传统制剂方法（昆中药传统中药制剂）”的核心内容，是精品文化、精工文化、师徒文化等其他文化形态的本源。

一、制剂文化的含义

制剂文化——指昆中药人掌握的中药材识别、中药饮片炮制、中成药生产制造的工艺、技术和方法及其表现形式。

技术有高低之分。一般的技术，不成其为技艺。巧妙的技术，熟练的技能，才可能成为技艺。但是，一般的技术，是技艺的基础，没有一般的技术，技艺也难以具备。非物质文化遗产“昆中药传统中药制剂”传承和保护的主要对象，是存在于制药人身上的制剂技术和在此技术上升级的制剂技艺。

制剂文化的具体对象是：制剂技术和制剂技艺。二者均存在于文件和药工身上，但制剂技艺仅仅存在于制作制剂的药工身上。

（一）制剂技术

制剂技术，指昆中药人掌握的中药材识别、中药饮片炮制、中成药生产制造的工艺、技术和方法。

在制药企业，制剂技术，具体的是指某味药材识别、某中药饮片加工、某中成药制法（工艺、技术、方法）等技术，古称药术。

制剂技术的主要表现形式是：技术法规、技术标准、技术制度等。例如，现行国家级别的有《中华人民共和国药品管理法》《中华人民共和国药品管理法实施条例》《中华人民共和国药典》《卫生部药品标准》《药品生产质量管理规范》（GMP）《药品注册管理办法》《药品生产监督管理办法》《药品流通监督管理办法》《药品包装用材料、容器管理办法》《直接接触药品的包装材料和容器管理办法》《中药品种保护条例》《处方药与非处方药分类管理办法》《药品临床试验质量管理规范》《药品非临床研究质量管理规范》《国家基本药物目录》《药品说明书与标签管理规定》《麻醉药品与精神药品管理规定》等。

现行地方级别的，如《云南省药品管理条例》《云南省中药饮片炮制规范研究技术指导原则（试行）》《云南省中药材（民族药材）质量标准研究技术指导原则（试行）》《云南省中药饮片标准（2005）》《云南省中药材标准（2005）》《云南省药品质量授权人制度（试行）》《云南省中药饮片管理暂行办法》《药品广告审查办法》等技术法规、标准、制度。

现行的企业标准和制度，为企业GMP文件和制度，包括中药制剂生产工艺规程、岗位操作规程、检验操作规程和其他生产过程的技术、质量管理制度等书面企业技术标准、管理制度。比如，前处理炮制标准操作规程，制草乌（滇）质量标准及检验操作规程，水蜜丸、水丸、浓缩丸质量标准，水（蜜）丸工艺规程，泛丸过程中间质量控制标准操作规程等。

（二）制剂技艺

制剂技艺是指巧妙的制剂技术和熟练的中成药制造技能。制剂技艺，存在于精通某门技术的高技能人才身上，即技能劳动者中的技师、高级技师、高级工及相应人员身上。

制剂技艺的特点是：（1）工艺、技术或方法精巧、美妙或技巧性高、科技含量高；（2）制药时药工身上的技术灵巧高明，超过寻常。

制剂技艺的一般表现形式是：技术工人对某一工艺技术具备高超的操作技巧、诀窍；技术工人长期生产操作而对某项工艺技术异常熟练，形成自己的绝技绝活或操作方法；能够对重大工艺技术问题加以解决、改进、革新或突破；新颖、精巧的制剂剂型设计；其他突出的技艺形式。

非遗“昆中药传统中药制剂”制作技艺传承保护的重点是直接从事制药的药工技艺。

作为高技术，非遗“昆中药传统中药制剂”制作技艺所体现的技巧性有：

1.制剂技术的人文原则。生产制造中，中成药的文化信息和人文特征。包括：

（1）制剂技术的人本原则（人的生理、心理需要等的满足）。

（2）制剂技术的文化因素（历史条件、时代要求、风俗习惯、地域文化、审美意识等）。

（3）制剂技术的社会观念（政治意识、法律法规、道德境界、环保价值等）。

2.制剂技术的理论要求。即在设计、完善昆中药传统中药制剂生产工艺、技术中的思维方式、过程和思想方法。包括：

（1）制剂技术的安全性、有效性和稳定性原则。例如，配方用药的简便灵验原则。例如，药材采用炮制技术，以减少药物的刺激性、毒副作用或其他不良反应。又如，药物质量在研发、生产、包装、储运和使用中，随温度、湿度和光线等条件的变化，有的会发生分解、霉变等情况，导致药效降低，这时，需要采取措施，保证中成药的稳定性。

（2）制剂技术的可控性和顺应性原则。企业生产的中药制剂，应按国家标准生产，并符合质量控制标准，使不同批次生产的制剂含量达到一定的指标。为此目的，控制体系必须至少满足两个条件：一是所建立的生产过程的质量控制方法必须准确可行；二是所选择的含量控制指标必须能反映药品中起治疗作用的成分的高低。此外，设计和生产的中成药还应顺应患者的服用习惯，这包括选择的剂型、成品的使用方法、外观、大小、形状、色泽、嗅味等多方面。

（3）制剂技术的合理性和经济性原则。主要指制剂生产、研发、营销等活动中技术的可行性和疾病治疗的经济性。在保证质量和疗效的前提下，选择适合的剂型、辅料及工艺以降低成本，质优价廉，无论对生产者、患者，还是全社会都是一条可持续发展的理念。

3.制剂技术继承与创新的途径。即昆中药传统中药制剂在继承与创新中的基本形式和方法。包括：

（1）工艺技术的完善形式、有效途径。

（2）质量检测标准、控制技术的生物学、化学、医学、社会学等指标。

（3）医疗机制和体系的法规与政策、临床观念。

（4）养生、健康服务的观念与意识。

制剂技艺是变化的，不同的时代，制剂技艺的体现不同。旧时，制剂技艺主要体现在药工的手工技能上；随着工业化的进程日益深入，制剂技艺更多地体现在机器生产的工艺、技术和方法上。在现代工业中，制剂技艺，通常又称制剂高级技术，制剂高技能，制剂新工艺，高科技含量制剂，精湛的制剂技能等。不管如何，手工和机器生产都少不了人的制剂技术、知识和智慧。因此，制剂技术、制剂技艺是生产制造的基础。传承保护制剂技术和制剂技艺，是提高制剂技能的前提条件。

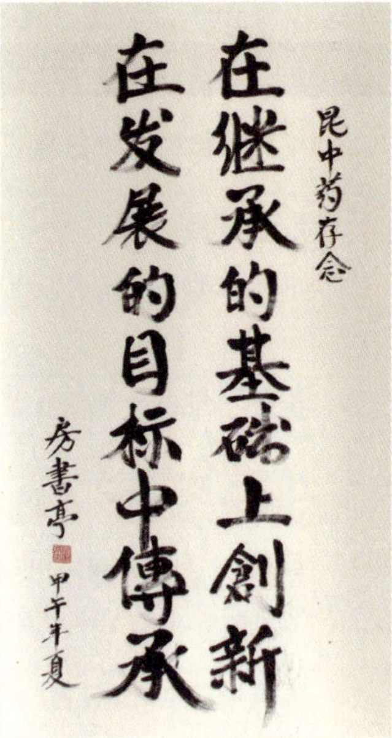

中国中药协会会长房书亭题词

二、制剂技艺的具体内容

非物质文化遗产“中医传统制剂方法（昆中药传统中药制剂）”制作技艺的具体内容比较广泛。从时间上划分，既有古代、近代的制药技艺，也有现代的制剂技艺。从制药工序上划分，既包括中药材的经验识别技能和理化鉴别技能，又包括炮制技术诀窍和科学的先进的制剂工艺、技术和方法，以及其他技术和技能。

第四章第三节，列出了昆中药传统中药制剂技艺的主要内容，共11大类。每类技艺下的每味中药材饮片加工炮制，每方中成药生产制造，都有基本的制剂技术。截至2018年底，昆中药生产制造广义的传统中药制剂产品99个，炮制加工中药饮片100味左右，常年炮制的有70余味。长期以来，中药饮片炮制、中成药生产制造工艺技术不断提高，许多药工和技术人员掌握了熟练的富有技巧性的制作技艺。如焦麦饼的炮制技艺、口咽清丸（阮氏上清丸）制作技艺、止咳丸制作技艺、清肺化痰丸制作技艺、舒肝散质量检测方法等技艺，技巧性很高，科技含量较高，并具有云南地方制药特色。

非遗“昆中药传统中药制剂”代表性技艺一览表

序号	技艺种类	代表性技艺举例
1	中药材识别与检验技艺	川贝母识别技艺；金铁锁的性型与显微鉴别技艺；当归的色谱鉴别技艺；XX药材二氧化硫残留量的检测；……
2	中药材加工、炮炙技艺	糊饭炮制技艺；焦糯米饭炮制技艺；焦麦饼炮制技艺；焦酒药炮制技艺；附片炮制技艺；天麻炮制技艺；蛤粉烫阿胶技艺；盐醋制香附技艺；麸炒白术技艺；苦杏仁榨油技艺；焦炒栀子技艺；珍珠粉水飞技艺；……
3	粉碎、筛选和混合技艺	感冒疏风丸成分生姜参与粉碎混合技艺；……
4	中药材配方技艺	根茎类药材拣净技艺；三七药材漂洗技艺；藿香正气丸配方技艺；……
5	浸提、分离、精制、浓缩与干燥、制粒、包衣技艺	舒肝丸药液浓缩技艺；熟地黄干燥技艺；XXX干法制粒技艺；XXX湿法制粒技艺；XXX高效包衣机混浆包衣技艺；……
6	传统中药制剂制造技艺	
	水丸制作技艺	止咳丸制作技艺；口咽清丸（阮氏上清丸）制作技艺；金花消痤丸制作技艺；生三七丸/熟三七丸制作技艺；……
	大蜜丸制作技艺	清肺化痰丸制作技艺；感冒疏风丸制作技艺；再造丸制作技艺；郑氏女金丹制作技艺；……
	散剂制作技艺	桑菊银翘散制作技艺；糊药制作技艺；……
	煎膏剂制作技艺	益气健肾膏制作技艺；……
	酒剂制作技艺	史国公酒制作技艺；……
	糖浆剂制作技艺	止咳枇杷糖浆制作技艺；白及糖浆制作技艺；……
	搽剂制作技艺	百宝丹搽剂制作技艺；……
7	制药卫生与灭菌技艺	XXX大肠埃希菌检验技艺；……
8	传统中药制剂包装贮藏技艺	蜡壳制作技艺；贵细药材XXX温湿度调节技艺；……
9	传统中药制剂质量检测与检验技艺	清肺化痰丸质量检测方法；舒肝散质量检测方法；桑菊银翘散质量检测方法；金匮肾气丸半成品薄层色谱鉴别技艺；补中益气丸薄层色谱鉴别技艺；……
10	传统中药制剂稳定性、生物有效性设计与评价技艺	板蓝清热颗粒稳定性检测技艺；……
11	传统中药制剂的其他技艺	

三、制剂技艺实例

中医传统制剂方法（昆中药传统中药制剂）技术要求很高，知识密集。实际工作上，昆中药培养和造就了一批中药制剂技艺人才队伍，形成了一些高水平的制剂制作技艺。有特色的制剂制作技艺，如阮氏上清丸乙醇叠法，止咳丸浓缩水丸泛制法，栀子、白术、阿胶等中药饮片炮制技艺。

（一）阮氏上清丸乙醇叠法

清光绪、宣统年间（公元1875～1909年）昆明出产的阮氏上清丸，由大东门内阮姓创制，当时称“上清丸”，清喉头，治脖子疼，远近闻名。四川等地都来批货[①]。民国时期，迁到熟皮坡二区五段33号，继承人为阮锡九（详见第三章第一节）。

据《云南省志·医药志》记载：清代和民国时期，在私人作坊中，阮氏上清丸的制法为“诃子山豆根煎水为丸”[②]。儿茶等药用碾槽碾细，用诃子、山豆根煎煮成煎液，簸箕叠丸，边叠边洒煎液，叠滚成绿豆大小的丸粒。阮氏上清丸成品为黑色的水丸。

新中国成立后，糖衣锅逐渐代替簸箕用于叠丸，原来的水叠方法不适应机器的生产。如果把旧时药工生产阮氏上清丸的水叠方法，直接用在糖衣锅上，则叠出的丸粒形状不规整。在糖衣锅中喷洒水分，水分若把控不好，丸粒就粘成大坨坨，粘在锅底，不便取出。因儿茶药粉容易凝固，不便起模，丸粒难以成型。

20世纪70年代，为了解决阮氏上清丸泛丸锅不能水叠的问题，昆中药工人张元昆琢磨怎样改进原来的方法。当时没有技术科和质量科，没有技术力量帮忙解决这个问题。张云昆利用周末，到叠丸车间做小试，用乙醇（酒精）代替水，从高到低采取不同浓度的乙醇，反反复复地试验，最终摸索出一套解决办法。这套办法叠出的丸粒表面光滑，形状均匀，达到了技术质量要求。

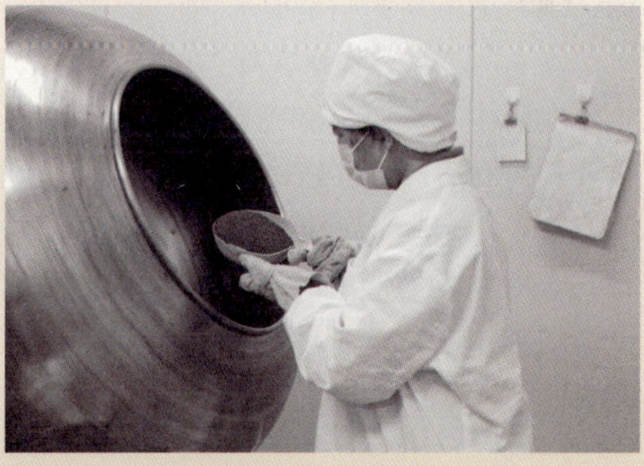

1995年，张元昆在检查丸剂的起模情况（刘云森摄）

① 昆明市志编纂委员会．昆明市志长编·卷七[M]．昆明市档案馆资料室藏，1984：571.

②《云南省志医药志》编纂委员会．云南省志·医药志[M]．昆明：云南人民出版社，1995：104.

阮氏上清丸用乙醇叠制，是昆中药第一个用乙醇叠丸的产品，开创了厂里乙醇叠丸的新工艺。这项技术别具巧慧，解决了阮氏上清丸水叠工艺问题，提高了产量和质量。后来，丹栀逍遥丸、逍遥丸等水丸也用乙醇叠丸法。张云昆说："解决了工艺上的问题，我由衷地高兴。由于我能在生产中改进工艺，在实践中总结经验，工作积极肯干，做出了显著成绩，得到老前辈和领导的肯定。"1979年7月，张元昆获得昆明市妇女联合会颁发的"三八红旗手"奖状。

阮氏上清丸的乙醇叠法，1998年载入国家卫生部《药品标准》（第20册），制法为：儿茶等"以上九味，冰片、硼砂分别另碾，其余七味粉碎成细粉，加入硼砂、冰片，混匀，用适量乙醇泛丸，干燥，上衣，打光，即得。"①

优化后的阮氏上清丸乙醇泛丸法，2015年载入《中国药典》，制法为："以上九味，冰片、硼砂分别研细，其余儿茶等七味粉碎成细粉，加入硼砂、冰片细粉，混匀，用适量乙醇泛丸，干燥，制成水丸1000g，上衣，打光，即得。"②

阮氏上清丸制作的高超技艺，是药工钻研工艺技术的结果。张元昆感叹道：要"大胆的亲自操作，体会其中奥妙和感觉"。她体会到，制药技师的奥妙有：

（1）生产条件决定工艺技术的定律。生产条件一旦改变，制剂的工艺技术必须随之改变。阮氏上清丸从簸箕叠丸到糖衣锅叠丸，条件改变了，工艺也随之改变。

（2）药品质量源于设计的原理。良好的药品是系统的、合理的设计出来的。设计贯穿药品的全过程，包括处方设计、工艺参数选择、物料控制等各方面，须考虑最终的质量要求。

（3）"理论联系实际"的工作方法。没有一成不变的中药制剂技术，应在生产实际中不断改进和完善。张元昆说："不仅要保质保量地完成生产任务，更重要的是在生产中能解决出现的各种问题。"

（4）精雕细刻的工作作风。从丸粒粘黏、不规整，再到光滑圆润，体现的是药工对精品的追求。不放过每个细节的耐磨功夫，使之尽善尽美，这是药工制丸的精神。

（二）止咳丸浓缩水丸泛制法

止咳丸，原名翟玉六止咳丸，是云南名医翟玉六创制的处方。清光绪三十三年（公元1907年）昆明中药铺翟玉六药房制售此方。由于疗效显著，旧时就创下

① 中华人民共和国卫生部 . 药品标准 · 中药成方制剂 · 第 20 册 [G].1998：118.

② 国家药典委员会 . 中华人民共和国药典 · 2015 年版一部 [M]. 北京：中国医药科技出版社，2015：504.

名牌，成为家喻户晓的常备良药。该药是一种治疗感冒咳嗽、久咳不止、中老年急慢性支气管炎的传统中成药。

玉六止咳丸由贝母、薄荷、厚朴等24味药组成，其中含有鸦片末的成分。1964年，国家卫生部等部门下达关于药政的规定，要求在4月之后暂停含鸦片末药品生产。应群众需要，厂里出产了不含鸦片末的止咳丸。上市后，零售店反馈说，群众买了第一次后，就不再买了，省内各专县医药单位也不再进货，群众普遍反映无疗效。云南地区治咳的专用成药不多，群众需要又不能满足，已变成一个大问题。8月19日，云南省卫生厅和云南省商业厅联合向国家卫生部和商业部请示，拟同意昆明市药材加工厂继续生产，凭证供应或凭医生处方售给患者。卫生部函复称："该药已是20余味药材的多味配方，应取消鸦片末成分可继续生产。"（卫生部〔1964〕卫药管字第407号）①

经昆明市卫生局药政科李贵等人，征求名医意见，对处方作了技术处理，用罂粟壳代替鸦片末。这项意见于1965年5月12日呈报云南省卫生厅。厅里见这样处理，坚持了卫生部批复，取消鸦片末，给予同意。于是，昆明市卫生局复函昆明市药材公司，按代用后的处方继续生产供应。1974年用罂粟壳的止咳丸载入《云南省药品标准》中。但是按下葫芦浮起瓢。

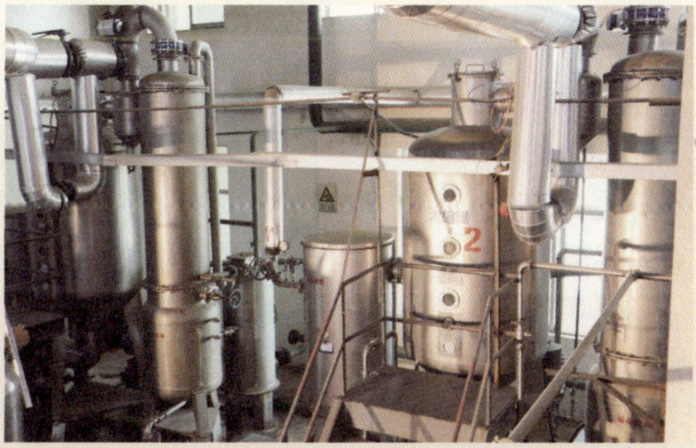

2003年6月启用的单效外循环浓缩器（2018，赵小康摄）

罂粟壳给生产带来了难题。罂粟壳是质地坚硬，富含纤维的药材。生产中，泛丸时，丸粒黏性大，难以成型；生产后，止咳丸常出现破裂，有粗糙纹。这一难题一直未得到解决。1991年后，在冯建明、李雯沛等技术人员的带领下，殷丽华、王兰仙等药工改进了生产工艺，不是全部药材粉碎成细粉来泛，而是先将罂粟壳、甘草等蒸煮，过滤，浓缩，提取药液，再与其余药材混合粉碎后再泛。改进后的止咳丸水丸大小均匀，色泽一致，表面光圆，无粗糙纹。

① 中国药材公司云南省昆明市公司．关于玉六止咳丸中的鸦片末原料的报告［昆药业（65）字第4-003号］//昆明市卫生局药政科．药品生产的报告批复［1965.1-1965.12］．昆明市档案馆，档号：85-1-1791.

用浓缩精制的方法，将传统止咳丸水丸制成的浓缩水丸，含量不变，却减少了服用量。改进后的工艺技术，达到国内先进水平。后来，这项技术上升为部颁标准。

对止咳丸浓缩水丸泛制技艺，李雯沛总结说，关键是要薄层多次。浓缩液每次加入少量，多次添加，细致成型。做工做工，做药的功夫。工艺技术要有耐心，不能急躁，更不能偷工减料。否则，次品难免。

1995年，止咳丸浓缩水丸采用铝塑包装，使用更方便。接着，工厂继续创新，进一步将止咳丸水丸，改剂型为止咳丸胶囊（后称止咳胶囊）。

技术进步带来较好的经济效益。1995年，止咳丸水丸和止咳丸胶囊产量15660万粒，产销率97.1%，销售收入624.89万元，税金140万元，利润343万元。1996年，止咳丸水丸和止咳丸胶囊产量27504万粒，产销率95.2%，销售收入1209.55万元，税金245万元，利润598万元。1997年，止咳丸水丸和止咳丸胶囊产量17856万粒，产销率94.6%，销售收入1031.56万元，税金160万元，利润392万元[①]。

（三）栀子、白术、阿胶等中药饮片炮制技艺

昆中药炮制工李恒，讲述他的炮制技艺。他在业务自传中说：

我的父母是昆中药老药工李正文和刘珍。父母从事的都是传统制药工作。我自幼受父母的影响，从小就向往做一名制药工人。

1990年2月，我如愿以偿，进入了昆中药，在前处理车间工作。先从临时工做起，跟随徐小龙师傅做配方领料工作。1992年转为正式职工，并师从张月芳师傅，在配方班，从事药材挑选和配方。

2001年起，我拜春永仙师傅为师，从事传统炮制工艺的学习和生产工作。师傅炮制中药饮片27年，炮炒煅炙，样样在行，是炮制能手。她耐心的传道、授业、解惑，不仅教给我专业技术，也教给了我做人的道理。

昆中药制剂所用的中药饮片，同一饮片有不同的要求。例如，栀子有清炒、炒焦和姜炙等不同要求。舒肝颗粒处方里栀子（炒），金花消痤丸栀子（炒），丹栀逍遥丸栀子（炒焦），加味逍遥丸栀子（姜炙），炒法不同。又如，白术有生用和熟用，熟用有清炒、麸炒、土炒等要求。参苓健脾胃颗粒、肥儿疳积颗粒等的白术，生用；止眩安神颗粒的白术（炒），舒肝颗粒的白术（麸炒），丹栀

① 云南省技术创新成果统计表//云南省经济贸易委员会．云南技术创新[R]．昆明：云南省林业调查规划设计院印刷厂，1999：18-19.

逍遥丸的白术（土炒），熟用，技术要求很高。又如，山楂有清炒、炒焦和糖水炒，健脾颗粒和“宝宝乐”颗粒剂用的山楂要清炒，糊药的山楂要炒焦，止泻利颗粒用的山楂要糖水炒。

栀子，用中火炒。白术，用麦麸炒。这两味药都是云南特产中成药舒肝颗粒（舒肝散）的成分。炒到什么时候算合格？火候的把握是关键。高了，药材饮片糊了；低了，饮片生了。不跟师操作，这些技术是难以掌握的。师傅用丰富的技术经验和阅历，教给我实际知识，让我少走弯路。

我们炮制的中药饮片有本地的特色。因为许多饮片是云南地方习用中药饮片，它们的炮制法也是代代传下来。比如糊药、舒肝散、止咳丸等中成药所用的饮片。糊药是云南特色中成药。糊药所用的中药饮片，糊饭、焦糯米、焦麦饼、焦酒药4个炮制工艺是老药工传下来的。一点一滴，我逐步掌握了师傅传授的多种炮制技艺。我们的炮炙法，后来整理，载入《云南省中药饮片炮制规范（1986）》和《云南省中药饮片标准（2005）》。

这其中我以炒、炙、烫三种制法尤为得心应手。熟练掌握了炒药的诀窍，将铁锅倾斜成30°～45°斜面，靠人力搅拌翻动药物。下铲推药，再抽回，推着药转一圈，铲取锅底药物翻个个，抽回再下铲，这样往复运铲翻药，直到锅内药物被炒至符合质量规格标准，才停止运铲翻动。炒炙过程中，药铲要紧贴锅底运行，并不停地推动药物。炒炙一锅药，根据不同的药材，所需的时间是10～30分钟，这需要我有很好的体力、耐力、技巧和判断力方能完成。

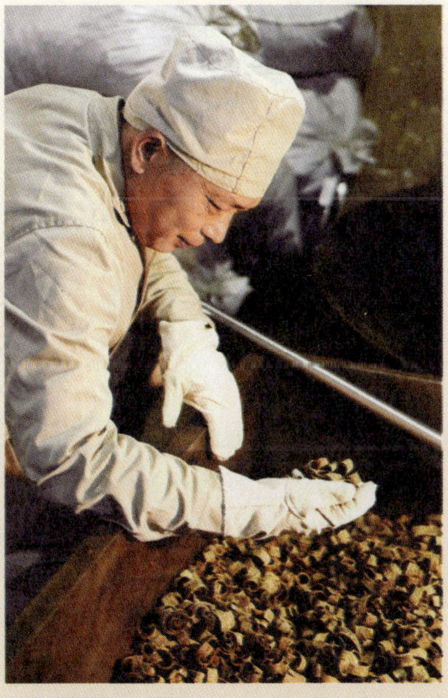

药工李恒 在检查炮制的饮片（李一波摄）

2003年春永仙师傅退休后，我被任命为炮制班班长，正式接替师傅的班，带领炮制班负责我公司的炮制生产。从2003年至2010年，从我手上炮制过的中药饮片总计上万千克，炮制合格率达到了百分之九十九以上，为我公司的发展做出了积极的贡献。其间所付出的劳动与艰辛是不言而喻的。2010年引进炒药机，实现了炮制技术机械化，手工操作转化为机器生产。机器炮制，根据炮制工艺和原辅料特性，控制炮制的温度、时间、单锅投料量等参数，能有效完成炮制任务。

工作中，我严格按照工艺规范生产，严把质量关，深刻认识到质量无小事，时时刻刻要认真。同时在工作中勇于探索新技术，掌握新方法。

在生产过程中，我发现我们在增加固体辅料炒制药材后，需要用50目的药筛，将辅料与炮制品分离。这个过程消耗工人大量的体力。于是我利用闲置的震荡筛药机，经过反复摸索和实验，成功地创新出炮制中的固体辅料分离技术。这一技术于2013年获得公司技术创新鼓励奖。

阿胶是妇舒丸的主要成分。蛤粉烫炙阿胶是炮制阿胶的传统方法。手工炒药，需两个工人不停地勤翻勤动，快出锅，及时筛分，操作繁复，而且产量低。两个熟练工人一天只能完成50千克的产量。我把中国传统的中药炮制加工技术，结合实际操作要领，采用电动加热炒药机的现代技术，对常用的蛤粉烫阿胶这一传统工艺，做了大量的摸索和实验，传统和现代技术相结合，在不影响药品质量的前提下，创新出了电动炒药机炒制阿胶新技术。这一技术简化了生产过程，减轻了劳动强度，提高了生产效率。产量提高到一人一天的生产能超过100千克。

为了提高产量，降低劳动强度，我还和同事陈玉屏师傅对我公司现有CYJ—700型煤加热炒药机，做了大量研究，研制出CYJ—1000型加大炒药设备。这台设备投入使用后，大幅提高了我们的生产能力，减轻了员工的劳动强度，节约了生产成本，取得明显的经济效益。

第三节　精神文化——厚德、精工、毋减的药德药道

精神文化是昆中药人在制药过程中形成的思想意识。精神文化，是与物质文化相对而言的，主要是指隐性地、持久地存在于制药行为和产品之中的文化，一般包括企业使命、店规、厂训、行规、制药信念、企业宗旨等精神活动。

一、精神文化的含义

概而言之，“中医传统制剂方法（昆中药传统中药制剂）”的精神文化——指昆中药人的“厚德”信念、“精工”行规、“毋减”厂训、“创新”精神等药德药道、思想意识、信仰方面的文化。亦称精工文化或信仰文化。

“昆中药传统中药制剂”的精神文化是从昆中药数百年的生产实践中不断形成和总结而来的，是长期以来世代昆中药人创造和积累、流传下来的精神财富。

“昆中药传统中药制剂”的精神文化纵向上涉及领域广泛，横向上跨越历史

久远，内容极其富繁。它包括中医药学、制药伦理、商业信条、职业道德、企业文学、工业艺术等领域。

在“昆中药传统中药制剂”的精神文化中，荦荦大端者、最具本企业特色的文化是“厚德”“精工”和“毋减”的药德药道。也就是，在《申报书》中概括为的那句话——“厚德”“精工”“毋减”的药德药道。

二、精神文化的具体内容

“中医传统制剂方法（昆中药传统中药制剂）”精神文化的具体内容主要是：“厚德”“精工”“毋减”的药德药道。也就是，“大药厚德，痌瘝在抱”的企业使命；“精工修合丸散膏丹，遵法炮制生熟饮片”的行规和制药信念；“毋减毋糙修精品，勤心勤力志康宁”的厂训和企业精神；尊重传统又不断创新的工作作风。

（一）厚德

1.厚德的含义

“厚德”，指代昆中药“大药厚德，痌瘝在抱”的企业使命。《国家级非物质文化遗产代表性项目申报书》中的“厚德”是昆中药“大药厚德，痌瘝在抱”企业使命的高度概括。《申报书》以“厚德”二字揭示和提炼了这一使命。

2.厚德的来历

“大药厚德，痌瘝在抱”2016年7月确定为昆中药的企业使命（《昆中药企业文化行动指南》）。这是从昆中药起源店大安堂和玉六堂的历史事件中提炼而来的。

1910年，杨兴周创办大安堂，因经营得法，药铺相继设立5个分号，家业迅速发展壮大。其分号之一福寿药号杨畴五之子杨寿丰回忆说：杨兴周恪守“信、德、义”三字商业信条。他认为：凡经商者，必取信于人，方能发达。医药者，乃济世活人，制售药品，人命关天，开药铺要以“德”为本。“做生意无非是为了赚钱，但必须走正道，以义而得利。”

1907年，云南名医翟玉六在祖传秘验方的基础上，改进并创制了翟玉六止咳丸。翟玉六止咳丸，因加入了云南地道药材罂粟壳、贝母、薄荷等，疗效显著。

1916年，名士袁嘉谷与赵藩上门拜会翟玉六，袁嘉谷亲撰“良医也”三字夸赞他，赵藩也称他“痌瘝在抱（音为tōng guān zài bào，意为把别人的痛苦放在心里）”，并引用“不为良相，当为良医”赞许，两人还嘱咐云南姚安著名画家赵鹤清刻撰“良医也”和“痌瘝在抱”金匾，悬挂于翟玉六堂正厅，表彰翟玉六的医术和德行[1]。

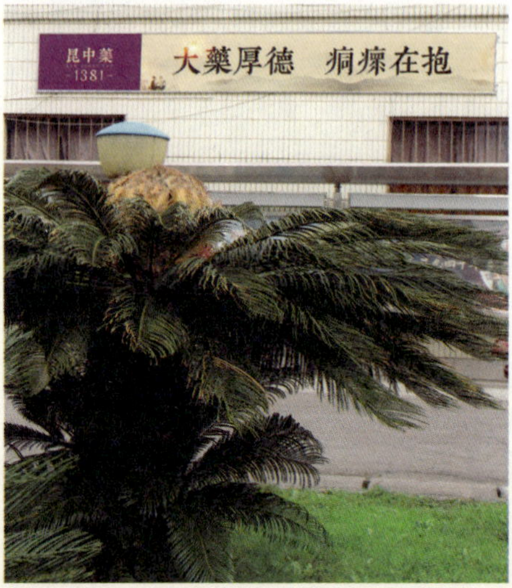

悬挂在办公楼墙上的企业使命标语

玉六堂及其止咳丸，解放后并入现昆中药。据翟玉六孙翟昌礼回忆，“痌瘝在抱”匾悬挂于翟家大门上方，备受尊崇。该匾在“文化大革命”中被毁，未留下遗迹。

2014年12月，昆中药在厂内恢复悬挂“大药厚德，痌瘝在抱”标牌。它的意思是：制药人必须有高尚的职业道德，把百姓的疾苦放在心上。这是历代昆中药人恪守不渝的药德药道。

2016年7月，昆中药把“大药厚德，痌瘝在抱”确立为企业使命，激励员工为实现这一崇高使命而奋斗。也就是说，每一个昆中药人都应肩负起大药厚德、痌瘝在抱的重大责任。药工药师的职业使命是治病救人。只有具备高尚的道德情操，仁爱救人，真诚关怀患者疾苦，才能赢得患者的信赖。

（二）精工

1.精工的含义

“精工”，指昆中药历代传承的“精工修合丸散膏丹，遵法炮制生熟饮片”的行规和制药信念。《国家级非物质文化遗产代表性项目申报书》中的“精工”就是指“精工修合丸散膏丹，遵法炮制生熟饮片”这副楹联所包含的内容。

2.精工的来历

“精工修合丸散膏丹，遵法炮制生熟饮片”这是昆中药起源店之一福林堂的店规，后来成为昆明中药业的行规。2017年6月，这副楹联被确定为昆中药的制药信念（《昆中药企业文化行动指南》）。

这副楹联的事迹和来源如下：“福林堂，经理李炳然，其祖辈创始于清咸丰年间（丁巳年，公元1857年）。经营汤药、丸散，世代相沿。李炳然的父亲在时，对业务力图振作，营业由小而逐渐旺大。每年冬季，补品中的鹿茸及滋补丸

---

① 云南信息报．老字号[M]，昆明：云南人民出版社，2009：187.

药等项，多能畅销。……历史悠久，成为药材业中之翘楚，昆明基础健全之典型。……制造的成药，如再造丸、糊药、散药、制木瓜，都很有效而驰名。”①

李玉卿之子李复初，12岁当学徒，学习药材艺业。经过几年的磨炼，熟识药材，能准确辨认真伪。经手药材买卖前后10余年，从不假手旁人。“由昆采购鹿茸至川省销售，所售之款又由川采购各种药材运滇销售，如是者十余年”②。号内之事由其兄李瑞生管理。兄弟俩配合无间，生意逐渐旺盛，一直沿袭到解放前。1945年和1947年，兄弟俩先后去世，由李炽卿和李照共同照料业务，李炳然任号内经理。李炳然辈继承祖业，货真价实，童叟无欺，扶危济困，赢得了许多主顾。

现在，福林堂老店大门两边，仍挂着这副对联：“精工修合丸散膏丹，遵法炮制生熟饮片”。据老药工回忆，旧时，此联为昆明文化名人陈荣昌所题。原联“文化大革命”中被毁。现联为20世纪90年代，修缮古建筑时仿制。这副楹联是旧时福林堂的店规，也是昆明中药业的行规。

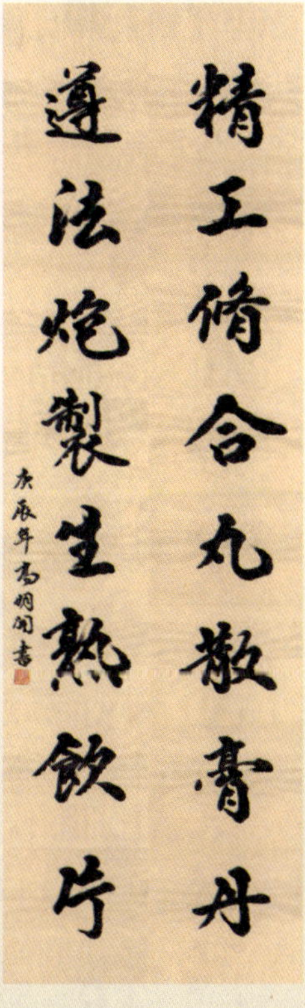

精工遵法楹联（高明开书）

一进福林堂大门，便能看到立柱上的木牌，上书：“本堂药料选办最精，参茸燕桂必择其尤，饮片丸散精益求精，药真价实包换来回。”承诺真实不欺。药材售价比别的药铺高些，但都是好药。不论是黄芪、怀药、秦归、党参、枣仁、茯苓等大宗药材，还是犀角、三七、熊胆、麝香、牛黄、人参、鹿茸等川广云贵和全国各地的地道药材，福林堂不惜重金购买。

1956年，昆明地区中药业全行业公私合营，原私营药铺的销售门店合并成立“公私合营昆明市药材公司”。同时，原私营药铺的中成药加工作坊合并成立了“公私合营昆明市中药材加工厂”，专门生产传统的名优中成药，供药店销售。福林堂李炳然，任该厂的配药技师，负责原福林堂的再造丸、糊药、银翘散等品种的传统制作。包括福林堂在内的整个中药行业的制药技术和行规被继承下来。

2014年12月，昆中药在厂区恢复悬挂“精工修合丸散膏丹，遵法炮制生熟饮片”楹联，继承前贤留下的制药法度。

① 昆明市志编纂委员会．昆明市志长编：卷七 [M]．昆明市档案馆资料室藏，1984：570.

② 具结书［李炳然，1952.5.5.］//昆明市节约检查委员会．国药业档案袋［福林堂］．昆明市档案馆，档号：28-73-116.

（三）毋减

1.毋减的含义

“毋减”，指“毋减毋糙修精品，勤心勤力志康宁”的厂训和企业精神。简称“毋减”厂训或“毋减”精神。

2.毋减的来历

“毋减毋糙修精品，勤心勤力志康宁”是吸取昆中药起源店保龄药室的成功经验而确立的。

《云南省志·医药志》记载：“保龄药室是清朝光绪十八年（公元1892年）由昆明人杨鉴衡、杨平山兄弟两人创建，自制各种丸散成药多达116种，尤以各种丸药的制售著称（占60%），也兼售参茸燕桂等名贵山货药材。还在清末民初，保龄药室制售的丸药，如固精保肾丸、十全大补丸、归脾丸、理中丸等，便畅销省内各地乃至东南亚一带，在民间颇享盛名。逢年过节，昆明远近郊的农民尤其爱到该店买上几盒滋补蜜丸药，或孝敬老人，或赠送亲友，既体面又实惠，竟自相沿成习。”

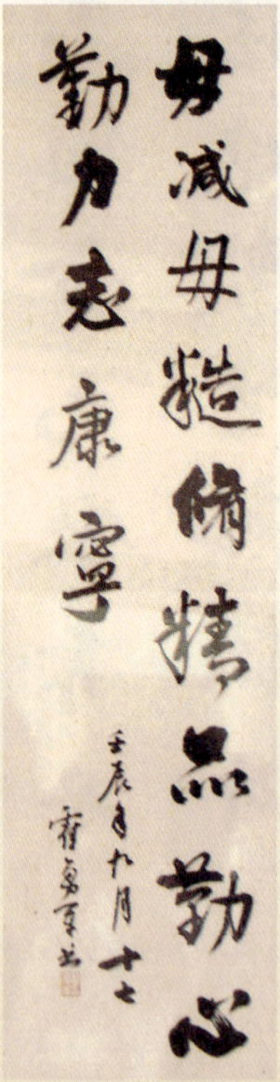

毋减勤心楹联（霍永军书）

“保龄药室的丸药之深受欢迎，主要在于，投料认真，进货地道，店主杨平山常到文庙直街当时的药材堆店走动，一有上等地道药材来货，无论价格多高，总是抢先购买，并设专人管理拣选药材，务必弃尽劣品、灰碎。自开设药店到晚年，杨平山终日都是亲自坐镇在作坊里，监督下料及整个制作过程，该用一两的，绝不会用到九钱九分，秤头不短分毫。如配滋补蜜丸中用的人参，别家往往用党参或参须代替，杨家则必用吉林参，其他贵重药材如犀角、羚羊角入药也务求货真价实。用来和药的蜂蜜也一律要选用上好的冬蜜，制作丸药坚持多道蜜炙，因而滋润可口，和软适度，药品质量持久可靠，享誉三迤。”

“杨家两兄弟以其诚笃、认真经营之风赢得了信誉，生意兴隆，成为清末以来，省城有数的几家著名药店之一。”①

1956年公私合营时，保龄药室并入中国药材公司云南省昆明市公司药材加工厂，当时登记的资方姓名为杨立基。

保龄药室的经营风格，在药行中颇有典型性。昆中药将其经营风格总括为“毋减毋糙修精品，勤心勤力志康宁”。对其他药铺精选药材、精制药品的实际，昆中药人还总结出另一副

①《云南省志医药志》编纂委员会．云南省志·医药志[M]．昆明：云南人民出版社，1995：312.

楹联：“选材优良，灰碎之杂质不敷；做工细腻，配方之斤两弗疏。”2017年6月，昆中药将“毋减毋糙修精品，勤心勤力志康宁”确立为昆中药的企业精神。

第四节　养生文化——“舒清养”治未病的理念和方法

中医药是“整体观”“系统论”和集成技术，不应简单地和西医药比较。昆中药一直秉持中医药应回归到“阴阳平衡”“整体调养”“治未病”上来的原则，在历史上逐步形成了舒、清、养等中药养生的理念和方法，这已成了昆中药产品的核心价值，也必将成为未来中医药文化的主流方向。

一、养生文化的含义

中医传统制剂方法（昆中药传统中药制剂）养生文化——指舒、清、养等“治未病”的中药保全生命的理念和方法。这些理念和方法，蕴含在昆中药传统中药制剂之中。它包括两部分：一是中成药养生理念；二是中成药养生方法。

二、中成药养生理念

中医药强调生活方式与健康的密切关系。主张健康以养生为要务。认为可通过情志调摄、劳逸适度、膳食合理、起居有常等有益的生活方式，预防疾病和纠偏病症；也可以根据不同体质或状态，采取中药调理、针灸推拿、体育运动等适当干预，以养神健体，培育正气，提高抗邪能力，从而达到保健和康复的目的。其中，中药养生是一种行之有效的积极主动的方式。

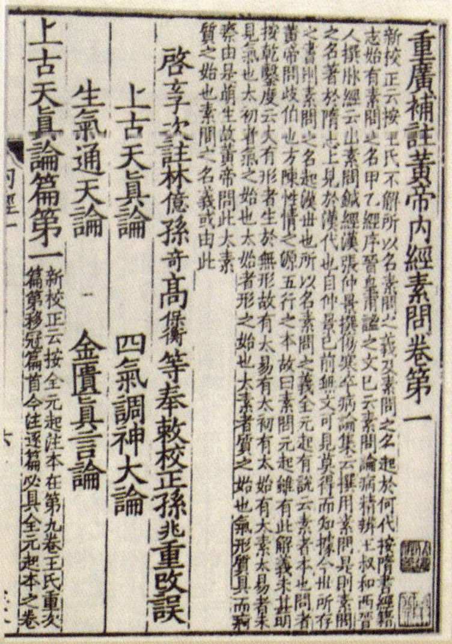
重廣補註黄帝内經素問卷第一

新校正云按王氏不解所以名素問之義及素問之名起於何代按隋書經籍志始有素問之名甲乙經序晉皇甫謐之文已云素問論病精辨王叔和西晉人撰脉經云出素問鍼經漢張仲景撰傷寒卒病論集云撰用素問是則素問之名著於隋志上見於漢代也自仲景已前無文可見莫得而知據今世所存之書則素問之名起漢世也所以名素問之義全元起有說云素者本也問者黄帝問岐伯也方陳性情之源五行之本故曰素問元起雖有此解義未甚明按乾鑿度云夫有形者生於無形故有太易有太初有太始有太素太易者未見氣也太初者氣之始也太始者形之始也太素者質之始也氣形質具而疴瘵由是萌生故黄帝問此太素質之始也素問之名義或由此

啓玄子次註林億孫奇高保衡等奉敕校正孫兆重改誤

上古天眞論　四氣調神大論

生氣通天論　金匱眞言論

上古天眞論篇第一　新校正云按全元起注本在第九卷王氏重次篇第移冠篇首今注逐篇必具全元起本之卷

《黄帝内经》明翻刻本首页（自张灿玾《中医古籍文献学》）

中成药养生的主要原则是：

1.顺应四时变化

服用中成药养生保健，应“顺四时而适寒暑”。这是养生的首要原则。《黄帝内经》是中国的医学之祖，奠定了卫生健康的理论基础。该书开篇就阐述了养生措施。《内经·素问·上古天真论》说：“上古之人，其知道者，法于阴阳，和于术数，饮食有节，起居有常，不妄劳作，故能形与神俱，而尽终其天年，度百岁乃去。”文中把“法于阴阳”作为延年益寿的首要原则。“法于阴阳”就是效法自然界四季寒暑往来的阴阳变化规律，养生不要违背四时节令。

春天，万物复苏，天气渐暖，人体应随之而动，让形体舒展，使情志随春天之气而抒发。如果违背了，情志不舒，就会伤及肝脏，到了夏天反而变为寒病。春天，舒肝理气的中成药，如舒肝颗粒、舒肝散、舒肝丸、逍遥散、四逆散等，有助于调理肝气，顺应春阳生发之气。

夏天，气温升高，食欲下降，这时人不能怠惰，因为夏天是气生长旺盛的时候，人应多运动，让体内阳气宣发于外，以便与夏季旺盛的阳气相适应。否则，人体内的阳气得不到宣泄，内郁在中，就易伤及心脏。拖延至秋天，便常常咳嗽、寒热往来或疟疾。夏天，养生中成药，如梅苏颗粒、余甘子喉片等，能清热解暑。

秋天，地气已升到极点，万物饱满，金气收敛，风高物燥。人体与此同步，应收敛神气而勿外露，从而使肺气清肃。如果违背秋天的养收之道，肺会受伤。到了冬天，发展为肾虚甚至寒泄。秋天，养生的中成药，如清肺化痰丸、滚痰丸等，有利于降气润燥。

冬天，天寒地冻，气温降低。人应早卧晚起，去寒就温，晒晒太阳。但不要使皮肤过度出汗，导致阳气频频耗伤，危及肾脏。冬天，温里、补益类中成药，如附子理中丸、参苓白术散、补中益气丸、香砂平胃颗粒、归脾丸、六味地黄丸、金匮肾气丸等，可选择使用。

2.预防为主

修身养性之法应从防治未病开始。《内经》指出：“圣人不治已病治未病，不治已乱治未乱，此之谓也。夫病已成而后药之，乱已成而后治之，譬犹渴而穿井，斗而铸锥，不亦晚乎。”圣人，指对养生之道有较高修养的人。圣人的日常生活虽然离不开世俗，但其行为和思想不仿效世俗之人，而是效法天地阴阳变化之道，防患于未然。防止衰老，保全身体，使“形体不敝，精神不散”，便可享寿百年。

用中成药养生，以预防为主。遵循“未病先防，既病防变，瘥后防复”的原则。这一原则适合每个人，特别是“未病先防”。“未病先防”应根据自己的身体情况，有针对性地预防，因地因时因人而异。

例如，对即将进入中老年的人群，不妨用归脾丸来预防。因为中老年人常常会出现面色萎黄，头晕眼花，心悸失眠，盗汗，体倦食少，舌淡，苔薄白，脉细弱等症，需要益气补血，健脾养心。又如，对于白领阶层，常面对电脑的上班族，往往易出现两目昏花，视物模糊，或眼睛干涩，迎风流泪等情况。在未出现这些症状之前，可试着使用杞菊地黄丸预防。再如，出差、旅游的人群，常常水土不服，或肠胃不适，可备用藿香正气水、参苓健脾胃颗粒、补中益气丸等药。

中成药预防养生不能跟风吃药，更不能盲目地滥用补药，走向极端。另一方面，未病之时，就不管身体，不注意调理，一味逞强，这是错误的。如同《内经》所批评的那样："以酒为浆，以妄为常，醉以入房，以欲竭其精，以耗散其真，不知持满，不时御神，务快其心，逆于生乐，起居无节，故半百而衰也。"时至今日，这种人并不少见。

3.培养正气

中医养生理论，特别重视内因——人体正气在防病、延年益寿中的重要作用。这种以内因为主的观点，突出表现在养生防病的方法上。《内经》提出："正气存内，邪不可干"，指出各种养生方法，都应以保护和强壮正气为前提。

在精神情志与外部环境的关系上，注重精神情志的调节。人如果"真气从之，精神内守，病安从来"。就是说，正气调和，精力充沛而不妄耗，病又怎么能从哪里来侵蚀人体呢?

在自然与人为的关系上，注重顺应自然。中医认为，人是自然的一部分。对于自然界的变化规律，人应当顺应。"逆之则灾害生，从之则苛疾不起。"顺从四时阴阳变化这个万物的根本，疾病就不能泛起，否则灾害、疾病便会接踵而来。

在食疗与药疗的关系上，重视饮食养生。东汉医药学家李东垣《脾胃论》提出"人以胃气为本"，保护和强健脾胃对于培补正气具有重要作用。根据"脾胃学派"的理论，后世医家提倡以饮食养生为主，慎用药物养生。在我国进入小康社会，温饱问题解决后，"饮食有节"是应遵守的一条古训。

传说寿星彭祖的烹饪技艺高超，屈原《天问》中有彭祖调制野鸡羹献给尧帝的典故。古人把寿星作为健康长寿的象征。民间有福禄寿三星高照的传说。1998年，昆中药请云南艺术学院教授游敬荣制作了一组雕塑"福禄寿三星"，立于呈贡县牛头山昆中药基地。居中为寿星，笑容慈祥，手持木柄，端瓶施药，济世救生。两侧

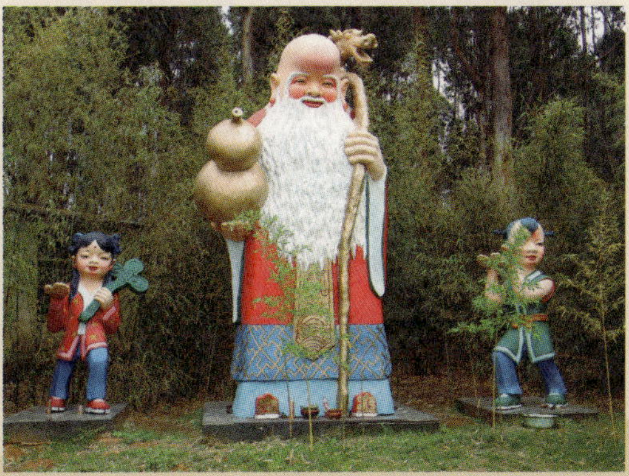

赐予吉祥康宁的福禄寿三星（1998，游敬荣塑）

为福星和禄星。福禄寿三星下凡来，赐予人们吉祥康宁。

在各种治法中，以温运中气为先。清末至民国年间，云南大理的白族中医药学家彭承祖，字子益，曾任职于清太医院。清亡，受阎锡山之请，赴山西署理医药事务，先后开设山西中医改进研究会、山西中医专门学校。后任中央国医馆、四川国医学院教授。著有《惟物论的系统医学》（后称《圆运动的古中医学》）。该书历充太原、北平、成都、重庆的医学教本，南京中央国医馆特别研究班、云南特别研究班教本，前后20余年，受教学生2000余人。《惟物论的系统医学》载：“中气在脾胃之间，中气如轴，四维如轮。二土败而中气伤，中轴的旋转停顿，四维的升降倒作，圆运动成了不运动，故上下左右内外皆病。”彭子益常用理中汤加减，温运中气，治疗霍乱、唇创夜痒、大便下白物、胸痹、膀腿酸冷、头顶痛等风热湿燥寒各偏一方，中气无运化调和之力的病症。彭子益说：人身是一个圆运动，“中气为圆运动整个之主。轴运轮行，本乎自然。”①

1999年4月，我国开始实施处方药与非处方药分类管理。处方药必须凭执业医师处方购买使用，非处方药（即柜台药，OTC）由消费者自行判断、购买和使用。这项制度对增强人们自我保健、自我药疗意识，提高防病能力产生了重大作用。选用非处方药防治疾病，应准确了解非处方药的功能、主治和适应证，对症选购并正确使用。仔细阅读药品使用说明书并按说明书使用或在药师指导下购买和使用。

非处方中成药使用方便，深受群众喜爱。使用中成药养生，应以不伤正气为原则，保持或恢复人体阴阳平衡。昆中药雕塑《龙凤戏珠》坐落于南坝厂区。生动塑造了民间龙凤戏珠的形象，对称均衡，动静结合，意寓中药养生以调节阴阳平衡为目的。宋代药物学家寇宗奭说：“人之生，以气血为本。人之病，未有不先伤其气血者。”中药纠偏救弊，气血阴阳平

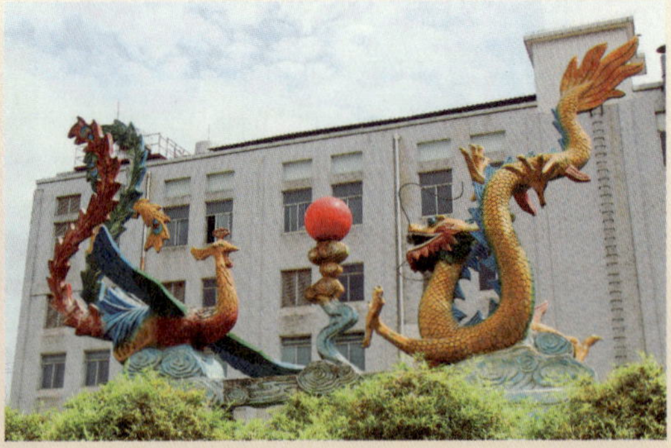
阴阳平衡的标志雕塑龙凤戏珠（1998，游敬荣塑）

① 彭子益．惟物论的系统医学[M]．陈璞，孙文军等，点校．北京：学苑出版社，2009：75.

衡则健康吉祥。

食疗、药疗还应配合日常起居、情绪管理等综合施策，持之以恒。中医药提倡的“起居有常”、劳逸适度等原则，都以不伤害正气为度。若损伤正气，就违背了养生的乐趣。目前，长期沉溺于电子网络而休克或住院的病例时有发生。

另外，武术、拳术、推拿、按摩、气功等调摄精神、锻炼身体的常用方法，有助于培养体内正气，可相与为用，以便阴平阳秘，身心协调。

三、中成药养生方法

昆中药传统中药制剂的养生文化是中医传统养生的重要形式。它通过中成药调理为主，配合其他方法，改善生活方式，达到健康长寿的目的。

昆中药传统中药制剂的养生方法，可概括如下：

（一）舒的方法

舒的方法，兼有宣和通2种治法。唐代陈藏器于《本草食遗·条例》中提出“药有宣、通、补、泄、轻、重、滑、燥、湿十种”，并说“宣可去壅”“通可去滞”。宋代赵佶《圣济经·审剂篇》云：“故郁而不散为壅，以宣剂散之。”舒的方法，可防治壅结和郁滞。

根据壅结和郁滞的部位和症状，按《药品标准》，舒的方法主要有以下几种：

1.舒肝理气养生。防治肝郁气滞。以舒肝散、舒肝颗粒为代表方。

2.舒肝解郁养生。防治肝郁化火。以丹栀逍遥丸为代表方。

3.疏肝健脾养生。防治肝郁脾虚。以逍遥丸（水丸）、逍遥合剂为代表方。

4.舒肝清热养生。防治肝郁血虚。以加味逍遥丸为代表方。

5.舒肝和胃养生。防治肝郁胃痛。以舒肝丸（浓缩丸）为代表方。

6.散瘀活血养生。防治气血凝滞。以妇舒丸、调经止痛片、益母颗粒、女金丹、生三七丸等为代表方。

7.暖胃舒乐养生。防治脾胃虚寒。以暖胃舒乐颗粒、桂附理中丸为代表方。

8.舒筋活络养生。防治中风痰厥。以大活络丸、再造丸、史国公酒为代表方。

9.舒肝利胆养生。防治湿热熏蒸。以黄疸肝炎丸为代表方。

（二）清的方法

清的方法主要针对燥热、风热感冒、时疫等使用。明代虞思鹤《医家全书》在10剂外，增加调、和、解、利、寒、温、暑、火、平、夺、安、缓、淡、清等，共为24剂。清代程钟龄《医学心悟》提出治病八法，把清作为汗、和、下、消、吐、清、温、补八法中之一。可以说，清法养生是昆中药养生方法的一大特色。

云南医家结合地方病发展了清的治法，将清的方法与化痰、止咳、散风、解毒等方法相结合，演变为多种预防和治疗方法。主要如下：

1.清肺化痰养生。防治肺热咳嗽。以清肺化痰丸、止咳丸、橘红丸为代表方。

2.清肺止咳养生。防治咳嗽痰多。以止咳枇杷糖浆为代表方。

3.散风清热养生。防治感冒发热。以感冒消炎片为代表方。

4.清热解毒养生。防治外感风热。以板蓝清热颗粒、桑菊银翘散、小儿感冒颗粒、六灵丸为代表方。

5.清热消炎养生。防治风热感冒初起。以蒲公英颗粒为代表方。

6.清热泻火养生。防治肺胃热盛。以金花消痤丸为代表方。

7.清热降火养生。防治咽喉肿痛。以口咽清丸（阮氏上清丸）为代表方。

8.清热解暑养生。防治感冒暑热。以梅苏颗粒为代表方。

9.清热凉血养生。防治血热肝热。以田七花叶颗粒（田七花精）为代表方。

（三）养的方法

养的方法包括养阴、养肝、养血、养精等方法。中医认为：“气为血之帅，血为气之府”，气旺血自生，因此，养阴、养肝、养血等药常配伍益气之药。养的方法，既有补偏救弊的作用，又有促其自我修复的意义。养的方法是补益的深化。

养的方法主要有：

1.益气养阴。防治气阴两虚，脾肾不足。以小活络丸、益气健肾膏为代表方。

2.温肾养肝。防治肝肾亏损。以金匮肾气丸为代表方。

3.滋肾养肝。防治肝肾阴亏。以杞菊地黄丸为代表方。

4.滋阴养血。防治阴虚血少。以养血安神颗粒为代表方。

5.补气养血安神。防治心气虚寒。以柏子养心丸、宁神丸为代表方。

6.补气养血，调经安胎。防治气血两亏，月经不调。以郑氏女金丹、妇舒丸为代表方。

7.益气养血，理气活血，止痛。防治气血两虚、气滞血瘀所致的月经不调。以女金丹为代表方。

8.补肝肾养精血。防治肝肾两虚。以首乌延寿片、七宝美髯颗粒为代表方。

9.益气补血，健脾养心。防治心脾两虚。以归脾丸为代表方。

（四）其他方法

除舒、清、养的方法外，昆中药传统中药制剂的养生方法还有：

1.脾胃养生。

（1）防治脾胃虚弱，饮食不消。以参苓健脾胃颗粒为代表方。

（2）防治脾胃虚弱，中气下陷。以补中益气丸为代表方。

（3）防治脾胃虚弱，脘腹胀满。以健脾颗粒为代表方。

（4）防治脾弱肝滞，消化不良。以肥儿疳积散（颗粒）、和胃疗疳颗粒为代表方。

（5）防治脾胃虚弱引起之胃脘痛，肢体瘦弱。以乌梅丸为代表方。

（6）防治脾胃虚寒，胃脘隐痛，食少便溏。以宝宝乐（颗粒）为代表方。

（7）防治脾胃虚寒及肝脾不和型胃溃疡、十二指肠溃疡、慢性胃炎。以暖胃舒乐颗粒为代表方。

（8）防治肾阳衰弱，脾胃虚寒，脘腹冷疼。以桂附理中丸为代表方。

（9）防治胃脘胀痛，消化不良。以香砂平胃颗粒为代表方。

2.补血和血养生。防治贫血。以熟三七丸、熟三七散为代表方。

3.消胖养生。防治单纯性肥胖症。以轻身消胖丸为代表方。

4.开胃养生。防治食欲不振，消化不良。以大山楂丸、糊药为代表方。

5.散瘀活血养生。防治肿痛。以百宝丹为代表方。

四、养生文化的特点

昆中药传统中药制剂的养生文化具有突出的民族性、民间性和地域性等特点。这些特点充分体现在自身药品之中。

昆中药传统中药制剂养生文化的形成与丰富的云南民族医药文化密不可分。明代兰茂的《滇南本草》，成为昆中药起源店的“药典”。清代吴其濬的《植物名实图考》，为昆中药老药店利用云南药材奠定了基础。

昆中药传统中药制剂的养生方法，例如舒、清、养等治法和药品，许多都吸取了云南民间用药经验，使用了云南地道药材，符合云南特别是滇中一带人民群众的体质特点和地理气候，是预防疾病的有较手段。

昆中药生产的百宝丹，是彝族医师曲焕章创制的。他的儿子曲嘉瑞曾任昆中药的厂长。感冒消炎片，采用了彝族、苗族常用的臭灵丹。癫痫宁片使用了壮族药材牵牛子。止眩安神颗粒使用了彝族鹿衔草等药材。罂粟壳、高原南板蓝根、三七等这些滇产药材的使用，为昆中药养生文化的形成提供了独特的保障。

第五节 师徒文化——严谨苛刻的师带徒制度

制药是技术活。制药技艺的传承，在解放前，主要得益于严谨苛刻的师带徒制度。这一老规矩是昆中药传统中药制剂的根脉，是昆明中药业得以持续传承和发展的内在原因。

一、师徒文化的含义

昆中药传统中药制剂的师徒文化——指严谨苛刻的师带徒制度。就是制药师傅带领徒弟边传边教的教育和学习制度。又称师徒制度或师徒传习。

二、师徒制度的历史

昆明中药业的师徒传习制度大致经历了孕育、萌芽和成熟3个阶段。

清末，昆明药行出现学徒投师用的文约。文约是师傅与徒弟双方约定传授技艺的文书，又称“师约”“师约柬”“投师文卷”“师徒契约”。如昆明药铺“大安堂”店主杨兴周，12岁时（公元1875元）投到“春生堂”（现正义路庆云街口）欧庆余门下当学徒，订5年投师文约[①]。

清光绪前期及其之前，昆明药行的投师文约估计仅在药铺内部使用，尚未作为行规。但是，师徒传习的雏形已经具备，处于孕育阶段。

作为行规的投师文约是在行帮出现之后。清光绪元年（公元1875年），云南杜文秀起义后，社会安定，市场逐渐兴盛。药材商人在昆明设立号口，或专做趸庄批发生意，依业务或籍贯，结成行帮，如滇帮、广帮、川帮、昆明帮、迤西帮、鹤庆帮等。行帮为维护交易秩序，避免同业竞争，订立规约，对学徒、开设地段等加以限制。具有师徒合同性质的师约柬，规定了药铺、学徒和举荐人的责任。这是昆明师徒传习制度的萌芽期。

清光绪三十年（公元1904年）初，清政府颁布《商会简明章程》26条，谕令

① 昆明市政协文史资料和学习委员会．昆明市政协文史资料集粹·下·工商篇[M]．昆明：云南美术出版社，1997：52.

各省设立商会。同年，经云南农工商务局准许，行帮的团体组织——云南省垣商务总会在昆明成立。由于各帮纷争，昆明商务分会未能如期成立，昆明行帮的日常业务直接受云南省垣商务总会管理①。行帮既是药商的结合体，又是云南省垣商务总会的成员。

清光绪三十二年（公元1906年），川西滇三帮药材，共同商议制定了《投师文约》。《投师文约》规定，学徒“由会内请领师约一张，言定学习三年，俟期满之日，再上功德银六钱，方准外出帮工、开铺。如有抗违不遵公同，议罚议革。”师约签订后，存查备案。1906年起，昆明中药业实施“投师文约”，办理师约手续，在行业内明确师徒关系。川西滇三帮每年正月在昆明三皇宫（今鱼课司街）会馆集会，举行全药材业参加的“药王会”，交流行情，办理“师约公具”。1931年3月，昆明市药材业同业公会正式成立。会址设在四牌坊的“百寿堂”内。公会职员由药铺店主或店员充当，负责办理投师文约的签订和保管。办事职员称作“管事”，“管事”3年1届，轮流执掌。从此，昆明中药业师带徒制度走向成熟②。

三、师徒文化的内容

以师徒传习制度为核心的师徒文化，主要有如下具体内容：

（一）师徒合约或带教协议

与家传不同，师徒传习须订立书面文书，并在举荐人或中间人、公证人的证实下，制药师傅和学徒当面签订。师徒合约的主要内容有：

1.学习内容。近代昆明中药业《师约》的学习内容为“药材艺业”。“药材艺业”实际包含较广，凡与药材有关的药材识别、鉴定、贸易、经营以及中成药的制作、销售、推广等；还包括药店的经营管理等。1936年至1938年李述尧与毛少林共同担任昆明市药材业同业公会管事，办理师徒契约。1957年9月李述尧总结说：“国药业是技术性行业，要有专长经验，方能保障对人民健康服务。”学习的重点是医药专业技术知识。

2.招收程序。近代昆明中药业师傅招收学徒学艺，一般由中人举荐作保，父兄见证，行帮或同业公会具体办理签约手续。投师文约签订后，举行药工拜师仪

① 政协云南省委员会文史资料委员会．云南文史资料选辑·第49辑[M]．昆明：云南人民出版社，1996：12.

② 杨祝庆．近代昆明中药业的师徒传习制度[J]．中华医史杂志，2015，（4）：221-228.

式，正式收徒传艺。

3.学徒的责任。近代昆明中药业学徒的责任是跟师学习三年。三年内，不准怠工，不准外出帮工开店。三年满后，方准外出帮工开店。

4.学徒的义务。1924年行帮规定，学徒学满三年，领取执照后，须在老师铺内效力两年，学徒不能懒惰，老师不能薄待。效力期满后方准外出帮工开店。

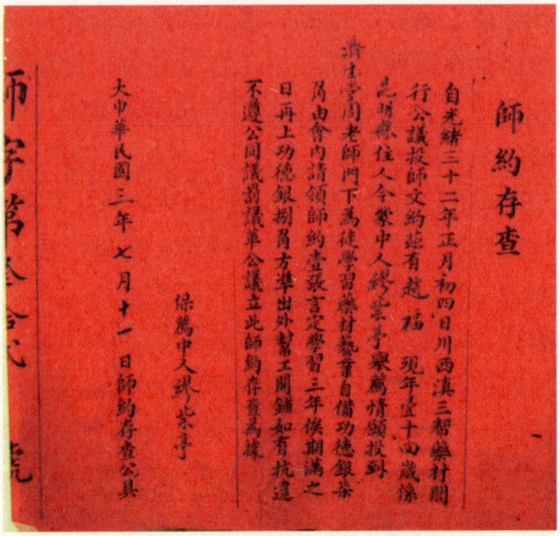
師約存查

自光緒三十二年正月初四日川西滇三幫藥材關行公議投師文約茲有趙福 現年壹十四歲係昆明縣住人今憑中人錢紫亭秉薦情願投到濟生堂周老師門下為徒學習藥材藝業自備功德銀柒兩由會內請領師約壹張言定學習三年俟期滿之日再上功德銀捌兩方準出外幫工開鋪如有抗違不遵公同議罰議單公議立此師約存查為據

保薦中人錢紫亭

大中華民國三年七月十一日師約存查公具

赵福（赵又仪）师约存查（昆明市档案馆藏）

（二）药工拜师仪式

药工拜师仪式，有的在“药王会”上举行，有的在师傅家里或药店里举行。下面以赵子信为例，看看近代的拜师仪式。赵子信是1934年去天福参药号拜郑继卿为师的。2013年5月，赵子信回忆他的拜师过程：

郑继卿是我的师傅，他是天福参药号的店主。店开在光华街和正义路的交叉口（现正义坊购物中心北馆门口处）。我父亲赵杨才认识一位切药工安适生，安适生在一家姓段的药房切药，他那时已出师了，称安先生。安先生推荐我去天福参药号学习。拜师仪式是在师傅家里举行的。父亲带着我来到师傅家，交了五块钱。师傅坐在椅子上，旁边有那时的管事毛廷杰和李述尧、中间人安时生和父亲。管事先填了师约，接着主持仪式。我那时16岁，和另一位学徒李光辉一同跪地，向师傅磕头。磕头时，师傅说些鼓励的话，叫我好好学。磕完头，全部人聚餐。

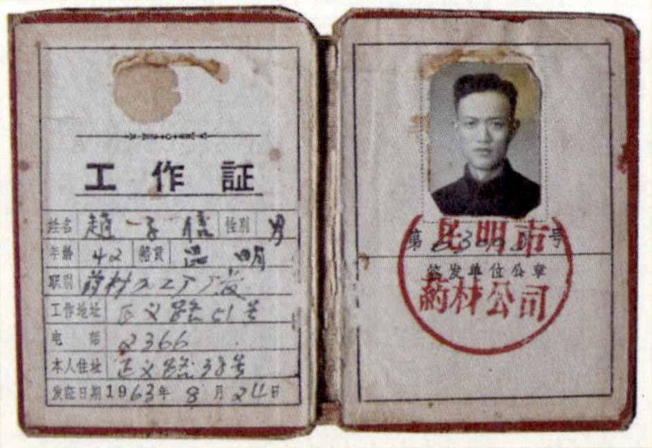

赵子信工作证内页

（三）师傅传授计划和记录

二十世纪六七十年代，中医界实施的师徒带教制度，签订师徒合约后，师傅拟定一定时期的传授计划，列举出教授科目、教授时间、考核方式等具体事项。改革开放以来恢复的师徒传习方案，继承了以前的一些做法和传授规定。这些中医界传承的计划和记录，为中药界恢复和完善师徒制度提供了借鉴。

（四）师徒使用的工具和用具

制药工具和用具是一定时期师徒的技术标识物。例如，旧时称药的戥子，研磨贵细药材的乳钵，人力碾药的碾槽，手工炒药的药铲，手工叠丸用的簸箕，手工数药片，机器泛丸用的糖衣锅，测量蜜温的测温计等等。有些是师傅的发明，有些是徒弟的创造，有的是师徒传承技艺的见证物，凝聚着制药技术，体现着师徒关系，映照着了文化传承。

四、师徒文化的作用

近代昆明中药业的师徒传习制度，从1906年实施，一直沿袭到1938年。因抗日战争全面爆发，昆明被日军轰炸，药铺避难而停顿。解放后恢复了一段时间。“十年内乱”期间停滞。2012年，昆中药逐渐恢复师带徒制度。

近代昆明中药业的师徒传习制度，先于学校教育而起，是中医药培养人才的重要形式。它适应昆明中药铺经济发展的需要，突破了家传的限制，扩大了中医药人才来源。经过长期的实施，师徒制度，培养了一批中医药专业人才。据昆明市店员工会联合会国药业工会统计，1950年，昆明中药铺的店员为277人。这些店员绝大部分后来成为技术工人，有的成为技术带头人。

近代昆明中药业的师徒传习制度，符合中药技艺口授心传的特点和规律。它的实施，加速了行业分工和技术发展，推动了手工作坊向工业化的转变，极大地提高了医药产业的生产力。

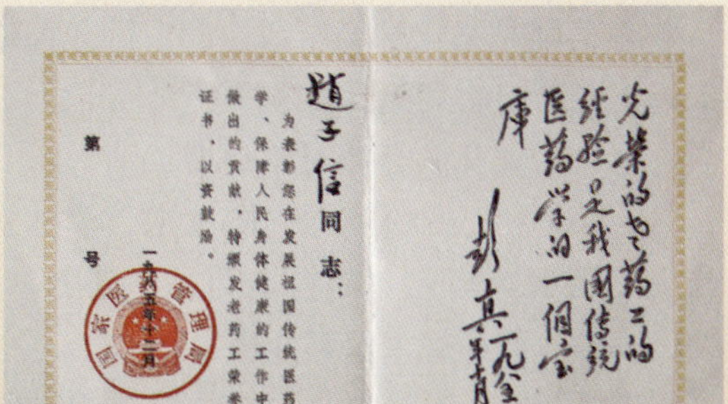

老药工荣誉证书内页

1985年10月，时任全国人大常委会委员长的彭真题词“光荣的老药工的经验是我国传统医药学的一个宝库”，倡导学习和继承老药工的技术经验。九三学社创始人、时任全国人大常委会副委员长的许德珩为“老药工荣誉证书”题名。1985年12月和1989年10月，国家医药管理局分两批表彰了老药工。昆明中药业的杨铁舟、赵子信、赵桂英、李正文、刘珍、朱德昌等人获得《老药工荣誉证书》（第2批封面为国徽和“荣誉证书”字样，内文为：“从事医药商业工作满三十年，为振兴、发展祖国医药事业，保障人民身体健康，做出了贡献。”也称老药工荣誉证书），充分肯定了老药工在发展祖国传统医药中的贡献。随着学校教育的普及，师徒传习成为制药技术技能提高的有益补充，发挥着课堂教育无法替代的作用。

第六节　老字号文化——群英荟萃的老药铺

昆中药是由82家老字号药铺组成的。这些老药铺历史悠久，文化厚重，是滋养中医传统制剂方法（昆中药传统中药制剂）的肥沃土壤。老字号文化是昆中药宝贵的财富。

一、老字号文化的含义

中医传统制剂方法（昆中药传统中药制剂）的老字号文化——是指1956年公私合营组成昆中药的起源店双美号、万松草堂、体德堂、福林堂、大安堂等82家老字号药铺和43家行商的历史和文化。

二、老字号文化的具体对象

老药铺是文化的场所或空间。因老药铺存留无几，这里的老字号文化指旧时依附于老药铺的其他事项。

老字号文化的具体对象是指：

1.双美号、万松草堂、体德堂、福林堂、大安堂等82家老字号药铺的药东、药工、药事、药艺、药料、药品、药方、药具、药柜、药单、药文、药档等人物、事件、制药加工及其介质。

2.双美号、万松草堂、体德堂、福林堂、大安堂等82家老字号药铺的经营之道、商业信条、价值观、民间习俗等经营思想和行为方式。

3.与上述老字号有关的历史背景、社会环境等信息材料。

三、老字号文化的典范

昆中药各老药铺世代相传，创造了自己鲜明的制剂文化。这些老药铺群英荟萃，名家辈出。许多业绩形成一座座文明高塔，映照后人。赫赫有名的诸如，朱亮卿接续双美号，翟玉六就地取材创立止咳丸，杨兴周全鹿为丸支起竞价台，郑筱臣首打电影广告推销郑氏女金丹。限于篇幅，这里仅举数例。

（一）朱亮卿用全部家当接续双美号

档案是历史的真实记录，为我们了解过去打开了一扇窗口。昆明地区过去的老字号药铺状况如何？从这扇窗口，管中窥豹，可见一斑。

在昆明市档案馆，静静地陈列着用草板纸包裹的旧卷宗。这种泛黄的纸板，俗称马粪纸。打开马粪纸，里面的纸张五花八门，有灰色的，有红色的，有黄色的，多数是绵纸，薄如蝉翼。小心翻开，上面的字竖着书写，漂亮的毛笔字一看就把你带入遥远的年代。

这份用繁体字竖排印刷的表单，标题为《昆明市人民政府工商业申请登记书》，是朱亮卿登记时的字迹。原文为“具登记申请人朱亮卿，今在本市开设双美号，经营药业，兹遵照昆明市人民政府工商业登记暂行办法，将应登记事项详细填报于后，请鉴核准予登记发证，谨呈昆明市人民政府，具登记申请人朱亮卿。”[①]填报时间为：公元一九五二年十月十七日。朱亮卿45岁，这年是朱亮卿及其家人的一个转折点。这一纸申请意味着延续500多年的双美号恢复经营。

在后面填写的表格里，名称项下写着“双美号”，营业地址为：“正义路水升巷_号”。制成品名称为：“小儿化风丹”。“双美”是他祖辈朱双美的名字。昆明市工商行政管理局准予制销，发给执照。

在另一份档案里，可以看到双美号后来的发展。1961年4月填写的《昆明市工商界私从人员登记表》，这是公私合营后填写的。“私从人员”，指过去的私营业主在合营企业的从业人员。表是私从人员填报的，一人一表。朱亮卿在个人简历一览写道：1922—1926年在开智印刷公司当工人，1927—1930年开设茂兴织袜社，1931—1932年在协恒昌商号任职员，1933—1941年开设卿汇纸号，1942—1951年在维新纸店做出纳，1952—1958年开设双美药号，1958年公私合营调金马药店，为营业员[②]。金马药店为昆明市药材公司所属商店，归口昆明市商业局领导。

---

① 昆明市人民政府工商业申请登记书//昆明市工商行政管理局．关于国药业商业户（19）52-53年开业申请表．昆明市档案馆，档号：59-1-2255.

② 昆明市药材公司．昆明市工商界私从人员登记表［朱亮卿］//（昆明市）药材公司私从人员登记表[1961].昆明市档案馆，档号：7-1-702.

经历无数失败和痛苦之后，如同他的先人一样，朱亮卿选择了活人济世的道路。新中国成立后，朱亮卿继续投身到小儿化风丹的经营之中。

2013年8月退休在家的朱亮卿二子朱禄华说：

“解放后，公私合营时，听我父亲说，我家全部家当都入社了，支持国家社会主义建设。”

非遗组查到一份档案，证实双美号的确是这样。

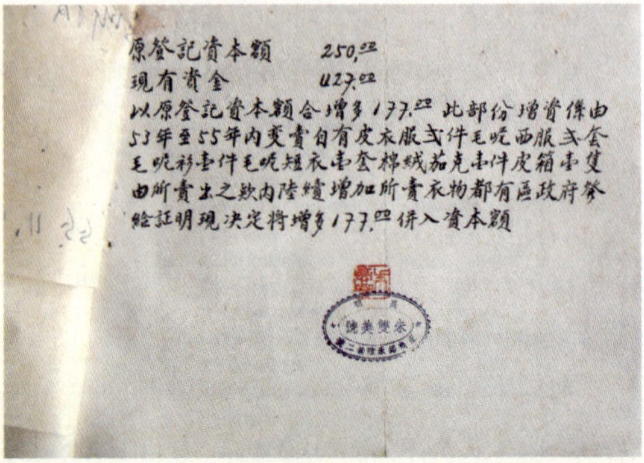
原登記資本額　250.00
現有資金　427.00
以原登記資本額合增多177.00此部份增資係由53年至55年內变賣自有皮衣服弍件毛呢西服弍套毛呢衫壹件毛呢短衣壹套棉絨茄克壹件皮箱壹隻由所賣出之款內陸續增加所賣衣物都有區政府發給証明現決定將增多177.00併入資本額

1955年11月，朱双美号增资条

公私合营之前，昆明市工商行政管理局普查了私营商业情况。1955年8月31日，双美药号在普查中申报的资本额为250元。随后，朱亮卿又将变卖自有衣物之款增加到资本额中。所变卖的有皮衣服2件、毛呢西服2套、毛呢衫1件、毛呢短衣1套、棉绒夹克1件、皮箱1双，共177元。11月，增资后资本额为427元①。朱亮卿全部家当都入了社，参加公私合营。

朱禄华接着说：“后来搬家，没留下什么。原来还用过石研钵、擀面棍、筛子、箩筛这些工具，现在都没留下了。只有这个刮子，我一直挂在腰间，做个纪念。刮子是我母亲做药时用的。方子没见过，那时我还小。还有一本解放前的一本医书《药性词典》，我时常翻翻。”

（二）翟玉六就地取材创立止咳丸

肺痨，是肺结核的古称，是一种急性传染病。旧时中国，因此病而死亡的贫民不计其数。云南历史上肺结核、呼吸系统疾病严重，昆明也不例外。据民国时期的统计，仅昆明市巡回医疗队景星镇卫生所民国三十七年（1948年）7月诊疗的323病例中，大叶肺炎9人、肺结核11人、其他呼吸系统疾病63人，占25.7%②。

为治疗这些疾病，许多有识之士开出了有效的药方。翟玉六，采用云南中药就地取材，创制了止咳丸。其后辈保存的碑文拓片，记录着翟玉六传奇的一生。

① 朱双美号.[增资便条]//昆明市工商行政管理局.关于国药业商业户（19）52-53年开业申请表.昆明市档案馆，档号：59-1-2255.

② 云南省昆明市巡回医疗队景星镇卫生所（民国）三十七年7月工作月报表//云南省会警察局卫生科.该科及所属医疗领用、报销药品之清册等[1946.5.24～1948.11.29].昆明市档案馆，档号：30—7—25.

翟玉六（公元1828～1927年），字兆瑞，号玉六，祖籍四川会理。他自幼喜爱中医药，在校求学时受祖父影响初识医书，帮助父亲翟镜舫给乡邻看病。20岁时遵照父亲的训示，外出游历访医。在外10年，他遍访地方名医，吸取别人的经验，穷究医理，广识药材。30岁时，父亲生病才返回四川，专心在蜀地行医。清光绪十七年（公元1891年）创翟玉六堂于昆明。

一天，翟玉六在重庆一带行医时，来了一位商人，他说自己浑身奇痒，不知先生有何良方。翟玉六给他开了几包药，商人服后有所缓解。过了几天，商人特上门感谢。这位商人就是被誉为“钱王”的云南巨商王炽。他在云南昆明开设同庆丰总票号，在外埠开设天顺祥分号。来到重庆时，结识了翟玉六。

光绪甲午年（公元1894年），王炽返回昆明。不久，背部生痈（毒疮），腐烂到骨头，日夜号啕大哭。本地医生看过多人，仍无松动。忽然，他想起曾给他看过病的翟玉六，便差人延请翟玉六来昆治病。翟玉六一到，王炽问他：染上这痒子病，我还能活吗？翟玉六诊断后，给王炽抓了几副药，说：内体无大碍，若调养得时，尚可万福。王炽心喜，留住府内。翟玉六根据王炽的起居、饮食、生意、年龄等情况，给他仔细调养，如限制腥荤，搀扶走动，生意交他人经管，茗茶静养等。经过半年的治疗，翟玉六终于治好了王炽的顽疾。

在昆明停留期间，云南府的知府正患肺病，整日咳嗽不止，时有咳血，生命垂危。王炽推荐翟玉六给知府看病。翟玉六初方后，止住了咳血；复方后咳嗽缓解；五方后气喘均匀；一个月后肺病痊愈。知府重金酬谢，翟玉六坚辞不受。自此，“翟止咳”的名声逐渐传开了，在云南中医药界享有盛名。

又住了些时日，翟玉六母亲生病，他便返回四川。云南府的知府念及他的救命之恩，再三写信邀请他迁居昆明，翟玉六还受到王炽的邀请。光绪三十三年（公元1907年），他取得家人同意后，便举家迁至昆明，并研制翟玉六止咳丸行于市。

那时，肺病横行，民间谈虎色变，偏僻地区更是束手无策。翟玉六急病人所急，总结自己的治疗经验，继承祖父翟庚唐、父亲翟镜舫的处方传统，结合当时云南出产“土膏”的实际，在家传验方的基础上，创制“立止咳嗽丸”。止咳丸问世后，百姓争相购买。很快就销往广东、上海等地，一度出现“远近函购，日不暇给”的兴旺局面。

王炽会同云南府知府与巡抚等人，向朝廷推荐翟玉六，进献止咳丸供宫廷使用，朝廷遂颁诏，封翟玉六为奉正大夫，赏五品花翎顶戴，赐黄马褂和鹦鹉绿八人大轿，其夫人何氏也被封为宜人。

1916年，云南名士袁嘉谷和赵藩上门拜会翟玉六，赠予“良医也”和“痌瘝在抱”金匾（见本章第三节第二项）。

清代和民国时期，云南普遍种植土药（又称大烟、洋烟、鸦片、土膏），运往川广两湖等地，吸食土药盛行，其镇咳疗效为人所知。止咳丸加入了鸦片末，发挥其治疗作用。1954年在全国开展“禁毒禁烟”运动中，有人指责：止咳丸里有鸦片，是否应取缔？为此，中央卫生部颁发《成药管理办法》规定：中药成药，过去当具疗效的，不得硬性取缔。昆明市人民政府卫生局据此准予制售止咳丸，以满足群众的需要。国家对药品的这一具体政策，从群众利益出发，避免了一刀切的片面做法，也为后来实行药品特殊管理创造了经验，在药政史上具有一定的典型意义。

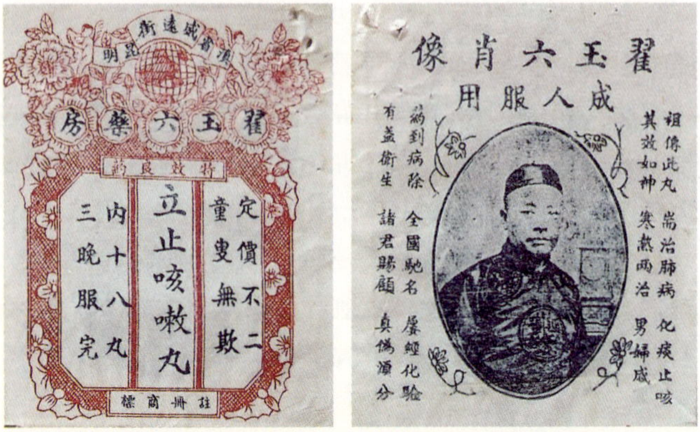

1951年1月，止咳丸药袋正面和背面

1965年以罂粟壳代用鸦片末（见本章第二节第三项），止咳丸得以继续生产使用。如今，止咳丸是“云南名牌产品”，列入国家基本药物。百年止咳丸，承载着一代儒医的大德厚爱，护佑着天下生灵。

（三）杨兴周全鹿为丸支起竞价台

杨尚文（公元1862—1923年），号兴周，云南大理人。少年时，入昆明春生堂药店当学徒，拜欧庆余为师。杨兴周苦读《证类本草》《本草纲目》《金匮要略》等医药经典，精通辨认药材、炮制切片、核算账目。10年后由学徒升为管事。

清宣统二年（公元1910年）在南门正街（现正义路）开设“大安药室”，经营汤药、丸散，兼营香港进出口药材。

当时，英国占据缅甸，法国占据越南。法国加紧对云南的掠夺。腾冲、蒙自、思茅等口岸相继开通。1910年，由法国投资的滇越铁路开通。法国、英国人在昆明的人数逐渐增多。针对外国人害怕染疟疾的担忧，药材业多以参茸燕桂来补虚祛疟，推销时应药。如清代武林潘编辑的《证治宝鉴》，用参茸归桂饮主治“疟疾，素虚人或病后、疮后、产后有汗者。”人参、鹿茸等成时尚药。

杨兴周独辟蹊径，以古方“全鹿丸”开创招牌。“全鹿丸”是明代张介宾《景岳全书》的补药。“此药能补诸虚百损，五劳七伤，功效不能尽述。人制一料服之，可以延年一纪。”该书说，“其法须四人共制一鹿，分而服之，逾年又共制之，四人共制四年，则每人得一全鹿。若一人独制一料，恐久留变坏，药力不全矣。”

杨兴周根据全鹿丸的服用方法，采取竞价订制的方式，组织销售。每年年初，邀达官贵人到场，场中支起一台，台上活鹿一只，轻灵祥瑞。杨兴周为宾客示意全鹿丸服法后，由客人竞价，并订下今年所用部位。何人订鹿茸肾尾骨，药店一一记下。订货后，店里再依照古法分制为丸。“用生黄娟作小袋五十条，每袋约盛一斤”，客人带回家中，“悬置通风处。用尽一袋，又取一袋。”如此四年为一周期，四年每人得一全鹿。

因稀罕独特，顾客争相购买，名噪一时。对平民百姓，大安堂制售十全大补丸、补中益气丸、归脾养心丸、六味地黄丸、还少丹等价廉物美的成药。不论贵贱，可批发，可拆零出售，童叟无欺，赢得越来越多的群众。

杨兴周进货药材地道。在徒弟文道西协助下，杨兴周在下关设分号，收购滇西药材，销售本堂的丸散膏丹。随着省内外的扩大，还做出口业务。川贝、云连等名贵地道药材，过境越南，远销香港。

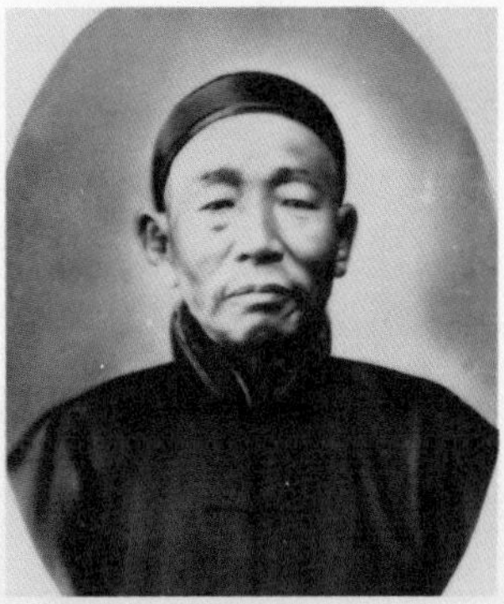

大安堂杨兴周1931年于上海绘（杨寿丰藏）

（四）郑筱臣首打电影广告和邮售业务

2013年5月，体德堂的后代郑家声，忆起郑筱臣的事迹。郑家声口述道：

郑筱臣为郑廉臣的儿子，也就是我的父亲，母亲赵维丰。郑筱臣还有一兄郑幼臣，又名郑鸿勋，当时体德堂药品仿单上印有兄弟俩的头像。那时就有分号了。总发行所在三纛巷（清代称三纛巷。纛，tú，涂，旗子的意思。现民权街）口，新修西式门铺面。制药房兼售货处设二纛街（现民生巷）168号。他们是“体德堂”的第五代传人。大伯郑幼臣逝世后，我父亲郑筱臣继续经营“体德堂”。那时为清代末期。

民国期间，我父亲郑筱臣继承家业，经营在昆明民权街58号的体德堂铁栅栏老铺。那时属于二区华山镇六保。1935年派侄子郑硕甫在贵阳开设“云南体德

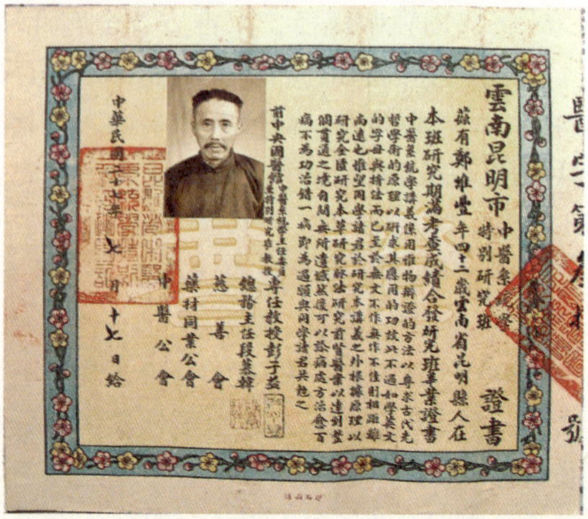

体德堂郑维丰中医学习班毕业证书（郑家声藏）

堂”分号，并经杨大安堂，委托正大公司将“郑氏女金丹”销售到港澳及东南亚一带。

抗战时期，内地许多人南迁到昆，昆明渐渐热闹起来。原本火热的电影、歌舞等娱乐活动更是热闹非凡。我父亲郑筱臣打听到，在电影放映前，可插入幻灯片作广告，于是联系电影公司，打起女金丹广告。

父亲绘制了“郑氏女金丹”幻灯片作广告，在南屏电影院、大光明电影院放映。“祖传秘方，送子金丹”的名气，一下子被观众传开了。

省内外或边远地区的患者有邮购郑氏女金丹的来信，父亲为了扩展营业，通过邮政寄送药品业务，方便患者购药。这两件事，使体德堂成为云南首家使用电影广告的中药店，也是最早开展中药邮售业务的药房。

秉承父亲遗志，我收集、保存和编写了云南体德堂郑氏女金丹的中药文化历史资料。

四、老药铺的礼俗

老药铺，是历史文化名城昆明的重要部分。老药铺的服务和信誉，像人体的血液一样，流淌在居民的生活之中。这些信誉与中华传统文化相融合，形成一些日常礼俗，如姓氏与药号联名、姓氏与药品联名、称“先生”“某师”、初一或十五半价赠药、药工拜师仪式等等习惯。

人们称呼某一药堂时，总要在前面加上这家店主的姓氏。如“孙万松草堂”“李福林堂”“杨保龄药室”“杨大安堂”“姚福元堂”“赵百福堂”“徐寅生堂”“聂成春堂”等，姓氏与药号联称，在药号之前冠以主人的姓氏。这种姓氏与店主联名，体现的是对医家和药店的信赖，反映的是和谐、融洽的医患关系。

姓氏与店名联称之外，还有姓氏与药名联称。在民间，病家对药家往往喜欢把姓氏放在药名之前，如称“阮氏上清丸”“姚济资生丸”“翟玉六止咳丸”“郑氏女金丹”等。名家的姓氏缀在药名之前，姓药相联，传递的是患者对医药名家的尊重和忠诚，是对医药名家以仁治病、以诚经营的爱戴和肯定。

药铺和药名冠于店家姓氏，这是患者的口碑。就生产者与消费者的关系而言，它是一种有着深厚认同感的显现文化现象。旧时姓氏与药铺联称、姓氏与药名联称的现象，对今天的人们不无借鉴意义。

昆明中药业内，对长辈和先入行的人极为尊重。旧时，对药铺管事和账房，学徒尊称“张先生”“文先生”等；对先入行的，尊称“陈师傅”或“师傅”等。解放后，在工厂里，这一习俗保留了下来，稍有变化，一般称长辈和同事为“郎师”“吴师”“刘师”“赵师”等，在师傅的“师”之前加对方姓氏，并且不说出“傅”字，既简洁又亲切。师者所以传道授业解惑也，对传承技艺的尊重，渗透到称呼之中。直到现在，这一礼数在厂里仍很时兴。

药为免灾之物，老药铺常遵循“救人一命胜造七级浮屠”的佛教思想，把消灾免难、济世救人作为经商的职业道德，往往乐善好施。比如，“每月初一十五减价一半”，这句话是清代福林堂刻在“清肺化痰丸”广告雕版上的承诺。除开促销外，减价一半，对贫民而言，也是救人之举。又如，成春堂“每逢朔望两日奉送截疟丹”，体德堂“订货只取工本”，翟玉六药房对五岁以下小儿制有“小儿咳嗽丸”，这些都着眼于患者。

第七节　勤勉文化——艰苦奋斗的发展历程

勤勉是昆中药人的优良品质。中医传统制剂方法（昆中药传统中药制剂）是历代昆中药人勤勉敬业、艰苦奋斗的结果。勤勉文化是昆中药传统中药制剂的拥有者和传承人所体现的工作作风和基本行为特质。

一、勤勉文化的含义

中医传统制剂方法（昆中药传统中药制剂）的勤勉文化——是指历代药工形成的勤劳不懈，努力不止，不怕艰难困苦，坚持制药救人的品格及其发展历史。

二、勤勉文化的内容与具体表现

勤勉文化的内容：思想层面上甘愿付出；行动层面上精益求精。

勤勉文化的具体表现：

1.工作中勤劳敬业，勤俭节约，任劳任怨，尽职尽责，兢兢业业，埋头苦干。

2.勇于承担任务，并千方百计为实现目标而努力。

3.不怕苦，不怕累，不被困难所吓倒，能以更高的标准要求自己，不断改进工作和事业。

4.关心同事，重视质量，遵守职业道德。

5.关心病人，英勇地与疾病作斗争，战斗在疫病防治的第一线。

6.维护同业利益，愿意继承和弘扬祖国中医药学。

三、勤勉文化的历史

自肇启以来，昆中药人以“毋减毋糙修精品，勤心勤力志康宁”为精神，艰苦奋斗，勤俭发展，书写了祖国传统中医药在近现代史上光辉的发展历史！

明清时期，双美药号、万松草堂等私人药铺，勤俭持家，怀揣“济世救生”的愿望，在家庭作坊里制造小儿化风丹、犀角保童丸等中成药。那时，社会动荡，民不聊生，全家生计难保，但是朱双美、孙光豫的后代，依然接过祖先遗产，把祖传药方作为安身立命之本，安分守己制药济人，一代接一代发展着中药事业。

民国时期，尤其全面抗日战争时期，日本侵略者扶持的汪精卫政府，1929年通过《废止旧医以扫除医事卫生之障碍案》，企图取缔中医药。云南中医药界推举吴佩衡赴上海，与全国中医药界一起抵制政府的反动政策，与亲日派作艰苦的斗争。1936年，汪伪政府被迫保留中医药。此后云南中医药界“加紧自强，抗战守土”的呼声更加高涨。

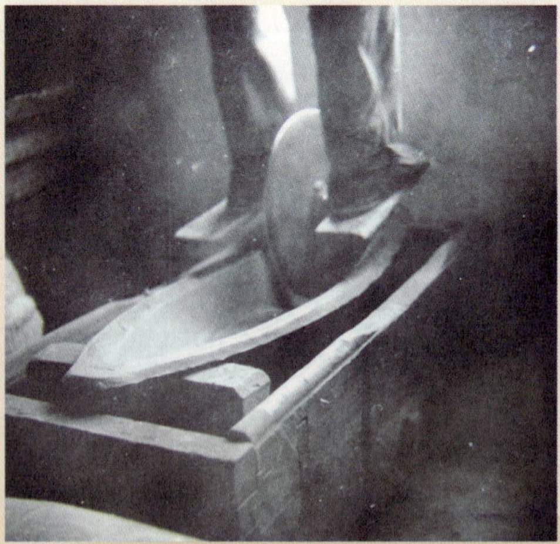
旧时药工在碾槽里跐碾轮碾药（1958年彭云波摄）

民国时期，西医药冲击着医药市场。昆明市药材业同业公会积极响应“加紧自强”号召，编印了中药铺制药标准《昆明方目》，规范成药制售，提高质量。其目的在于“惕吾业之修合，向之配制精确者，俾更自奋自励，精益求精；向之敷衍疏忽者，俾自警自觉，亟思改善”。这是昆明中药行业的一次自我革新。

旧时的手工作坊，制药药工十分艰辛，整天得与碾槽、土灶、铁锅、案板、切刀……打交道。制药被喻为“骑木马耍大刀，脚蹬风火轮”。其时有顺口溜曰：“昆明中药历史长，最苦最累造药郎。吃的都是灰灰饭，睡的皆为渣渣床。”就是在这种情况下，制药工人依然自力更生，艰苦奋斗，任劳任怨，尽职尽责，传承着制药技艺。张海清、杨万和等盲人碾药切药，他们自食其力、不畏艰辛，体现了勤奋向上的工作态度。

四、勤勉文化的事迹

昆中药的历史是一部艰苦奋斗的发展史。尤其在建厂初期，老一辈人风餐露宿，无私奉献，扎下了工厂的根基。

（一）群策群力搬南坝

据赵子信2013年5月回忆：1956年昆明全行业公私合营时，条件很艰苦。厂名为公私合营昆明市中药材加工厂，直接管辖本企业的机关为中国药材公司云南省昆明市公司。加工厂在市区有3个组，分散在沙朗巷、三市街和顺城街3处。还没成立车间，称生产班组。蜜丸班组刘企培负责，在沙朗巷；咀片班组邱云负责，在三市街；磨药班组张国柱、袁明负责，在万钟街。全厂只有1个综合办公室，在三市街。只有我、赵又仪、任亮卿和何聚海4名行政管理人员。生产还没有机器，全靠手工。1957年，国家投资咀片生产机1部，是加工厂第一部机器。

由于班组分散，效率低下。当时厂里的产值和利润都很低，每年实现利润不足1万元，主要来源是以收取药材加工费为主。1959年7月，工厂下放到地方管理，业务主管部门是昆明市第一商业局，厂名称中国药材公司云南省昆明市公司药材加工厂，后又改为昆明市药材采购供应站加工厂。业务直接受省药材公司（下有市药材公司）领导，经营范围为商业、中药。当时是条块结合的管理体制，实行统一领导、统一计划、统一核算，分级管理；行政上受区政府领导，先归五华区区政府领导，后划归盘龙区区政府领导。

为提高生产能力，我们向上级领导交了一份请示，请求政府划一块地，把分散在市区的几处生产班组集中在一起。省委、省政府很关心，省长刘明辉批转同意划拨。几经选址，最后选定南坝。白手起家建起这个厂。

当时，南坝有药材公司的两间半仓库。利用仓库，把市区分散的班组搬迁到南坝，另外建了一个四合院，就开始生产。起初，生产十分简陋，生产工具原始，没有锅炉房，没有烤房，没有职工住房。职工分散住在市区内，来厂里上班走的是农田埂子，常常赤脚才能躺过水田。药材干燥是靠天吃饭，在四合院内找一块平整的场地，药材直接铺开在地面，靠太阳晒。一到夏天，院内成了晒场。厂里的运输工具是1辆马车、1张人力三轮车和2张人力板车。

三年经济困难时期（1959—1961年），厂里和全国一样，面临重重困难。自然灾害闹得人们没有粮食吃。南坝厂区地势低，又是土路，夏天常被水淹。在搞生产外，大家自己动手，修沟、排水，又搞生活自救。食堂没有蔬菜和肉，我们就利用周边空地，种菜养猪。大家群策群力，披荆斩棘，逐步在南坝站稳脚跟。

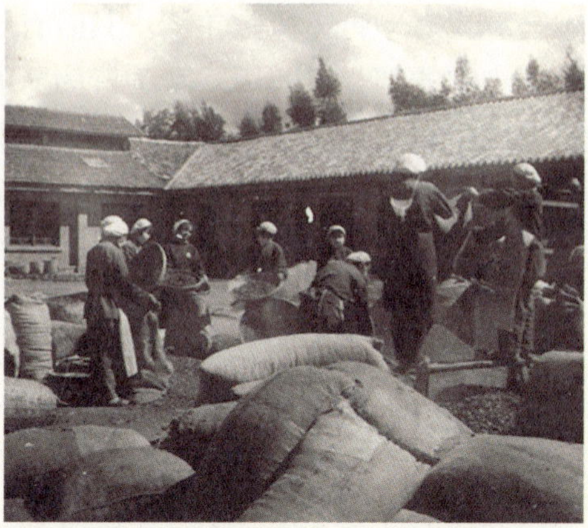
1965年，药工在晒场上晾晒筛拣药材（彭云波摄）

1964年2月，全国掀起学大庆经验的运动。1年多后，1965年，昆明市药材公司提出，把药材加工厂从昆明市第一商业局合给公司来管，商业局同意。厂名变更为昆明市药材公司中药制药厂，又称昆明市药材公司中药厂。为此，昆明市药材公司的党总支书记李辉，借用空军的几部车，3天搬下南坝。把分散在市区内3处的班组工具用具搬到南坝厂区。

（二）白求恩式的国际主义战士

1970年4月4日，《云南日报》第2版以题为《为世界革命勇于献身——记我省援越药材技术人员、共产党员杨润》，报道了昆明中药厂技术人员杨润援越事迹，当时越南莱州省卫生厅厅长赞扬杨润是“国际主义战士，中国的白求恩”。对杨润毫不利己、专门利人的精神给予高度评价。

杨润是昆明官渡区六甲乡小河哨村人。1917年生，高小毕业后，1931年1月开始进入药行，先后在福元堂、福林堂、天福参药号、同信堂等药店当学徒，学习药材知识，制作丸药。抗日战争全面爆发后，考入昆明陆军医院护士班学习。1939年8月分配到滇缅铁路卫生处当护士。1940年6月，因日本侵略军进攻滇西而回昆。后来，进入济康堂、惠安堂和大安堂祺昌药号做丸药。做药期间，每回到乡里，邻里都要找他看病，久而久之，成了远近闻名的杨医生。

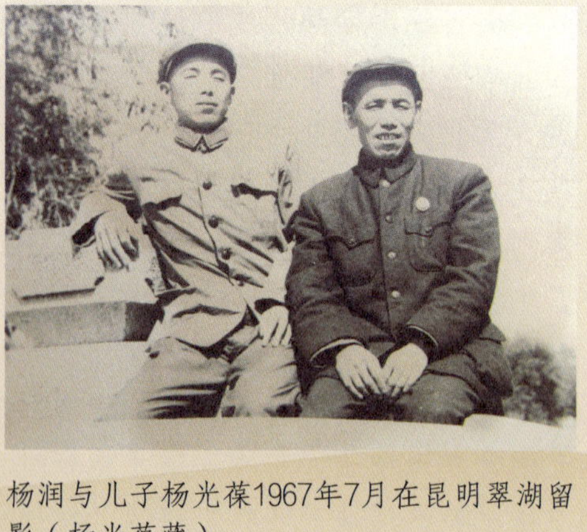
杨润与儿子杨光葆1967年7月在昆明翠湖留影（杨光葆藏）

1956年公私合营，杨润随着大安堂一起并入加工厂，在沙朗巷丸药班组。1958年调任昆明市盘龙区人民医院党支部副书记及南屏街门诊部主任。1962年调回加工厂咀片班组，是该组负责人。1963年任加工厂党支部书记。当时粮食供应不足，他带领群众，自力更生搞生产保生活，他种的金瓜、金豆、白菜又嫩又鲜，无偿交给职工食堂，改善职工伙食。他公而忘私，自己却住着养马房。这种无私奉献的精神，感染着职工。

“抗美援越”时候，响应党的号召，他与云南省药材公司的胡守彬和加工厂李荫南（即李应楠）一起，支援越南的社会主义建设。杨润任医药组组长。在越南莱州省，他带领越南人民种植三七、当归、白术等中药材，给当地卫生人员传授药材的保管方法。他没日没夜地给群众看病、治病。帮助当地制药厂改进工具，教药工制药技术，尤其他擅长的丸药，从配方、选材、加工到包装。他常常披星戴月，满腔热忱地工作。由于条件限制，制出的药物没有动物试验，杨润就亲口品尝，用自己做试验。1969年11月17日在指导草乌加工时，不幸中毒牺牲，献出了年轻的生命。19日安葬于越南莱州省封土县孟索乡王窝凹村。越南总理府授予他2枚友谊勋章。云南省委、省人民政府授予他“白求恩国际共产主义战士”“优秀共产党员”等光荣称号，表彰他勇于献身的精神。

（三）七天七夜自制浸膏锅

1968年，昆明中药厂为了扩大生产，开发了片剂这一新的剂型，准备上片剂生产线。浸膏是制片剂的原料之一。当时，厂里没有煎煮浸膏的锅、渗漉药汁的罐等制药设备，这直接制约着片剂的上马。于是，职工群众轰轰烈烈地大搞技术革新，该引进的引进，该自制的自制。

解决煮锅的问题交给了陈晋昆和刘礼志。他们二话没说，卷起袖子从头学。到兄弟单位看样，找能够使用的旧零件，画图纸……经过反复比较，理出了一点思路。但是煎煮锅是自制还是外购，依然卡了壳。

厂里的上级单位昆明市药材公司经理李鸿昌听到后说：“这个锅我来帮他们整。”李鸿昌带着钉锤、锉刀等工具来到厂里，亲自上机床，带领陈晋昆、刘礼志等人，奋战七天七夜，量体裁衣，用铁皮敲成两口浸膏锅。有了

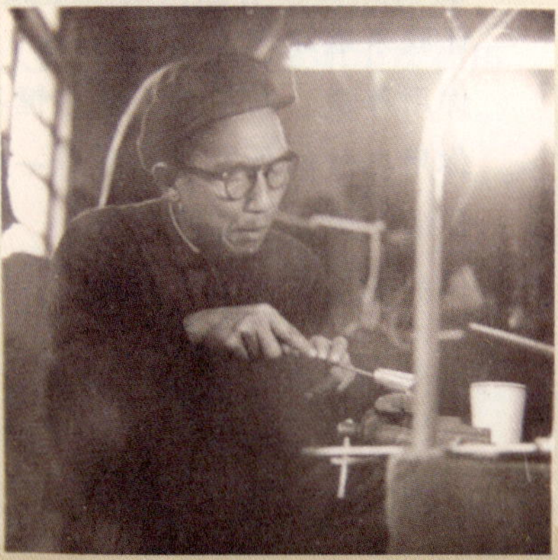

1972年，李鸿昌与机修工共同自制浸膏锅（彭云波摄）

五大老字号“虽然创建时间不同，但均体现了相同的历史悠久的特点：五大老字号均具有250年以上传承史，都经历了私人药铺到建国初期的公私合营，再到现在的公司制现代企业转型的复杂过程。五大老字号的历史代表了源远流长的中国医药文化历史”。①

二、昆明历史文化的见证

中药史贯穿在昆明城市建设之中。本书第二章，记述了昆明中药从运销药材的商号，到立店制造和经营中成药的历史。《云南省志·医药志》《云南省卫生通志》《昆明卫生志》《昆明市志长编》等历史文献，专题汇编了昆明中医药历史和文化。《昆明风物志》《云南简史》等地方史志都把中医药作为地方历史文化的重要内容。昆明中药铺悠久的历史，是中国历史文化名城——昆明的见证。

民国时期罗养儒回忆录《云南掌故》对昆明医药情况记载甚多。如卷九“滇中出产物品之丰富”一节、卷十五“官医局”、卷十六“昆明之药材铺”“药材铺的行规”“药材铺之特殊形制”“昆明的草药”、卷十七“中医姚静轩”“医治跌打损伤的神手——彝族草药医生”等，涉及昆明医药行业的方方面面。罗养儒《云南掌故》拾遗补阙，为我们留下了近现代昆明“社会之情状，人民之习尚”的历史事迹，留下了居民生活中的昆明医药文化②。

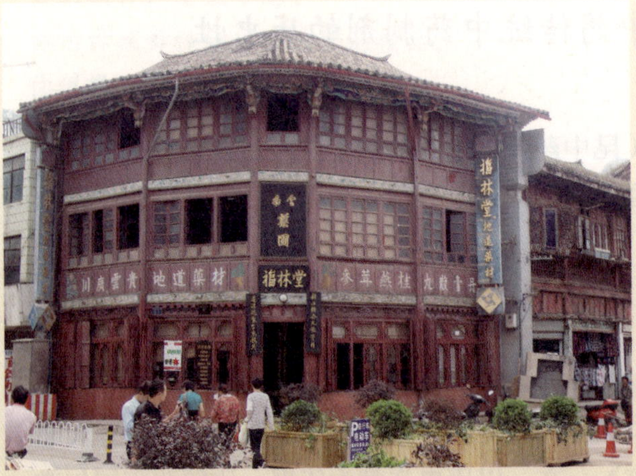

位于昆明光华街的福林堂老铺（杨祝庆摄）

何秉智《解放以前云南医药简略》概述了中华人民共和国成立前云南医药情况。该书分别就医师、药品、医院和诊所记其大略，记录了珍贵的昆明医药史迹。这些医药史料是昆明历史文化的重要组成部分。

如今矗立在光华街上的福林堂，始建于清咸丰丁巳年（公元1857年）。1990年被当地政府列为文物保护单位，后

① 陈宗凤．中国五大老字号中成药企业历史及其特色比较[J]．云南中医中药杂志，2014，35(9)：90-93.

② 罗养儒．云南掌故[M]．昆明：云南民族出版社，1996.

被商务部认定为“中华老字号”企业，是昆中药的起源店之一。这座建筑既是昆明中医药的代表，也是昆明城市的记忆。

非遗“昆中药传统中药制剂”产品，如止咳丸、郑氏女金丹、舒肝散、肥儿疳积散等中成药，是百姓日常所需，融入昆明人甚至云南人的生活之中，成为集体记忆的载体。许多居民依赖昆明中医药生活，须臾不离。

三、云南历史文化的缩影

非遗“昆中药传统中药制剂”的历史，是云南社会历史的缩影。近代，西方外交官、军队医生把昆明中医药作为云南日常民生给予拍摄和传播。例如，清末，法国驻滇总领事方苏雅拍摄于1896年至1904年昆明的图片，记录了当时昆明的传染病、药材和药市等情形。

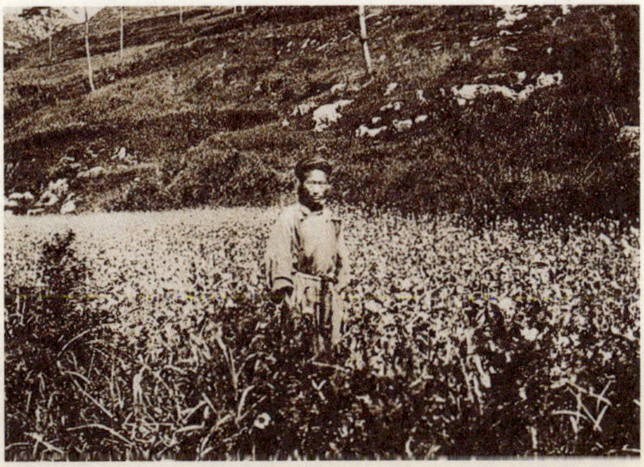

罂粟田里的中国人（红河—昆明。1899年[法]方苏雅摄）

方苏雅的旧照后来编辑成《昆明晚清绝照》一书。该书收载有“揉茶者（1896年红河）”“盛大庙会（1899年昆明）”“罂粟田里的中国人”“患佝偻的男孩（1900年昆明）”“茶之路（1904年云南川藏）”“有小脚的男角”等照片，反映了清末昆明的医药状况。天花、麻风、鼠疫、霍乱、疟疾等传染病蔓延。佝偻病、大脖子病（瘿袋）等地方病盛行，贫民在死亡线上挣扎。罂粟种植普遍，烟贩通过“茶马古道”将茶叶、药物、食盐等物资运销外省。药铺经济撑起了昆明四大职业滇剧戏班——药王庙（今北京路中段）的福寿班，来自中药铺大户体德堂的郑云芳成为旦角名演员[①]。

美国军医克林顿·米莱特在援华抗战中，拍摄了152幅彩色照片，反映昆明战况，其中有中药铺的情景（参见本书第37页）。云南省博物馆2004年5月举办《华夏·1944·彩色昆明》展览，中央电视台10频道讲述栏目为此专程来昆明做了专题报道。目前，这些彩色照片收藏在国家博物馆[②]。

①《昆明晚清绝照》编委会．昆明晚清绝照 [M]，北京：中国文联出版社，1999．

② 金飞豹．1945 美国老兵昆明印象 [M]．昆明：云南人民出版社，2011.

李孝友《昆明风物志》（第三版）增加了《往昔昆明的医药卫生事业》一章，介绍了自清代以来，文献中记载的昆明医药卫生的梗概[①]。该书还专设“药材及其他”“兰茂三书”等章节，讲述了昆明的土特产和人物逸事，肯定了医药文化在昆明文化中的地位。

马曜主编的《云南简史》收载了明清以来的医药成就，把它作为明清云南文化的主要贡献之一。书中简述了明代兰茂的医学成就。概述了清代吴其濬《植物名实图考》的内容和流传。简述了清代中叶至民国初年昆明的几大中医流派，如姚方奇世家、李裕采世家、康敬斋世家、戴显臣世家等主要中医流派。在近代云南文化中，概述了曲焕章、吴佩衡、苏采臣、王运通、黄良臣等名医业绩[②]。

悠久的历史积淀了丰富的品种。昆中药悠久的历史性，使其制剂种类丰富、适应证广泛、开发利用空间大。据非遗项目“昆中药传统中药制剂”统计，该非遗项目产品为99个（含不同剂型和规格），如果加上现代制剂，共有药品批准文号140个（含不同剂型和规格）（见本书第四章）。这些丰富的中成药药品是云南历史文化长期滋养的产物。

悠久的历史孕育出厚重的文化——非遗“昆中药传统中药制剂”，它是云南中药业创新和利用的源泉，是我国中药业创新和国际化发展的源泉。

第二节　昆中药传统中药制剂的区域性

非遗“昆中药传统中药制剂”具有鲜明的区域性、地方性或地区性特征。这项遗产是中医药与云南地道药材相结合的结晶，保留着地方食品制作技术，是云药文化的重要组成部分。

一、云南地道药材的结晶

云南天然药物资源丰富，素有“植物王国”“动物王国”“药物宝库”的美誉。据1985年至1990年全国中药资源普查资料，云南有天然药物6559种，其中药用植物6157种。中药资源总数和药用植物种数分别占全国的51.4%和55.4%，为全国之冠[③]。野生药材俯拾即是。

① 李孝友．昆明风物志 [M]. 昆明：云南民族出版社，1999：73.
② 马曜．云南简史（新增订本）[M]. 昆明：云南人民出版社，2009：129，198，202-203，292.
③ 云南省药材公司．云南中药资源名录 [M]. 北京：科学出版社，1993.

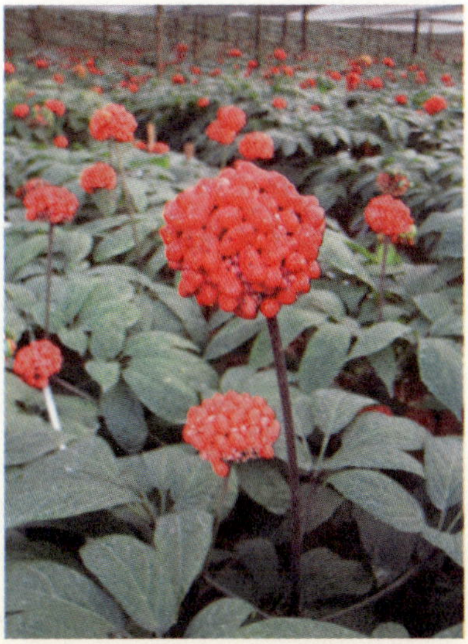
生长3年的文山三七红籽（杨祝庆摄）

云南药材品种多，质量优。云南三七、天麻、砂仁等地道药材，产量居全国首位，质量上乘。历史上就有“川广云贵，地道药材”的行话和用药习惯，云南地道药材因疗效显著而备受推崇，久负盛名。选用地道药材，是中医药保证质量的一个简便规则。

云南寒带、温带、亚热带和热带气候多样，为地道药材的种植和生产创造了天然条件。许多地道名贵中药材，云南独占鳌头。滇东北、滇西北高寒地带盛产天麻、虫草、当归等；滇南、滇东南以及滇西南等热带和亚热带地区，几乎包含了世界热带植物的主要生态环境，盛产龙血竭、铁皮石斛等南药；滇中温带地区盛产云黄连、云木香、云茯苓等地道药材。

非遗“昆中药传统中药制剂”，因地制宜，就地取材，具有极大的区位资源优势。昆中药传统中药制剂使用的滇产地道药材主要有砂仁、当归、白扁豆、白及、杨梅根、钻地风等30多种。例如，清肺化痰丸使用的川贝母和桔梗，止咳丸的罂粟壳，舒肝颗粒（舒肝散）的当归，金花消痤丸的栀子和山银花，参苏丸的茯苓和木香等，都是云南产出的重要药材。地道药材的使用，保证了药品质量，使疗效更加显著。

在昆中药独家生产的传统产品中，地道药材的特色更明显。据统计，截至2013年底，昆中药独家生产的传统产品有黄疸肝炎丸、止咳丸、金花消痤丸、桑菊银翘散、清肺化痰丸、感冒疏风丸、阮氏上清丸、益气健肾膏、生三七丸和熟三七丸共10个产品。它们都用云南地道药材做原料。黄疸肝炎丸13味药材中绝大部分药材，如茵陈、滇柴胡、栀子等是云南地道药材。桑菊银翘散中的川贝母、绿豆等云南药材，感冒疏风丸中的紫苏叶和谷芽等药材，阮氏上清丸中的儿茶、乌梅、诃子等药材，益气健肾膏中的茯苓，生三七丸和熟三七丸中的三七，它们都是云南重要的地道药材。

以清肺化痰丸为例，清肺化痰丸增加了云南药材川贝母、桔梗和款冬花，使其适应于咳喘重症，比如久咳、夜咳、咳嗽痰多、痰涎壅盛等症状。清肺化痰丸是在宋代《太平惠民和剂局方》三拗汤、明代《韩氏医通》三子养亲汤和《医方考》清气化痰丸三方的基础上，去白芥子，增加上述3味而组成的。化裁后，清肺化痰丸降气化痰、止咳平喘的功效更显著。1949年之前，清肺化痰丸在民间享有“五劳七伤之妙药，止嗽平喘之仙方”的美誉。

非遗“昆中药传统中药制剂”是祖国中医药理论与云南地道药材相融合的结晶，这一结晶呈现出与内地中医药文化不同的特质。

二、保留地方食品制作技术

非遗“昆中药传统中药制剂”的地方性特点，不仅体现在用药的地道性，而且体现在制药的本源性。非遗“昆中药传统中药制剂”的许多炮制和加工继承了云南地方的食品制作工艺。酒药、神曲、草乌、蜂蜜等的炮制技艺汲取了民间食品制作经验。

糊药使用的酒药、神曲等成分，继承了长久以来云南本地的制法。自古以来，云南在民间就有制作和使用酒药、神曲等食品作料的丰富经验和技术。昆明、曲靖、宜良、玉溪等地，民间制作酒药和神曲的技艺一直流传，有的技艺娴熟，成品质量优良。明代《滇南本草》已收载和使用酒药、神曲等食物，作为涪甜白酒（又称米酒、甜酒）的原料。作为云南特产，糊药使用酒药、神曲等成分，保留了云南地方制酒技术。这些源自本地的传统知识和技术，是其他地区所罕见的。

草乌是大活络丸和小活络丸等中成药的一种成分。这些中成药中的制草乌方法吸取了民间经验。草乌在云南民间使用久远，有经验的老年人用瓦罐将草乌一次性清水煮透，熬煮期间不添加冷水，连盛汤药的碗都不能沾着冷水，冬天服用取到助阳散寒的作用。昆明马街一带如今都年年有山后的彝族居民采挖黄草乌来售卖。尽管毒性较大，但是当地居民有成熟的煮制和使用方法，以去除毒性。昆明中成药吸收了民间清水煮草乌的传统方法，煮制时加入黑豆、甘草等辅料，煮透后再晒干待用。

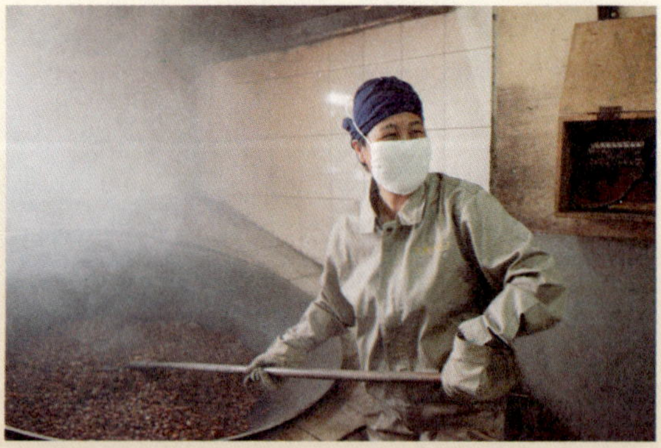

2014年，春永仙在炮制药材（王云鹏摄）

春永仙，炮制药材21年，讲起自己制草乌的经历：

1974年，我分配到药材加工厂。那时杨美珍介绍我们到配药车间，搞配方。1980年结完婚后，配方搞到1982年，就没有搞配方了。那时，配方要甩大麻袋，那是很需要力气的事，甩在板秤上，称药材，按处方称量，再堆放整齐。

1982年后，我做炒药工作，师傅是张淑珍，她要求我炒的时候要注意火力大小：开始用文火，后面用武火，火候要掌握好。中药里，炮制很关键。

草乌用煮蒸法。煮草乌的时候，先要用水泡，干草乌泡到发开，内核没干心，取出来切成片。另外用黑豆煮，还加生姜、甘草，煮烂滤出水，用大铁锅把豆滤出来，豆用作淡豆豉，汤汁水就用来煮草乌片。草乌片和汤汁水两样一起煮，煮透捞出再蒸，用木制甑子蒸到核内没有白色斑点，再捞出来晾晒。晒干后，成炙草乌片，交下道工序。炙草乌，关键要用大火煮到草乌透心地黑，透心它的毒性就放出来了。

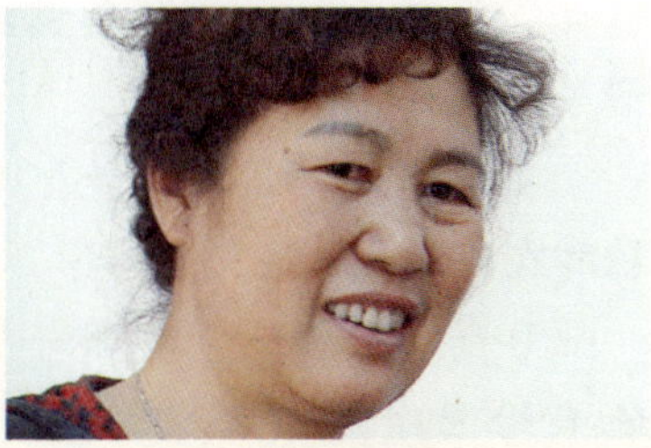

春永仙讲述草乌炮炙法（2014年）

这种黑豆煮蒸草乌法吸取了民间清水煮法的技术。后来，为了降低草乌毒性，有人将草乌制作方法作了改进，辅料除添加黑豆、生姜、甘草等外，还加入明矾；甑子蒸改为高压锅蒸，炮制方法更加丰富。无论制法如何变化，新的炮制法总是离不开老制法的借鉴和启发。

蜜制药丸吸收了云南民间熬饴糖的经验。饴糖，昆明、曲靖一带称糖消，是用小麦发芽后制成的稀薄的甜品。可直接食用，也可做成白糖，丁丁糖，食用。饴糖是滇中一带汉族居家常做的零食。熬制时，分大花、中花和细花。昆明中成药吸取了民间熬饴糖的经验，也用三花做法，先把蜂蜜熬稀，加入药粉，合成药坨，搓捻成药丸。

刘珍，71岁的老药工，2014年讲述自己炼蜜的经历：

王淑英、李美英两人是我的师傅，经验很丰富。王淑英是百福堂的女主，赵又仪的妻子；李美英是萱和药号的女主，赵萱的妻子。她们是旧时做药的行家。到加工厂做炮炒煅炙，一直做到退休。我1958年一进厂就跟她们学，她们教我炒药、制药，一共三人。那时，她们还留着小脚，工作很得力。

炼蜜分大花、中花和细花。不同的药炼蜜的程度不一样。炼大花蜜，像参苏理肺丸、清肺化痰丸、感冒苏风丸，炼蜜要炼成大花。大花也就是说，锅里面的蜜的水分要多一些，冒起的泡泡、泡沫花要大，要多，形象地就说成大花。中花蜜的水分又要少一些。十全大补丸、归脾丸、柏子养心丸、六味地黄丸，要熬成中花。细花蜜的水分更少一些。再造丸、固精丸，这些要熬成细花，又叫缎子，像绸缎一样细密。

蜜炼好后，接着，就把炼的蜜和药粉和在一起。

和药又分为大案和药与小案坨药，还有蜡壳组。做大案，先把药粉同蜜和在一起，擀、搓在一起，搓成25斤左右，瓷盘那么大，然后再用棉布，干净白色方形的，包裹起来，放到柜子里面，第二天再取出来用。如果不把它盖起来放到柜子，有些药坨就会起“雨气风”（药坨外层、面子部分会烂掉、变质的现象）。药坨第二天取出来，里面的部分还是热乎乎的。

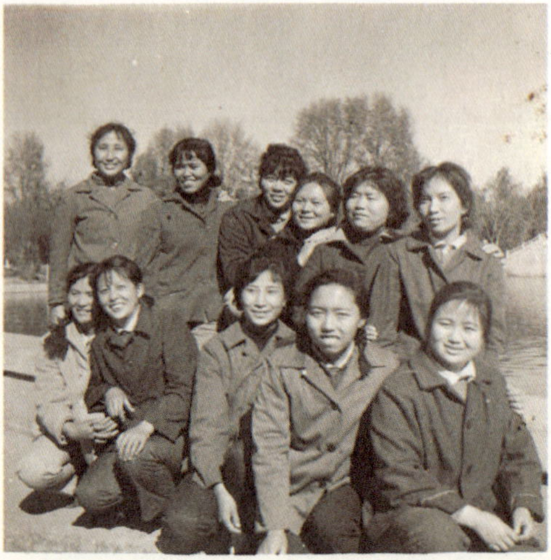

1972年，刘珍（后排右二）与浸膏车间青工合影

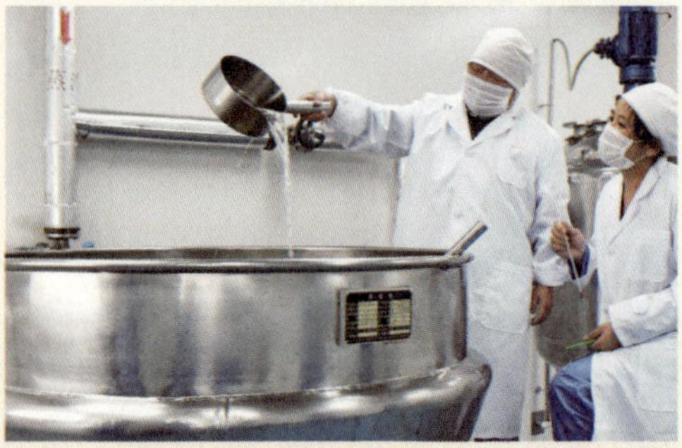

2015年1月，刘珍在教徒弟阮云和蜜（陈海宁摄）

第二天，是小案，取出来后，三钱一坨。药坨有多种，大的小的，有三钱的，有五钱的模。再搓，搓成杏仁大小，如归脾丸、女金丹，还要撒朱砂上衣，然后才包。其他不上衣的也就直接包。包是用蜡纸，蜡纸包好后再放入小盒。

这是蜜制药丸的大致过程。如同熬糖涽一样，炼蜜是其中重要的环节。

还有附片、白术、半夏、麦饼等药材的制法，也都吸取了昆明民间的制作经验，在炒、涽等炮制方面具有了鲜明的地方特色。

经过不断改进，不断完善，非遗“昆中药传统中药制剂”技术的区域标准、地方标准升为省级标准、国家标准。非遗“昆中药传统中药制剂”工艺技术先后载入《云南省药品标准》《卫生部药品标准》《中国药典》等标准中，成为法定的药品生产依据。

三、云南中医药文化的重要组成部分

从人文区位看，云南处于历史上多种民族迁徙、流动和频繁交往，多种文化交汇、渗透叠合的边缘地带。产生于此的云南医药文化具有多民族、多文化的区域性特点。非遗“昆中药传统中药制剂”是云南中医药文化的重要组成部分，具有鲜明的多民族、多种文化交融的区域性特点。多民族性的特点，下节详述；这里仅简述非遗“昆中药传统中药制剂”多种文化交合的特点。

云南作为祖国的一个省，具有重要的区域意义。从自然地理看，它是东亚与东南亚、南亚的自然节点。云南是中国唯一能从陆路通过东南亚，直接沟通印度洋沿岸国家的省份，是中国通向东南亚、南亚的战略通道。在国家“一带一路”倡议指导下，云南将逐步由一个内陆身份变为改革开放的最前沿，在中国和东盟之间起着重要的桥梁和纽带作用。

从地域文化看，云南是东亚轴心与东南亚轴心的联系带。作为这样的中间地带，云南同时兼具东亚和东南亚两个地带的许多特征，比如亲近自然的本源性、芬芳浓郁的乡土性、多元并存的开放性、兼收并蓄的包容性、文化生态的和谐性等特征。

两种文化——以中华文化为主体的东亚文化和以佛教文化为背景的东南亚文化——共同交流融合，融会贯通，形成了云南文化。作为云南文化重要组成部分的云南中医药文化，无不深深打上这两种文化的烙印。

非遗“昆中药传统中药制剂”是云南中医药非遗的重要组成部分，自然烙上了本源性、乡土性、开放性、包容性和和谐性等云南区域文化特色。特殊的人文地理位置，使昆中药传统中药制剂文化既有其他文化地带的特征，又有中国其他省区市所不具有的独特优势。这些独特的优势包括：

（一）中医药文化传承较稳定

由于云南地处边疆，关山迢递，崇山峻岭阻隔，历史上交通不便，人民安土重迁，致使非遗“昆中药传统中药制剂”一旦形成便长期保持相对的稳定。在风雨如晦、烽火连天的年代，制药技艺极少受社会震荡的冲击而改弦易辙。1883年至1885年，法国发动中法战争，打开了云南的门户，相继在蒙自、思茅、腾冲开设通关口岸。1911年，滇越铁路全线通车。化学药品由商人运进云南，昆明成为交通中心。化学药和西医药等西方文化冲击着中医药。昆明中医药铺经济遭受外药竞争，虽然收益下滑，但中医药界并没有被冲垮，而是“群起而振作之”，各中药铺“自警自觉，亟思改善”中成药制造质量。药铺奉公守法，许多经典名方相传不辍，制药技艺相沿未断。药工毅然坚守“精工修合丸散膏丹，遵法炮制生熟饮片”的制药信念，整个中医药行业依然屹立不倒。

（二）对先进医药技术的开放态度和快速接纳

民国以来，非遗“昆中药传统中药制剂”的起源店、医药铺，对政府倡导和推行的新式卫生措施、制药卫生技术、医疗卫生技术等先进技术不故步自封，不墨守成规，而是能以开放的态度，敢于创造，敢于革新，虚心接纳。

例如，1933年12月，云南省民政厅经报省政府批准，废除卫生专员，添设第六科，科内设保健、防疫和医药3股，每股设主任科员1人，科员、助理科员4～5人，负责办理卫生教育、保健行政和医药管理。此后，在全省推行卫生及清洁运动，并组织监察队往各机关、住户、商铺逐一检查。昆明、玉溪、曲靖、楚雄等县政府积极动员，开展夏令清洁运动，举行大扫除，扑蝇捕鼠，防治霍乱。卫生技术的实施，有效地改善了疾病预防水平。

又如，1936年7月云南全省卫生实验处成立。根据卫生部医政司《管理成药规定》，凡制售的中成药均须经卫生部门查验，核准后，给予成药许可证，始准营业。云南全省卫生实验处承担成药查验事宜。根据这一规定，昆明市国药业同业公会统一承办各中药铺的送检事宜。1938年12月开始，至次年12月止，全行业中药铺的成药化验完毕。昆明中成药不胶柱鼓瑟，引进化验手段，提高了药品质量，为维护市场秩序打下了基础。

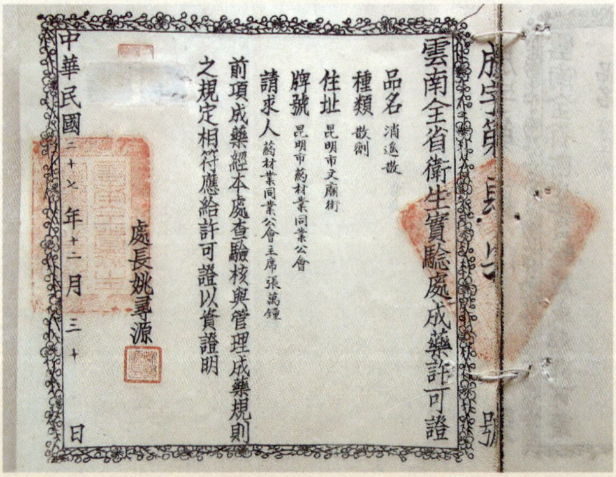
雲南全省衛生實驗處成藥許可證
品名 消遙散
種類 散劑
住址 昆明市文廟街
牌號 昆明市藥材業同業公會
請求人 藥材業同業公會主席 張萬鐘
前項成藥經本處查驗核與管理成藥規則之規定相符應給許可證以資證明
處長姚蕁源
中華民國二十七年十二月三十日

1938年云南省卫生试验处成药许可证（昆明市档案馆藏）

（三）普救众生，极富侠肝大义

明清以来，非遗“昆中药传统中药制剂”中药铺背靠丰富的中药材资源，凭借制药手艺谋生，往往满怀救苦救生道义，乐善好施。比如，成春堂、福林堂等药铺，常常在农历初一和十五赠送义药或减价一半。对贫苦人家，甚至不收药钱；邻里登门求药，也不锱铢必较，数折优惠或不取分文。

清肺化痰丸是旧时福林堂制售的成药，对风寒咳嗽或饮酒太过肺胃病伤咳嗽等有较好疗效。每当“春燥”时节，昆明福林堂都要为贫民送药或减价。1949年前，福林堂在清肺化痰丸仿单的雕版上写着“每月初一、十五减价一半”。从雕版上，可见药铺对患者的慈悲之心。

抗日战争期间，昆明中药业赠药救人，支援前线将士。建水人苏采臣，擅长骨伤科治疗。抗战时期，集资在昆明开办云南日月大药房。看到抗日士兵负伤流血，苏采臣便把民间草药采来，配制了不少治跌打外伤的药物，如白仙丹、保险子、黑膏药、眼药露等。这些药转赠中国共产党领导的八路军后，发挥了很大作用。朱德总司令亲函致谢：“……成绩优良，确是伤科特效药品。此药将来若能再由科学方法制造，必可风行世界。”[①]新中国成立后，苏采臣任昆明市中医院副院长，救死扶伤，成绩卓著。

昆明中药业还积极捐款，支援后方灾民。昆明市档案馆民国档案记载：1943年后，云南多数县份粮食普遍歉收，灾情重大，以致许多农民掘食草根树皮，甚至卖儿卖女，其饥寒交迫，死亡流离，惨状不一而足。为此，1944年2月，云南省商联会和昆明市商会倡议赈济募捐。昆明市商会预先拟定募集参考数额，该会所属的108个行业拟捐1500万元，国药业认捐30万元，为丙等数目，处于九等之中的第三位。各中药店铺义不容辞，足额捐款[②]。

上述区域特征，使非遗“昆中药传统中药制剂”在全国中医药文化中具有自身的个性特征，在经济全球化进程中未被同质化，从而具有全国性意义甚至国际性意义。独特的区域文化在国家层面丰富了文化多样性，在国际层面蕴含着中医药文化特质。

第三节　昆中药传统中药制剂的民族性

非遗“昆中药传统中药制剂”传承主体主要是汉族，是汉族进入云南而创造的文化。它是农耕社会自给自足的自然经济的产物，主要体现了汉族的生产方式、生活方式和生存方式，深深打上了汉族的文化–心理结构、思维方式、精神

①于希谦．神农遗风泽神州[N]．云南政协报，1989-05-25 // 马曜．云南简史（新增订本）[M]．昆明：云南人民出版社，2009：292.

②云南省商联会，昆明市商会．联席会议记录［三十三年二月二十六日］// 昆明市工商业联合会．同业公会百货业改造报告、职员名册、各种捐款、会议记录．昆明市档案馆，档号：32-30-13.

价值、情感因素和文化意识，具有鲜明的汉族文化特点。

与内地的中药文化相比，非遗“昆中药传统中药制剂”在形成和发展中还吸取了云南少数民族用药经验，具有浓郁的少数民族特色。

一、云南汉族文化的体现

非遗“昆中药传统中药制剂”具有鲜明的汉族文化特点。这些特点表现在从形式到内容的各个方面。形式方面，汉族的人种、服饰、饮食、语言、风俗、制药工具、药物剂型、经营形式等生产生活方式，许多特征稳定地保留着。内容方面，汉族的中医药技术、理论、观念、信仰、价值观、民族情感和民族认同等文化特质深藏在制药生产和各种行为之中。这里仅以语言和民族情感为例。

（一）语言

非遗“昆中药传统中药制剂”制作技艺的传承，使用汉语传授。无论是私人家传、组织传承还是学校教育，都以汉语为媒介。其理论知识和实践技艺，无不用汉语来记录和传承。

从档案文献看，医药资料多用汉语言文字记载。非遗“昆中药传统中药制剂”的基础理论均用凝练的文言文写成。比如，中医药的理论基础《黄帝内经》，方剂学之祖本《伤寒杂病论》（后世将其分为《伤寒论》和《金匮要略》），我国现存最早的药物学专著《神农本草经》，我国第一部证候学专书《诸病源候论》，我国第一部政府颁布的本草药典《新修本草》等重要典籍，以文雅的文言文著成。

非遗“昆中药传统中药制剂”的配方来源，绝大部分出自古代医药典籍。如药王孙思邈《备急千金要方》《千金翼方》的神曲丸、通关散、孔圣枕中丹、五香散，我国第一部政府颁布的成药药典《太平惠民和剂局方》的参苓白术散、附子理中丸、逍遥散、清肺化痰丸、参苏理肺丸、藿香正气散、香苏散、百解散，葛洪《肘后备急方》的无名方（后称栀子金花丸），李东垣《医学发明》的木香顺气丸，张介宾《景岳全书》的女金丹，严用和《济生方》的济生肾气丸（即金匮肾气丸）、橘核丸，王肯堂《证治准绳》的白带散、健脾丸，朱震亨《丹溪心法》的天麻丸，吴鞠通《温病条辨》的银翘散①。这些医药典籍行文简练，记载明确。

古文词约意丰，表现力极强。深奥的医理药理，用古代汉语能够表达自如。

① 杨祝庆．民国档案《昆明方目》方源初考 [J]. 云南中医中药杂志，2017，38（2）：48-55.

如《内经》讲：“阴平阳秘，精神乃治”，以简洁的措辞，将“伏邪学说”深刻地揭示出来，为后世奠定了理论基础。又如，“病有久新，方有大小，有毒无毒，故宜常制”，把用药治病的法度，阐述得淋漓尽致，直到今天都是临床用药的基本原则。

古汉语思维方式是取类比象。这种思维，根据未知对象和已知对象的某些属性相似或同类，从而推论未知对象的某些形状，触类旁通，所得结论往往能提供假说。假说再经过检验而得出结论。这是科学创新思维的一条常用方法。中医药用古汉语的思维，产生了援物比类的认知方法。受汉字启发，中医药得出了许多有用的相对真理，创造了很多新知识。如自然界有风吹树或树倒的现象，中医认为人体四肢、头部不自主的动摇或突然昏倒，均为“风”所致。汉语里的繁体字“風”，从虫，认为空气里有看不见的虫作祟，这和现代的流感病毒的认识具有一定的相似性。再如，《内经》认为：“阳为气，阴为味”，药食之气是推动人体运化的动力。汉语的繁体字“氣”，从米，药物的动力仿佛饮食的运化一样。汉语里的类比思维，是科学发现的一条途径。如今这些汉字意蕴仍保留在中医药文献里。

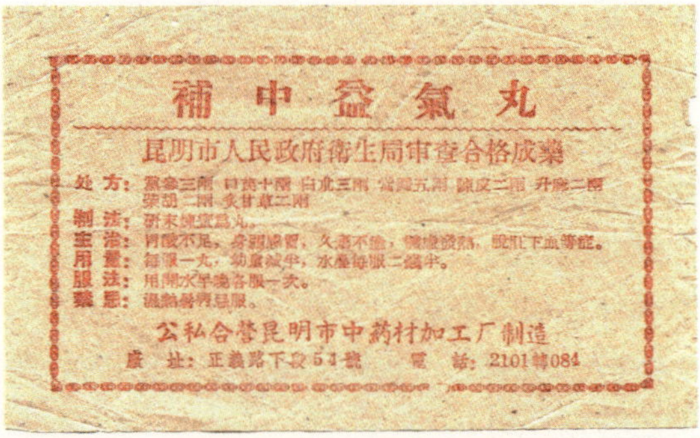

1956年补中益气丸仿单中的繁体字

从传承过程看，师徒口授心传，少不了语言交流。非遗“昆中药传统中药制剂”制作人群多是汉族居民，汉语是师徒交流的日常用语。旧时从商制售中成药的，多为入滇汉人。尤其家庭主妇参与制药，不识字的人多，制药技术全在日常话语中习得。后来，工厂传承或学校教育中，通用汉语教学。

汉族口语细腻逼真，能惟妙惟肖地传情达意，往往是程式公文所无法比拟的。“光看工艺操作法是做不出好药来的。”2013年5月，水蜜丸老药工黄桂芳说，“解放前，做药没有成文的工艺操作法，是口头传下来的。20世纪80年代起才有工艺操作法文书。这些工艺文字也是我们摸索出来，讲给工艺员记录下来的。所以不能只看操作规程。工艺操作法是死的，实际生产还是要手把手教，说透掉，教和学的人都要有悟性，还要自己认真去做，有耐心，边做边揣摩。”

在传授现场，非遗“昆中药传统中药制剂”旧时用滇中民间方言讲授。滇中方言为北方语系，多使用古中原词汇。例如，昆明人把疟疾叫作发摆子，把酒曲叫作酒药，把果核叫作槲（hǔ），把切药用的大刀叫铡刀，把切药用的垫板叫作砧（zhēn）板，把取药液的取叫作舀，把双手压推药叫作龠（cǐ）药，用筷子尖夹东西叫拈（niān），许多称呼来自日常生活。把泛丸用的竹制圆形无洞的用具叫簸箕，有洞孔的叫筛子，洞孔细密而用作滤面的叫箩筛，把用簸箕泛丸叫作下儿，又叫作母子。甑底的篾笆叫甑底儿或箅子，碾轮叫碾砣，把柄叫作把或把把，用双脚站在碾轮两端的柄上碾叫作跐（cǐ），把制药叫作做药，把去叫作尅（kè），等等，用具有专名，动作有术语，所述内容有一致的规定性，并排除其他含义，指代准确，信息量大。又如东晋时期的《爨宝子碑》和南朝时期的《爨龙颜碑》，爨氏是中原流播云南的汉人。有专家考证，爨（cuàn），除了为姓氏外，还是串烧、汆烫、爨炒等烹饪的源头。由此，还有人认为，中药材的烨（chǎn）炒煅炙，也跟爨有关。中药的许多制法来自民间习俗，汉语方言是制药工艺的黏合剂。

（二）民族情感

药王会是清代和民国时期昆明中药材的交易场所，也是群众祭拜先贤的聚会，通常在庙内举行，又称庙会。庙里祭祀药王等先贤，是对祖先的尊重，是一种感念和祈求平安的情感表达。

据《昆明市志长编》（卷七）和《昆明风物志》记载：清末，昆明中医药业，每年农历正月初四、四月廿八和九月初九，都在药王庙做会，庙内祭祀张仲景、孙思邈等历代名医和药王。昆明的药王会，先在鱼课司街的三皇宫，后改在太和街（今北京路中段）的药王庙和拓东路的肖公祠。每次聚会，医生、中药材商人和乡下的药农都参加，外省来昆的药帮也参加，几百人不等。药商交流麝香、鹿茸、黄连、贝母、茯苓等药材产销行情，分配采购数量，现场交易，探讨炮制经验等问题。医师则收徒；对新入行的学徒，签订《师约》，举行拜师仪式。对满师学徒现场考核，学徒向老师口头汇报学过哪几本医书，其中的要点是什么，老师就所讲问题提问，答的合法，即颁给满师执照，可帮工或开铺，否则，须当众拜师再学①。

从庙会内容看，药王会上交易药材，交流行情，切磋“药材艺业”，增进了技艺，凝集了医药人的感情。这种庙会增强行业凝聚力，焕发中医药活力，从而也增强民族情感和自豪感。

药王会由行帮或行会组织，各中药铺为其会员，缴纳会费。会员共同设立行

① 李孝友．昆明风物志 [M]. 昆明：云南民族出版社，1999：76.

规，遵守行规。

新中国成立后，同样设立了医师学会、中医药学会、协会等行业组织。在行业组织领导下，医师药师遵守行规，履行制药道德，自觉亲近、喜爱和维护中医药声誉，掌握和应用中医药知识，切磋和砥砺医术药艺。

在非遗“昆中药传统中药制剂”生产中，也是这样，一些药师药工自发地爱厂如家，爱岗敬业，积极承担生产营销任务，开拓进取，增强了产品的竞争力。这些行为，表现出对民族的深沉热爱，体现着坚韧的民族精神。还有一些药师药工和专业技术人员自觉传承中医药，他们沉醉其中，钻研生产技术，完善制药工艺，研究中药机理，整理中药发展规律，从理性水平上提升其科学性、必然性，创造性地开展工作，巨大促进了中医药文化活力，展现出对本民族原创文化的真挚感情。自发和自觉地传承，都是对这份宝贵文化的维护。维护是凝集民族情感的重要基础，也是爱国主义的行动。

二、昆明中成药采用了少数民族药材

云南幅员辽阔，民族众多。云南有52个民族，其中除汉族外，人口在5000人以上的民族有25个。在漫长的岁月中，各少数民族对疾病的防治，积累了十分宝贵的经验，创立了各具特色、绚丽多彩的民族医药学，丰富和发展了中华民族传统医药文化。

（一）少数民族医药独具特色

民族医药璞玉浑金，质量上乘，是少数民族与疾病作斗争的有效武器，为各民族的生存和繁衍做出了重大贡献。

明代初期，由云南嵩明杨林人兰茂编撰的《滇南本草》不仅是我国颇具独创性的地方性中医药专著，而且是记录云南少数民族医药的经典名作。书中许多药物，都是云南各民族，特别是当地少数民族，如彝族、白族、纳西族、傣族等居民的日常用药。云南省图书馆研究员李孝友称：“《滇南本草》所附《医门揽要》，系兰茂对古代边疆民族地区常见病、多发病的临床经验的总结”[①]，对我国民族药物的发掘与研究做出了不可磨灭的贡献。

从19世纪50年代起，云南开始了对民族药材的发掘和整理工作。到1987年共收集云南21个少数民族的植物药1256种。一些疗效显著的民族药材，如苗族药灯盏细辛、纳西族药竹红菌、瑶族药黄藤、景颇族药木扎、哈尼族药“莫阿宰呢”

① 李孝友．昆明风物志 [M]．昆明：云南民族出版社，1999：206.

截疟。昆明方丁沉透膈丸沿用宋代《太平惠民和剂局方》丁沉透膈汤的草果用法。木香顺气丸以金代李东垣《医学发明》木香顺气丸为基础，加草果和苍术等药材。昆明方复苏散由宋代《太平惠民和剂局方》藿香正气散和清代王晋夫《医方易简集》仙传甘露回生丹两方加减而来，用砂仁和草果代替山茨菇，化湿退热。

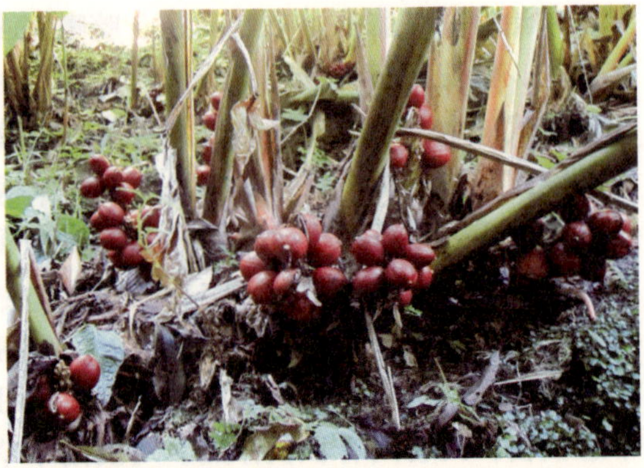

腾冲市猴桥镇傈僳族种植的鲜草果（2015年，杨祝庆摄）

少数民族药材不仅在清代和民国时期广泛使用，即使在新中国成立以后，也被深入挖掘和运用。昆中药生产的感冒消炎片，采用了彝族、苗族医药中常用的臭灵丹和傣族、白族常用的千里光。癫痫宁片使用了壮族药材牵牛子。止眩安神颗粒使用了彝族鹿衔草等药材。暖胃舒乐片（颗粒）使用彝族药材大红袍。这些民族药的使用，增强了药物的针对性，提高了疗效，成就了一批昆中药的独家品种。

非遗“昆中药传统中药制剂”就地取材，大量应用少数民族药材，不仅丰富了中国药学宝库，也促进了云南中药产业发展。民族药材的使用，使非遗“昆中药传统中药制剂”具有浓郁的民族性特征。非遗“昆中药传统中药制剂”是中医药和民族医药结合的典型代表。

第四节　昆中药传统中药制剂的科学性

科学性，即一事物或创造行为所包含的科学成分和科学因素而产生的性质。创造行为包含的科学成分越高，则其中的科学性越强，也就是科学含量越高。

“昆中药传统中药制剂”制作极富科学性和技术性，制作过程的科技含量高。“昆中药传统中药制剂”制作技艺是中国古代科学技术的精华，也是现代的高科技成果。就核心而言，其成药配方和工艺体现的是我国古代中医药思想，在当代则体现着现代高科技。

一、成药配方中的中医思想

非遗“昆中药传统中药制剂”包括通用制剂和特色制剂。其中特色制剂的配伍，蕴含了本地中医流派的学术思想。

明清时期，昆明中医药得到全面发展，形成数家医学流派或学派。它们在中医析理、治法、处方、用药等方面都有自身的特点和优势。这些学派的学术思想渗透到方剂的配伍和使用上，也渗透到昆明中成药制造之中。昆明中成药葆有了这些学派的学术思想。一直延续下来的一批中成药，成为非遗“昆中药传统中药制剂”的组成部分。这些成药配方是自古以来昆明中医流派学术思想的无形成果。

（一）昆明主要中医流派

家传是明清和民国时期昆明中医药传承的主要形式。医生各传家技，产生了孙、姚、戴、吴、康、李等主要中医世家，他们世代传承，代代接力，在儿科、妇科、抚阳等医学学科或流派分支方面卓有建树。

明代初期，以朱双美、董赐、陈凤典以及罗开泰、管暄、管浚的先辈等为代表的入滇军医，在昆明、大理、腾冲、杨林等地世代业医，技艺精深。其中，朱双美后代制售小儿化风丹、朱氏善用水酒。

明朝末期，以被任命为太医院院判的孙光豫为代表，擅长儿科。其后代孙永安制售儿科用药小儿救急丹、犀角保童丸等成药。

清代，姚方奇、姚时安、姚长寿等姚氏家族世代业医，学术愈精；到民国时期，姚家经过姚静仙、姚荫轩，冉传到姚仲逵、姚贞白、姚济等人，医药一体，既行医又制药（开设姚济药室和姚济药号），形成姚氏妇科流派。姚氏先后创制桑菊银翘散、昆明方逍遥散（舒肝散）等中成药。

清代，云南名医戴显臣擅长妇科，创制妇科调经散；到民国时期，其子戴立三继承家业，强调中医学必须采取辨证论治的思维方法，著有《中医学辨证原理》等书。

清末和民国时期，昆明儿科名医康敬斋、康万和、康崇德、康崇任、康月轩、康诚之，世医相传，五代专攻儿科，创制肥儿疳积散等中成药。

清末，李继昌投衡源药号当学徒，五度寒暑遍识药性，秉祖父李延龄、父亲李明昌家学，擅长儿科诊疗，自创“鸡肝散”治小儿疳积虫症[①]。

清光绪十七年（公元1891年）昆明名中医翟兆瑞（字玉六）在昆明开设翟玉

① 云南省卫生厅．云南卫生通志 [M]. 昆明：云南科技出版，1999：716 ~ 728.

六堂。清光绪三十三年（公元1907年），翟玉六在家传秘方的基础上，结合昆明气候特点，创制立止咳嗽丸。

民国时期，吴佩衡博取中医火神派之长，自创具有地方特色的抚阳温补学派，善用附子，被誉为“吴附子”。

当代，擅长中西医结合治疗的国医大师张震研究员，自创疏调气机的治疗理论①，强调张景岳“疏其血气，令其调达，而致和平”的补偏救弊治法。订立“扶正抗衰膏”即益气健肾膏、复方三黄散等处方。

昆明主要中医学派学术思想与代表成药

中医世家	科别或流派	学术思想	代表成药
朱氏	儿科	化风镇惊	小儿化风丹、朱氏善用水酒
孙氏	儿科	标本兼治	小儿救急丹、犀角保童丸等
姚氏	舒肝理气	濡养精血	桑菊银翘散、昆明方逍遥散（舒肝散）
戴氏	妇科	辨证论治	妇科调经散
吴氏	抚阳温补	阴中求阳	金匮肾气丸、附桂理中丸
康氏	儿科	扶正与祛邪并重	肥儿疳积散等
李氏	儿科	中西结合	鸡肝散
翟氏	内科	因地制宜	止咳丸
张氏	疏调气机	病证结合，专病专方	益气健肾膏、复方三黄散等

（二）中医流派学术思想的结晶

方剂是中医治病的武器，也是中医学术思想的载体。昆明中医主要流派，知医识药，将中医理论与昆明地方病相结合，辨证施治，创制了一批中成药。有些中成药集中到昆中药，由昆中药来生产制造，供应市场。一定意义上，非遗“昆中药传统中药制剂”是昆明“中医传统制剂方法”的结晶，集中反映了昆明中医流派的学术思想。

在国家级非物质文化遗产代表性项目名录中，“昆中药传统中药制剂”被置于“中医传统制剂方法”之下，这是符合事实的。非遗“中医传统制剂方法（昆中药传统中药制剂）”特色制剂是昆明各个中医流派在长期医疗实践中逐步积累起来的系统知识。非遗“昆中药传统中药制剂”特产成药是昆明中医流派学术思想的反映，集中体现了他们的治疗原则和制剂方法。这些治疗原则和制剂方法即是理论性学问。

理论性学问用之于生产中，转化为成药；而成药显著的疗效，反过来说明其

① 张震．辨证论治新理念与临床应用 [M]. 上海：上海科学技术出版社，2014：114.

理论性学问是正确的、科学的，因为它抓住了客观事实的规律。用达尔文的科学定义来衡量，这些理论学问是符合科学要求的。

明初以来，昆明中医流派以中医学为指导，在辨证申因确定治法后，选择合适的药物，酌定用量，按照组方结构的要求，妥善配伍，创造或使用了大批成药。这些成药有的沿用经典名方，有的改进旧方，有的自己创立。它们都包含着理-法-方-药的中医药理论和原理，有精粹的科学性。

以益气健肾膏的配伍为例，这首方剂蕴含着相当多的科学含量，有极高的科学成分。

衰老是人体免疫功能下降的结果。中医认为，衰老与机体的气和阴虚弱有关。尤其在机体受病毒侵袭下，人体免疫功能极易衰退或急速下降。中药对人体免疫功能具有调节作用，可延缓或改善衰老进程。例如，山药、白术、猪苓、商陆、生地等能促进干扰素生成，干扰病毒的感染和复制，可以抵抗病毒在细胞内的繁殖，抑制细胞因此产生的异常分裂，维护细胞正常的运行等功能。又如，人参、西洋参、女贞子、石斛、刺五加等中药具有增强特异性细胞免疫功能的作用，能一定程度地通过分泌各种细胞因子来抑制病毒复制。再如，黄芪、党参、淫羊藿等中药具有促进负责免疫功能的T淋巴细胞转化的作用，增强机体免疫机能[①]。

云南的首位国医大师张震研究员，根据中医阴阳互根及“虚者补之”的中医传统理论，用黄芪、人参、枸杞子等12味中药配伍为益气养阴、培补脾肾的“扶正抗衰膏”（后定名为“益气健肾膏”），用于气阴两虚、脾肾不足所致的乏力气短，自汗盗汗，口干咽燥，头晕耳鸣等症。该药具有明显改善“亚健康”状态的作用。

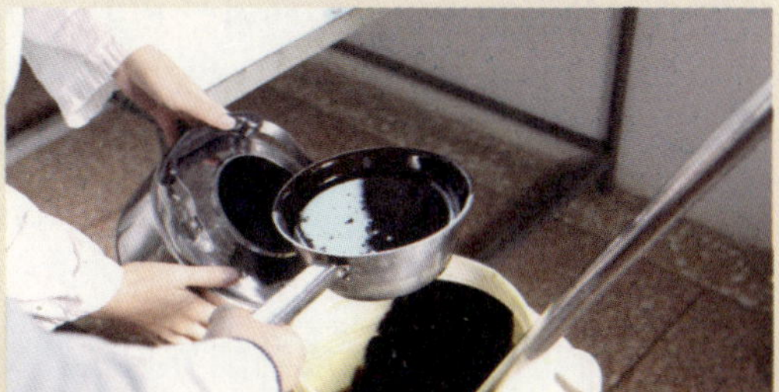

分装中的膏滋剂（刘云森摄）

益气健肾膏原为汤药，20世纪80年代，张震研究员与生产企业合作，把汤药改为煎膏剂。煎膏剂又称膏滋剂，是把饮片用水煎煮，取煎煮液浓缩，加炼蜜或糖制成的半流体制剂。膏滋剂具有药物浓度高、体积小、稳定性好、口感好、服用方便、渗透压大、微生物不易生长等优点。益气健肾膏采用膏滋剂这一传统剂型，让原

① 张震．张震中医实践领悟与研究心得[M]．北京：人民卫生出版社，3013：348.

料与辅料的滋补相互增效，工艺设计精巧。

益气健肾膏用蜂蜜为辅料。蜂蜜营养丰富，除含有果糖、葡萄糖外，还有少量蔗糖、有机酸、挥发油、多种无机盐、维生素、微量元素及酶类等营养成分。具有益气补中，缓急止痛，润肺止咳；润肠通便；以及解毒、缓和药性、矫味矫嗅等作用。

益气健肾膏用的蜂蜜为西双版纳傣族自治州出产的西西果蜜。西西果蜜的果糖和葡萄糖含量高，富含维生素，营养更丰富。西西果蜜不易结晶，用作药物的黏合剂，既能使制成的煎膏柔软、滋润，贮藏期内不变质，又能增强药物的补益作用。

归纳上面的配伍过程，至少有如下一些中医药学思想内容：

（1）阴阳气血互根和“扶正祛邪”的理论。衰老的核心病机是患者体内的正气日渐衰颓，邪气日渐旺盛的过程。证候是气阴两虚，肝脾不足，邪毒内郁、壅遏血脉，阻碍气机，以致瘀血、痰湿、火热、秽浊等相继出现。治疗原则为扶正祛邪。治疗方法以益气养阴，健脾补肾，清热解毒为主。

（2）疏利肝气与调补脾胃相结合的疏调气机治法。“以肝为主体，脾胃为两翼之‘一体两翼’的基本治疗理念，即可促进肝之疏泄条达功能，又能顾护先后天之本的肾脾气机。”[①]散中有收，速中有缓，有升有降，组合得当。

（3）“选型合理”的剂型设计原则。针对该药适合慢性病的特征，益气健肾膏选取设计为膏滋剂，选型合理，原辅药材相得益彰。

（4）地道药材质量优良的传统。益气健肾膏利用西双版纳傣族自治州常用的西西果蜜为辅料，保留了云南少数民族地区的配药习俗，融入民间经验。

益气健肾膏的配伍设计，建立在对疾病和药味的深入认识上，构思精巧，独具匠心，蕴涵着丰富的医药科学知识。

非遗“昆中药传统中药制剂”配方，由无数个人的知识汇集而成。它们是在世代积累基础上形成的对疾病和药物的科学知识和技艺技能。每个成药都体现着从理论到临床，从诊断到治则，从药物到方剂等一系列的理论、原理和方法，是各种具体学科的集合体。

从创制的主体看，成药配方与精英文化的创造性不同，成药配方是医师与药师技艺合作的产物，既有医师的理论指导，也有药工的实践总结，因而具有显著的实用性和有效性。实用性和有效性，说明其中包含更多的合理性和科学因素。

从创造能力看，成药配方体现了医药技师令人惊讶的创造力。成药配方“在

① 田春洪．国医大师张震气机疏调论治 [M]. 北京：中国医药科技出版社，2018：55.

治病强身、人类生存方面等有着自己独特的思维方式和问题处理技巧，显示出独特的智慧和创造力。”[①]高明的医术、精湛的药艺，是战胜疾病、赢得健康的科技力量。

二、生产工艺中的现代科技

新中国成立特别是改革开放以来，中药制药业大量采用现代科学技术，实现了生产制造的机械化、半自动化，制剂的现代科技含量大幅度提高。中医药生产工艺中，现代科技密集。

伴随现代化进程，非遗“昆中药传统中药制剂”生产工艺的现代科技含量越来越高。生产企业不仅设立研究所等专门部门，从事传统中药制剂的研究开发，即使在生产的各个环节，如中药材鉴别、中药饮片炮制、中药制剂生产、检验和质量控制等，企业经营管理上，都广泛采用现代科学技术。这里，分两个阶段记述非遗“昆中药传统中药制剂”生产工艺的科技进步。

（一）中成药质量标准研究与生产技术改造

1986年12月起，卫生部在全国开展中成药品种整顿，要求维护中成药“一名一方”的原则，解决中成药品种混乱问题，对上市中成药加以医学、药学审查。对生产的中成药名称、处方、工艺、功能主治、检测等项目，组织医药学专家逐一审查。这是一次大规模的中成药再评价。

1990年起，卫生部在全国推行中成药国家标准，将地方标准逐步过渡到国家标准。这项工作与中成药品种整顿工作相衔接，要求中成药国家标准采用方法先进、专属性强的指标。

中成药整顿和地标升国标，以质量标准的研究和提高为前提。生产企业投入了一定的力量，加强药品质量可控性的研究。这两项工作一直延续到21世纪初。昆中药在中成药整顿和地标升国标中，采用了现代医学、药学、化学、生物学、微生物学、植物学等学科，主持起草了45个品种的国家药品质量标准。生产、工艺技术和检测指标从过去的定性逐步过渡到定量化，减少经验性、随意性，提高稳定性、可控性。

1993年1月1日起，国家实施《中药品种保护条例》，对质量稳定、疗效确切的中药品种实行分级保护制度。这项制度的目的是提高中药品种的质量，保护中药生产企业的合法权益。根据《条例》，对申报的中药品种，企业需提交临床、

① 王文章．非物质文化遗产概论・修订本 [M]. 北京：教育科学出版社，2018：116.

药理毒理和药学资料，药学资料包括工艺、质量标准资料。这些资料以临床和基础研究为主。有了这些研究，对中药品种的主治范围、药物相互作用、特殊人群的应用、安全性评价、量效关系、作用机理、药物的体内过程、不良反应、使用禁忌、注意事项等情况，认识更加清晰。《条例》鼓励企业研制开发临床有效的中药品种，实质上推动了企业的科技进步。昆中药积极贯彻《条例》，与医院、院校合作，开展临床、药理毒理和药学试验，取得了极大的技术进步。到2009年，昆中药先后取得了止咳丸、感冒消炎片等15个《国家中药品种保护证书》，增强了品种的先进性和合理性。

在中成药整顿、地标升国标和中药品种保护政策推动下，不仅企业的独家产品和特色产品的科技含量迅速提高，而且普药的技术含量也得到提高。

譬如，补中益气丸的剂型、制法和检测的变化，显示了传统制剂技术向现代制剂技术转变的过程。

丸剂是一种古老的剂型。我国现存最早的医籍《黄帝内经》就有丸剂的记载。经过几千年的发展后，到了近现代丸剂的技术加速变化，越来越精致。

金元时期，李东垣《脾胃论》首载补中益气汤，当时这首药是汤剂。汤剂的制法为：黄芪等8味药“㕮咀，都作一服，水二盏，煎至一盏……去滓，食远，稍热服”。立方依据是“盖温能除大热，大忌苦寒之药，损其脾胃。脾胃之证，始得则热中，今立治始得之证补中益气汤”。[①]

清代初期，药店将补中益气汤制成丸剂，出现该方的成药。清初与中期的医书，如《医方考》《名医方论》《成方切用》《医方集解》等著作，仅见补中益气汤，未载其丸剂。而药书却记载有该药的丸剂，较早的是清乾隆甲子年（公元1744年）刊刻的北京《永安堂药目》。《永安堂药目》载有补中益气丸，该方的汤剂已演化出便于服用的丸剂[②]。

清晚期的药方，如刊行于清光绪三年（公元1877元）的《胡庆余堂丸散膏丹全集》，刊行于清光绪十五年（公元1889元）的《同仁堂药目》，流传于清晚期的《清太医院秘藏膏丹丸散方剂》[③]，都载有补中益气丸。晚清时期，该方的丸剂运用已非常普遍。

民国时期，昆明中药铺出现了补中益气丸。民国三年（1914年）仲秋翻印的

---

①[金]李东垣．脾胃论[M]，文魁，等，整理．北京：人民出版社，2005：33.

②永安堂．永安堂药目[M]. 伍悦，林霖，杨建宇，点校．北京：学苑出版社，2013：42.

③清太医院．太医院秘藏膏丹丸散方剂[M]. 伊广谦，张慧芳，点校．北京：中国中医药出版社，1992：76.

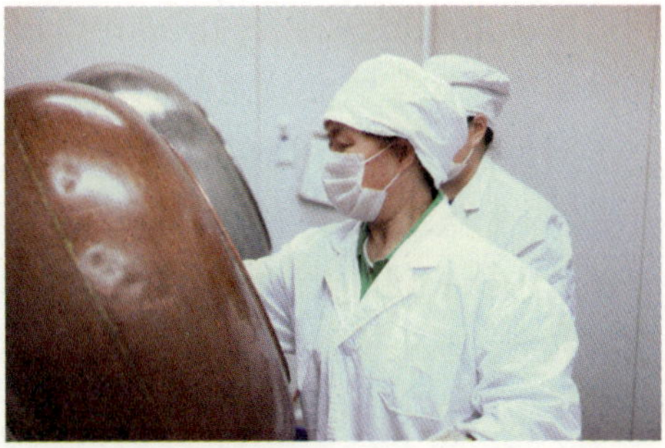

2014年，张元昆在泛丸（王云鹏摄）

《寅生堂药目》收载补中益气丸。此后该药一直在昆明药铺、药厂制售。民国二十八年（1939年）汇编的《昆明方目》收载补中益气丸，为各药铺通用的剂型。

公私合营前，1954年汇编的《昆81方》载有补中益气丸。补中益气丸“制法：研末炼蜜为丸”。可制成大蜜丸或水叠丸。“用量：每服一丸，幼童减半，水叠每服二钱半。”

新中国成立以来，补中益气丸的制法不断改进，除大蜜丸外，还制出小蜜丸。1963年《中华人民共和国药典》载补中益气丸小蜜丸的制法为：黄芪等“八味，共研细粉，过筛。混合均匀。另取鲜生姜一钱切碎，大枣二钱，分次水煎取煎出液，至味尽，去滓。用煎出液泛为小丸。晒干或低温干燥，即得”。[①]

1974年，《云南省药品标准》收载补中益气丸和补中益气片2种剂型。该药从丸剂创新出片剂。补中益气片的制法为：原方八味，加大枣和生姜，“以上十味，甘草先用水泡，与黄芪、当归、党参、大枣煎煮浓缩为膏；升麻、柴胡、陈皮、白术粉碎成粗粉，生姜舂碎拌入粗粉，混匀，低温烘干，粉碎成细粉；二者混合制粒，压片，包糖衣。”[②]

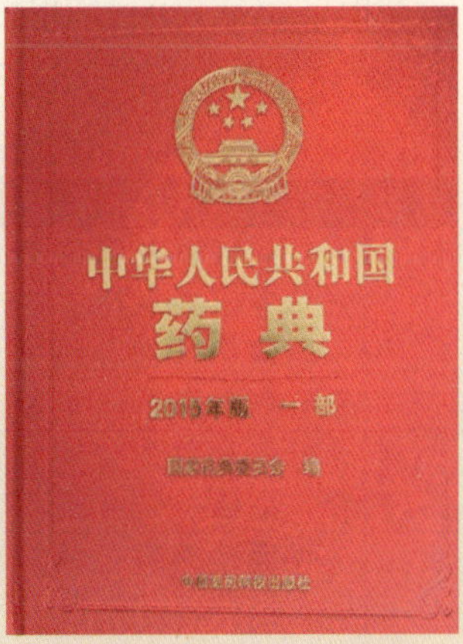

《中华人民共和国药典》2015年版一部封面

2015年，《中华人民共和国药典》一部将大蜜丸和小蜜丸分别给予规定。制法为：“以上八味，粉碎成细粉，过筛，混匀。另取生姜20g、大枣40g，加水煎煮二次，过滤，滤液浓缩。每100g粉末加炼蜜100～120g及生姜和大枣的浓缩煎液制成小蜜丸，或每100g粉末加炼蜜100～120g制成大蜜丸，即得。”测定法：“本品含炙黄芪以黄芪甲苷（C41H68O14）计，小蜜丸每1g不得少于0.20mg；大蜜丸每丸不得少于1.80mg。”[③]

① 中华人民共和国卫生部药典委员会．中华人民共和国药典：1963年版一部[M]．北京：人民卫生出版社，1964：361.

② 云南省卫生局．云南省药品标准（1974）[M]．广西百色地区右江印刷厂印刷，1975：153.

③ 国家药典委员会．中华人民共和国药典：2015年版一部[M]．北京：中国医药科技出版社，2015：993.

从上述剂型和制法的演进中，可以看出补中益气丸采用现代科技的轨迹。它在保留中医药学核心技艺的前提下，适应社会需要，密集采用现代科技手段。进一步剖析，可见其中所包含的传统科技与现代技术。显著的科技有如下因素：

（1）李东垣“温能除大热”的医学原理。“温能除大热”这一原理是区别外感与内伤发热的辨证根据，也是治则、治法及用药忌宜等的规范。尽管从汤剂变为丸剂，从旧制法变为新制法，这一制方原理依然具有普遍性和同一性。

（2）辨证施治的剂型设计原则。补中益气丸从汤剂改为丸剂，不仅便于服用，而且丸剂药效缓和，作用持久，适用于慢性和虚弱性疾病。李东垣说：“丸者缓也，舒缓而治之也。”剂型与药效相统一。

（3）标准化和精细化手段。适应工业化、机械化大生产需要，丸剂的制法从研磨、过筛和煎煮，到粉碎、过筛和过滤、浓缩，外形从大蜜丸到小蜜丸，检验与检测指标从物理指标到物理和化学等指标，制剂技术越来越精细，越来越深入，越来越数据化。

（4）计量的精确性。从金元时期的盏，到明清时期的钱，再到新改革后的g和mg，称量越来越精确。检测项目的专属性增强。

在提高药品质量研究中，昆中药取得了新的技术、新的发明创造。一批新技术获得了国家发明专利证书（见下表）与外观专利证书，取得自主知识产权。

昆中药技术发明专利证书一览表

序号	专利证书内容	颁发单位	颁发时间
1	《口服灯盏花素缓释制剂》发明专利（发明人：张均寿、李永红、丁江生、字文光、杨兆祥）	中华人民共和国国家知识产权局	2010年6月3日
2	《癫痫宁片的检测方法》发明专利（发明人：孙蓉、杨彩春）	中华人民共和国国家知识产权局	2011年6月1日
3	《舒肝颗粒的检测方法》发明专利（发明人：孙蓉、朱敏）	中华人民共和国国家知识产权局	2011年6月15日
4	《板蓝清热颗粒的质量检测方法》发明专利（发明人：孙蓉、朱敏）	中华人民共和国国家知识产权局	2011年7月20日
5	《阮氏上清丸的质量检测方法》发明专利（发明人：孙蓉、杨彩春）	中华人民共和国国家知识产权局	2011年7月27日
6	《止咳丸的质量检测方法》发明专利（发明人：张兴元、田婷婷、朱敏）	中华人民共和国国家知识产权局	2011年8月17日
7	《一种中药组合物及其制备方法》发明专利（发明人：谢民秀、孙永定、孙蓉、张兴元、李仁珍、朱敏）	中华人民共和国国家知识产权局	2011年9月28日

续表

序号	专利证书内容	颁发单位	颁发时间
8	《金花消痤丸的质量检测方法》发明专利（发明人：孙蓉、朱敏）	中华人民共和国国家知识产权局	2011年12月28日
9	《用于治疗乳腺增生疾病的舒肝颗粒》发明专利（发明人：刘键、谢民秀、孙蓉）	中华人民共和国国家知识产权局	2012年5月9日
10	《感冒疏风丸的质量检测方法》发明专利（发明人：孙蓉、杨彩春）	中华人民共和国国家知识产权局	2012年5月23日
11	《清肺化痰丸的质量检测方法》发明专利（发明人：孙蓉、田婷婷、钱进）	中华人民共和国国家知识产权局	2012年5月23日
12	《桑菊银翘散的质量检测方法》发明专利（发明人：孙蓉、田婷婷）	中华人民共和国国家知识产权局	2012年5月23日

资料来源：昆明中药厂有限公司综合档案室

2004年昆中药建成符合国家《药品生产质量管理规范》（GMP）的制剂大楼，安装使用国内先进的提取罐、浓缩罐、混合机、包装机等设备。新设备和技术的采用，硬件技术和工人操作技术都大为改善。

（二）传统中药的二次开发

2007年1月17日，国家科学技术部、卫生部等16个部门联合印发《中医药创新发展规划纲要（2006—2020年）》，要求进一步加快中医药现代化和国际化进程。《纲要》充分肯定了中成药的科学内涵，指出“中医药是中华民族在与疾病长期斗争的过程中积累的宝贵财富，其有效的实践和丰富的知识中蕴含着深厚的科学内涵，是中华民族优秀文化的重要组成部分，为中华民族的繁衍昌盛和人类健康做出了不可磨灭的贡献。”明确指出推进中医药创新的主要任务之一是：要“选择疗效确切的传统中药进行深入细致的系统研究和开发（‘二次开发’）；开展以中药为基源的药品、食品、保健品、化妆品和农用、兽用等高附加值的新产品研发；提高中药产品的质量标准和技术水平；研制适用于中药生产的工程技术及其装备，提高中药制造业水平”。

昆中药积极响应，开展了板蓝清热颗粒、清肺化痰丸、舒肝颗粒等产品的二次开发。如2012年与天津中医药大学第二附属医院合作开展“板蓝清热颗粒治疗急性扁桃体炎、急性咽炎、流行性感冒、流行性腮腺炎的临床试验”。该项目列入云南省科技计划项目。板蓝清热颗粒被认定为国家二级中药保护品种。2014年委托复旦大学，开展“清肺化痰丸对PM2.5引起的呼吸系统损伤的防护作用研究”，揭示药品的治疗机理。2016年与中国中医科学院合作开展了“舒肝颗粒治疗乳腺增生疾病的临床试验”，对舒肝颗粒做深入研究。以“舒肝颗粒二次开

续表

序号	技艺种类	员工所在车间、部门和工序	工种（岗位）
	大蜜丸制作技艺	制剂车间大蜜丸工序	蜜丸制剂工（制丸工）
	散剂制作技艺	制剂车间散剂工序	冲散胶囊制剂工（制散工）
	煎膏剂制作技艺	制剂车间煎膏剂工序（间歇）	煎膏制剂工（制膏工）
	酒剂制作技艺	制剂车间酒剂工序（间歇）	药酒制剂工（制酒工）
	糖浆剂制作技艺	制剂车间糖浆剂工序（间歇）	酊水糖浆工（制酊工）
	搽剂制作技艺	制剂车间搽剂工序（间歇）	搽制剂工（制搽工）
7	制药卫生与灭菌技艺	制剂车间、质量保证部	灭菌工、质检员
8	传统中药制剂包装贮藏技艺	外包装车间	包装工、保管工
9	传统中药制剂质量检测与检验技艺	制剂车间、质量保证部	质检员、检验员
10	传统中药制剂稳定性、生物有效性设计与评价技艺	研究所	技术员、助理工程师、工程师、高级工程师
11	传统中药制剂的其他技艺	有关车间、部门	其他

制药，专业性极强，对业务技术要求较高。制药从业人员，整体上，需要懂多门专业知识，才能胜任。非遗“昆中药传统中药制剂”是中医学、中药学、生物、化学、制药工程、工业设备、传统文化、经营管理等各种专业技术知识和工艺技能的生产和工作。从业人员包括技术工人、专业技术人员和管理人员等不同人群。他们在自己的岗位，以相应的工种，承担一定的业务技术工作。从业人员组成了一个以技术工人为主体的生产性集体，共同生产经营。

其次，技术设备的集中。旧时各中药铺的制药设备和工具，适合家庭手工业需要。公私合营后，国家投资，购买了切片机、粉碎机等大型设备，特别是1976年末投产的锅炉房、水塔、烟囱、药酒片剂车间，工厂逐步实现了机械化、半机械化。老药工的技艺技能，在工厂里，得到一定的整理和提高。先进的机械设备，降低了药工的劳动强度，提高了生产效率。

改革开放以来，大量引进科技设备和仪器，特别是2004年制剂大楼建成投产，大大提高了制剂技术的科技含量，提高了劳动生产力。机械化生产成为昆中药中成药制造的主要方式。除部分外包装靠手工操作外，主要生产制药过程全部实现了机械化或自动化。企业集中了包括药材识别、药材加工与炮制、制剂生产、成药检验等主要制剂技术的生产设备和先进仪器，形成了从输入到输出的数条生产流水线。

再次，制剂剂型的集中。清代和民国时期，昆明各中药铺所制售的中成药，除几家大户外，普遍存在剂型不全、原材料紧缺等散乱小状态。新中国成立后，公私合营，原分散的各种剂型，全部集中到“公私合营昆明市中药材加工厂”。加工厂的制剂剂型较齐全。丸剂、散剂、煎膏剂、丹剂、酒剂、酊水糖浆剂等中成药制剂，满足不同群众不同疾病的需要。改革开放以来，开发和生产了片剂、胶囊剂、颗粒剂等现代剂型，制剂剂型更加全面。

非遗“昆中药传统中药制剂”汇集了历史上昆明中药业绝大部分制药工艺和技术。这项遗产整合了昆明中药业分散的参差不齐的工艺、技术和制剂剂型。

二、旧时昆明中成药的精华

非遗“昆中药传统中药制剂”保留和传承了旧时昆明中成药的精华。非遗“昆中药传统中药制剂”是明清和民国以来昆明地区82家中药铺留传下来的。经过两次政府卫生部门的登记和审查，披沙拣金，合格后的中成药绝大部分集中到昆中药。

民国时期，政府卫生部门第一次登记审查。据昆明市档案局档案，1938年12月至1939年12月，云南全省卫生实验处对国药业成药加以化验。统计已化验的国药业成药，共有治肺特效丸等232种①。这些中成药包括昆明市药材业同业公会所属中药铺制售的品种和部分中医诊所的品种。其中各中药铺通用的固有成方，由昆明市药材业同业公会汇编成《昆明方目》。《昆明方目》收载86剂中成药，是各中药铺“向依旧传古方，行之数千百年，相沿不替，效能丕著，社会利赖”（《昆明方目》序）的丸散膏丹。

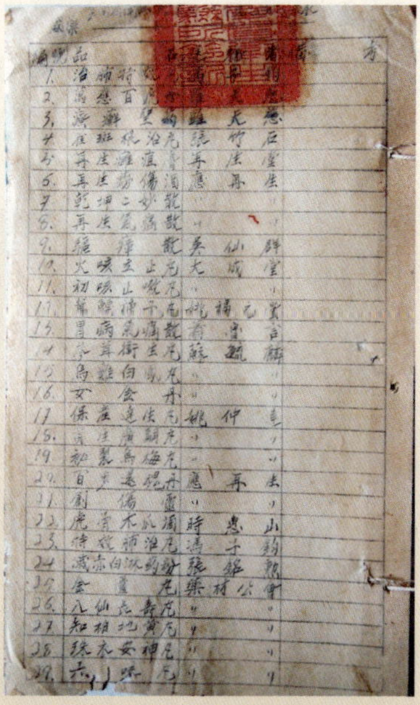

1939年云南全省卫生实验处化验成药表（昆明市档案馆藏）

新中国成立初，政府卫生部门第二次登记审查。1952年4月至1954年10月，昆明市人民政府卫生局对全市中成药开展登记、审查和颁证。经过逐户逐药登记，共登记和审查的中成药分为4类：固有成方、家传经验方、新发明成药和其他（补

① 云南全省卫生实验处 1938 年度已检药表//昆明市工商业联合会同业公会．国药业 1. 卫生实验（处）化验许可证；2. 化验报告书 [1938]. 昆明市档案馆，档号：32-30-179.

行登记的成药和药酒）。经过医术精深的中医师、中药行业组织负责人、上级卫生主管部门职员和店员工会代表等各方组成的审查委员会审查，取缔和停止制售了部分中成药，颁给药品审查证的中成药合计292种，准予制售。其中各药铺通用的固有成方，昆明市工商业联合会药商业同业公会汇成《昆81方》。审查后的《昆81方》更规范、准确、科学，数量上仅占全市颁证成药的约三分之一。

尽管后来生产的品种，几经调整和升级，增加了现代制剂，但是《昆81方》品种依然是企业的主体产品。非遗“昆中药传统中药制剂”以《昆81方》为核心品种。

截至2017年12月，昆中药有药品批准文号140个（含不同剂型和规格）。按本书第四章统计，非遗“昆中药传统中药制剂”产品为99个（含不同剂型和规格）。传统中药和现代中药汇成昆中药丰富多彩的制剂产品，蕴藏了专业性极强的技术和技艺。非遗“昆中药传统中药制剂”是昆明中药业的结晶，是昆明中成药的精华。

以上五节简要论述了“中医传统制剂方法（昆中药传统中药制剂）”的历史性、区域性、民族性、科学性和集中性特征。这些特征是对我国中医药文化特征的丰富、补充和深化。非遗“昆中药传统中药制剂”产品是祖国方剂理论在云南的具体运用成果。这项遗产，使方剂运用的范围更加扩大，强化了中成药的疗效。

我国中医药文化寓于云南中医药文化乃至非遗“昆中药传统中药制剂”之中。数百年或近千年来，伴随着内地民族的数次迁入，“昆中药传统中药制剂”代表的中原医药文化，早已深深植根于西南边疆这片富饶之地，并演绎出自己独特的技艺和方法。无论是中成药的生产工艺，还是制剂剂型，也无论是药效、药理、毒理的试验与研究，还是质量标准和控制方法，在“昆中药传统中药制剂”中都取得了举世瞩目的进步。这些知识和技艺，增强了成方的安全性、稳定性和有效性，从而，在临床运用中，确保对具体病症的治疗具有较强的针对性。

经过昆明中医药工作者的长期探索与开发，非遗“昆中药传统中药制剂”产品自成一体，组成一个较为完善的方剂体系。这一体系，在剂型上，既有丸散膏丹类常用剂型，也有酒剂、煎膏剂、糖浆剂、搽剂等古老剂型；在制剂来源上，既有补中益气丸、六味地黄丸等古典名方，又有阮氏上清丸、郑氏女金丹等云南名医经验方和创新方；制剂的功能涵盖舒（含宣、通）、清、养、温、补、和、下、消等中医常用治法；适应证覆盖寒、热、虚、实、表、里、阴、阳等内伤外感，广泛运用于内科、妇科、儿科、伤科、皮肤科等专科疾病。因此，非遗“昆中药传统中药制剂”是昆明中医流派的百科全书，是历代昆明中医传统制剂方法的集合体。

总的来说，非遗“昆中药传统中药制剂”制作技艺的特征是：传承历史悠久，采用云南地道药材与炮制技艺，吸取汉族文化和云南少数民族用药经验，饱含着昆明中医流派学术思想与现代高科技，聚集了丰富的昆明中成药知识和技艺。

非遗“昆中药传统中药制剂”是昆明中医药的优异成果，是云南中医药的杰出代表，是我国南方中医药的突出范例，是我国中医药的重要组成部分。

非遗“昆中药传统中药制剂”是我国多姿多彩的中医药文化树的一个分支。这一分支，与其他中医药文化一起，共同构成别开生面的中医药文化多样性枝叶，郁郁葱葱，伫立在人类文化之林。

第七章　昆中药传统中药制剂的价值与影响

非遗“中医传统制剂方法（昆中药传统中药制剂）”在数百年的演进中承载着昆明中医药知识、技术和文化。这项遗产糅合了独特的药品疗效、密集的科学技术、熟练的劳动力、整体性多元化的文化模式、丰富的史料和有益的环境溢出效应，因而，在疾病防治、科技创新、生产力发展、民族文化认同、历史认识以及生态资源保护等领域，发挥了重大作用，产生了重大的价值。它促进了人民生命健康，形成了自有自主知识产权，带动地方经济发展，增强了民族文化身份认同，丰富了历史认识，保护了生态环境。

非遗“中医传统制剂方法（昆中药传统中药制剂）”发源于昆明，广泛流传到云南全省，扩散到全国各地，影响到东南亚、南亚等国家和地区，受众人群不断扩大，对经济社会发展和文明进步产生了深远影响。

第一节　昆中药传统中药制剂的价值

非遗“中医传统制剂方法（昆中药传统中药制剂）”履行了多种职能。它既是治病救人的药品，又是发展经济的商品；既是专有的力量巨大的科学技术，又是珍贵的价值连城的文化遗产；既是治病养生的智慧，又是与他人与自然相处的工具。在人们的生产生活中，非遗“昆中药传统中药制剂”发挥了多重价值。在当代，非遗“昆中药传统中药制剂”依然具有重大的医疗价值、科技价值、经济价值、文化价值、历史价值和生态价值。

一、医疗价值

用药是防治疾病的一个重要手段。非遗“昆中药传统中药制剂”是防治疾病的有效药品。作为使用方便的中成药，非遗“昆中药传统中药制剂”药品有重大而独特的医疗价值。

在缺医少药、疾病盛行的古代云南，昆明中成药发挥了独特的医疗价值。

明朝时期，为了驱逐云南的“瘴疠之气”，军医朱双美制售朱氏善用水酒和小儿化风丹，先在镇守云南昆明的军队中使用，保障了军队的战斗力。随后，这些药推广到民间，民间多了一种治病的药物。

明末清初的万松草堂，孙光豫及其后代制售小儿救急丹、犀角保童丸等药，为保障儿童生命健康发挥了积极作用。清代肺痨盛行，危害极大。翟玉六创制立止咳嗽丸，方便昆明周边居民的群众使用。清道光六年（公元1826年），体德堂开工制售郑氏女金丹，是安胎保产的良药，逐渐成为“妇科圣药”，解除了许多妇女不孕不育难题。后来，郑氏女金丹和其他云南特产一起由地方官员进贡朝廷，解决了宫中妇女疾患，清廷封赠“中宪大夫”衔阶称号。

近现代，非遗“昆中药传统中药制剂”，在重大疾病或传染病防治中，发挥了独特的作用。

1918年至1919年的西班牙流感是人类历史上最致命的传染病，它如洪水猛兽般席卷全球，致使约10亿人感染（当时总人口约17亿人），造成2500万～4000万人死亡。这次流感大爆发波及云南，1918年“大理县发生流行性感冒，1月内死亡4千人”。[①]云南中医姚荫轩开出桑菊银翘散、藿香正气散等处方施治，控制了疫情。

抗日战争中，百宝丹为滇军的“护身符”。1937年9月，滇军奔赴抗日前线，曲焕章出于爱国之心，自愿捐赠3万瓶百宝丹给参战将士。1938年3月，滇军参加台儿庄战役，因百宝丹显著的疗效，保存了战斗力，最终给敌人重创。滇军的英勇和百宝丹的疗效一时传遍全国。

新中国成立后，非遗“昆中药传统中药制剂”经过医院、药店等渠道供广大人民群众购买和使用。1996年至1998年，昆中药生产的小活络丸、女金丹、天麻祛风补片等30个产品，进入《云南省公费、劳保医疗用药报销范围（试行）》之中。

2003年3月起爆发的“非典”，中国内地是重灾区。昆明生产的带板蓝根的药，如板蓝清热颗粒、板蓝根颗粒、板蓝根片、板蓝根冲剂等，在抗击“非典”中发挥了积极作用。非遗“昆中药传统中药制剂”生产单位昆中药紧急生产感冒消炎片、板蓝清热颗粒等药品，5月捐赠给北京市接受救灾捐赠事务管理中心价值118.8万元的感冒消炎片，捐赠给广州“非典”一线的医务工作者价值80万元的

① 云南省卫生厅.云南卫生通志[M].昆明：云南科技出版社，1999：15.

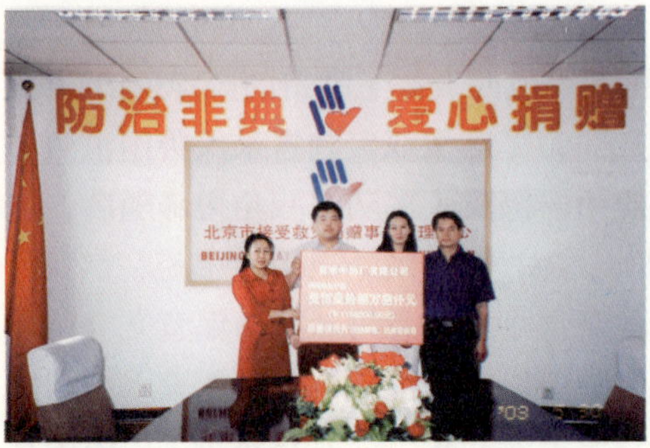
防治非典 爱心捐赠

2003年5月30日，昆中药在北京受理中心捐赠感冒消炎片

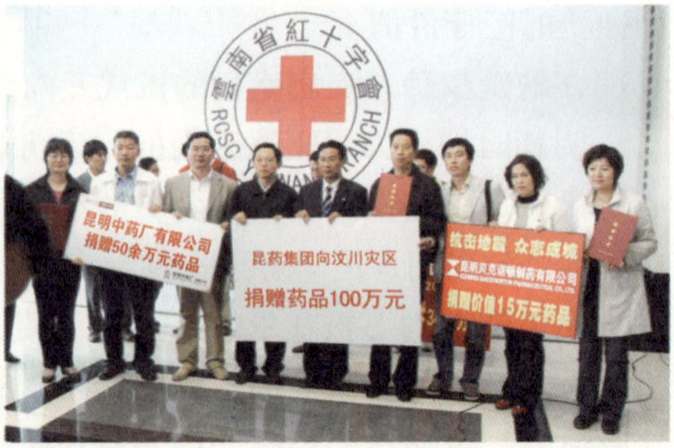
云南省红十字会
昆明中药厂有限公司
捐赠50余万元药品
昆药集团向汶川灾区
捐赠药品100万元
抗击地震 众志成城
捐赠价值15万元药品

2008年5月16日，昆中药向云南省红十字会捐赠药品

感冒消炎片，捐赠给河南省红十字会价值50万元的感冒消炎片，捐赠给南宁市人民政府抗击“非典”用价值40.392万元感冒消炎片，捐赠给江西省九江市医药管理局价值12.87万元的药品，捐赠给昆明市非典防治指挥部价值30.02万元药品。先后捐赠332万余元的药品，为夺取抗“非典”战役的最后胜利，发挥了有效的防治作用。8月，获得中共昆明市委、市人民政府颁发的“抗击非典先进集体”奖杯。

2008年5月12日四川汶川特大地震，非遗“昆中药传统中药制剂”生产单位昆中药义不容辞地加入这场救助灾区的战斗中，捐款捐物，缓解灾区人民的痛苦。16日，昆中药与昆药集团和贝克诺顿公司一起为灾区捐款达165万元药品。昆中药的捐药善举，受到媒体和云南省红十字会的赞扬和肯定。

2013年3月底，国外多个国家和地区爆发流感和人感染禽流感。我国上海和安徽两地也发现一种新型的人感染禽流感病毒H7N9。为做好防范工作，国家中医药管理局突发公共事件中医药应急专家委员会和中国中医科学院中医临床基础医学研究所组织“中医药防控人感染H7N9禽流感学术研讨会”暨《流行性感冒与人感染禽流感诊疗及防控技术指南》编委会会议。百余名中西医临床专家、病毒学专家、流行病学专家、药学专家参与了这次会议。昆中药生产的板蓝清热颗粒和感冒消炎片因具有一定的疗效优势，而载入《防控技术指南》[①]。

非遗“昆中药传统中药制剂”产品金花消痤丸、阮氏上清丸、小活络丸等中成药，对云南地方病、多发病具有较好疗效，使用历史久远，对防病治病均发挥了一定的医疗价值。

---

① 国家中医药管理局突发公共事件中医药应急专家委员会和中国中医科学院中医临床基础医学研究所．流行性感冒与人感染禽流感诊疗及防控技术指南[M].北京：中国中医药出版社，2013：220-222.

非遗“昆中药传统中药制剂”产品在病毒性传染病等重大传染病治疗中成效显著，备受瞩目。《云南中成药在重大传染病治疗中的应用》（《云南中医中药杂志》2014年第11期）整理出目前云南生产的54个中成药，涉及杀虫类、清热解毒类、疏风解表类、泻下类、补益类和化痰止咳等类中成药，其中大部分为在传统中药或在传统中药基础上的创新药物，不少是非遗“昆中药传统中药制剂”品种，如藿香正气丸、白及糖浆、银翘解毒片等①。

非遗“昆中药传统中药制剂”感冒疏风丸等50个产品纳入《国家基本医疗保险、工伤保险和生育保险药品目录》（2017年版）。另外，感冒疏风丸等64个品种纳入《云南省基本医疗保险、工伤保险和生育保险药品目录》（2010年版）。这些药品保障了参保人员的基本用药需求，提高了人民群众的健康水平。非遗“昆中药传统中药制剂”为治疗用药，在儿科、妇科、内科及扶阳、理气等学科和领域提供临床用药，价值重大。

二、科技价值

科技价值，即非遗生产实践对科学理论或学科的推动作用和非遗新技艺对社会生产力的促进作用。非遗生产不断提出新问题，促进人们去思索，去解决，从而推动科学理论或学科向前发展。新技术的运用又加速了社会生产力的发展。

非遗“昆中药传统中药制剂”制作是中医药学的生产实践。由于生产的需要，它逐步形成了与之相应的理论和科学，从而完善了中医药学的学科体系。数百年来，昆明中医药工作者积累了丰富的“昆中药传统中药制剂”生产制作经验和技术。这些经验和技术，与全国其他地区的经验和技术一起，相互借鉴，相互激荡，推动了中医药的各门具体学科的创立、完善和发展。

正如恩格斯所说：“社会一旦有技术上的需要，则这种需要就会比十所大学更能把科学推向前进。”②新中国成立以来，特别是改革开放来，在中药工业生产中，由于生产和技术上创立新工艺、新剂型、新产品的需要，推动着现代中药学、方剂学、中药炮制学、中药鉴定学、中药制剂学、中药制药工程学、中药化学、药用植物学、中药药理学等基础学科和专业学科快速发展。中医药学之所以经久不衰，根本原因在于生产生活的实际需要，在于它的学科群从未停止过创新和发展。

---

① 杨祝庆，胡劼．云南中成药在重大传染病防治中的应用[J]．云南中医中药杂志，2014，35(11)：91.

② 恩格斯．致符·博尔吉乌斯信//马克思恩格斯选集·第4卷[M]．北京：人民出版社，1972：505.

非遗“昆中药传统中药制剂”生产制作涉及学科众多，这里仅从它对中药学、中药炮制学、方剂学、中药制剂学、质量管理等学科的积极作用，分阶段简述如下：

（一）手工制药推动中药学的发展

明清时期，昆明中医药主要以家庭手工形式经营，医药一体，医生多兼制药。手工制药需求，促进了本草学的发展。

明代，昆明中成药炮炙技艺已有一定基础。那时，医生和民间中药材加工出现了煨、酿造、蒸、煮等的炮炙方法。随着大批汉族入滇，中医药运用越来越广，对本地药材性能、配伍、炮制等的知识不断积累，由此而产生了医药学成果，出现了以《滇南本草》（1436年）和《医门揽要》为代表的医药学专著。《滇南本草》最初的抄本收载了274种云南药材，详细记载了药物的性味、归经、主治、用法、配方等内容。该书既有大量本草学内容，也有方剂学、制剂学等知识。这些知识为后来本草学、中药炮制学、中药制剂学、药物化学等自然科学的进步提供了研究资料。

譬如，《滇南本草》记载了大量中药材炮制技艺。《滇南本草》记载，杏叶防风“合水酒服或泡药酒”，接骨草“捣烂包患处”，平儿草等“共一处煮烂”，虎掌草“好酒二斤泡，每晚上炖热服”，大一枝箭等“共为细末”，野烟“单剂为末，酒合为丸”，“紫花地丁新瓦焙为末”，“绵大戟为末，米糊为丸”，“黄芩一钱酒炒”，“用石榴皮醋炒”，“响铃草蜜炒”[①]。可以推测，当时的加工和制作技术包括泡、捣、煮、炖、研末、焙末、合丸、糊丸、酒炒、醋炒、蜜炒等，中成药的传统加工技艺已得到广泛应用，并日渐成熟。这些无形的制药技艺，为如今的中药炮制学的科学研究提供了实际经验材料。

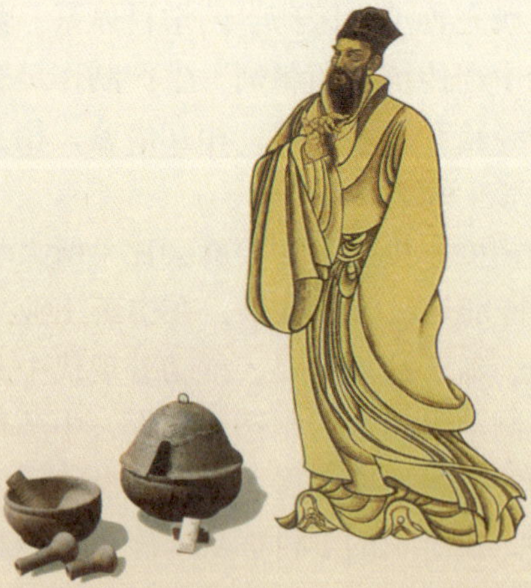

兰茂画像（杨黄莉绘）

又如，《滇南本草》和《医门揽要》还整理和收载了一些中成药制作技艺。明初编撰的《滇南本草》，记载了酒、散、丸、

①[明]兰茂.滇南本草（本草必读丛书）[M].北京：中国中医药出版社，2013：11，18，19，20，21，22，31，42，51，53.

丹等传统方剂的剂型，其配方、制法反映着当时医生和民间中医药技术。这些配方和制法为近代新药研究与开发提供了借鉴。

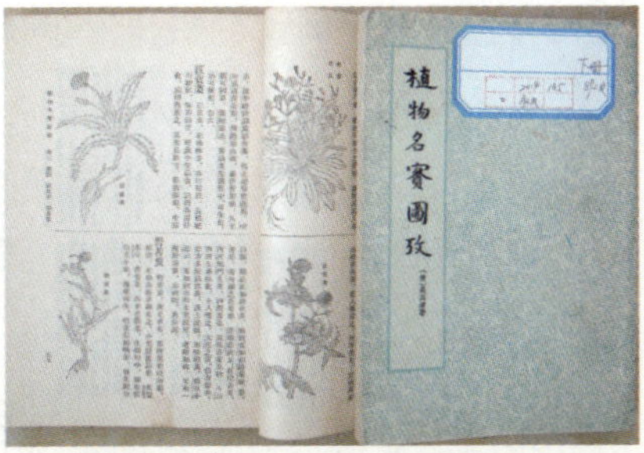

[清]吴其濬《植物名实图考》

清代，医药需求催生了另一个本草学家吴其濬。他编纂的《植物名实图考》将昆明中药学推向一个新的高度。采用《植物名实图考》药材，昆明中医药界创制了一批新药，如生三七丸、熟三七丸、保产达生丸、姚济资生丸等成药。

民国时期，中医药制剂技术得到进一步提高。姚承济《中医姚贞白事略》记述："1937年胞弟姚济逝世，再建姚济医药室于云瑞东路，贞白讲求中药质量，选材认真，聘请著名药工，重视药物的煎、炒、炮、炙传统操作。姚济医药室在昆明30多年，先后培养精通炮制中药、药物操作程序的中药技师40余人，为我省的医药事业做出了一定的贡献。"[①]中药技师队伍日益扩大，加速了行业细分。整体上，分工和协作的发展，使制药工艺更加精细化，手工劳动更加熟练。这些变化给药政管理提出了大量需要解决的问题，如处方加减问题、原材料分量问题、仿单问题等等。这些问题加速了民国时期配方的规范化、标准化管理。1936年7月1日，云南全省卫生实验处成立，开展成药化验工作。对各中药铺的成药化验，合格成药汇编为《昆明方目》，对配方、投料分量作了规定，作为配合成药的标准。民国时期的成药化验工作，一定意义上为后来中药化学、中成药检验、生物化学等学科打下了基础。

制剂技术的提高，为创立新药创造了条件。民国时期，昆明近代名医，吸收了中成药制剂制作技艺，创制了一批中成药，如桑菊银翘散、附子理中丸、云南方逍遥散、立止咳嗽丸、清宁丸、化虫散等。新药创制，吸取了药工的制剂技艺。比如附子炮制技艺。非遗"昆中药传统中药制剂"生产工艺是新药创制的源泉。

1919年以后，近代科学技术逐步运用昆明中医药研究中。1945年出版的《滇南本草图谱》是本草学采用近代科学技术方法取得的较早成果。该书由中央国医馆组织编写，用植物解剖学方法，绘出原植物线条图26幅。这些成果促进了现代药用植物学等学科的发展。

①昆明市政协文史资料与学习委员会.风雨忆当年——昆明市政协文史资料集粹·中·文教篇[M].昆明：云南美术出版社，1997：131-156.

（二）制药工业加速了中药制剂学等学科的形成和发展

新中国成立后，昆明中药业实现全行业的公私合营，将过去的家庭手工制药合并为工厂化生产。后来机器设备逐步代替了手工操作，生产效率极大提高。机器工业的发展，为中药制剂学、制药工程、质量管理等学科的形成和发展创造了条件。

首先是药品的标准化获得很大进步。新中国成立后，党和国家号召："我们必须打破常规，尽量采用先进技术，在一个不太长的历史时期内，把我国建设成为一个社会主义的现代化国家"[①]。标准化是科学技术发展和生产现代化的基础。为机器生产需要，中成药的质量检验标准、方法等实际问题成为迫切需要解决的任务。20世纪70～90年代，云南省卫生厅组织专业人员，用植物学、化学、生物学、数学等方法，对工厂生产的中药材和中成药作整理和研究，鉴定了中药材原料基源，规定了药品鉴别和检验的方法、指标，制定了药品生产工艺和质量检验的技术标准。非遗"昆中药传统中药制剂"质量技术标准，与其他药品一起，载入《云南省药品标准》（1974～1996），作为工业化生产药品的依据。

这次药品标准编制，整理了药工、技术人员的制药经验，是昆明中成药大规模采用现代科学技术的一次尝试。它使传统制药工艺向现代制药工艺迈出了一大步。譬如，蜜丸规定了外观检查、重量差异、水分卫生学检查指标；水丸规定了外观检查、重量差异、崩解时限、水分和卫生学检查指标。外观上，变过去的黑大粗为洁细润，变丸药"梧桐子大""杏仁大"为几克重，重量差异限度在±5%或±3%。水分，甲苯法测定不超过10%。卫生学检查，每1克含杂菌总数不得过10000个，霉菌数不得过1000个；不得含大肠杆菌、沙门氏菌、痢疾杆菌、绿脓杆菌、金黄色葡萄球及活螨。数据化技术标准，使中药生产从经验控制上升为定量控制。

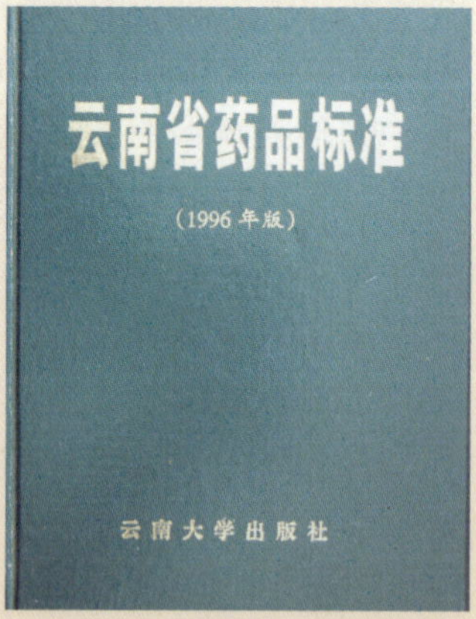

《云南省药品标准》（1996版）

同时，中药饮片的炮制技术标准也建立起来。明清昆明中药业的传统炮制法，经过整理和规范，收入《昆明咀片规范》（1963）、《云南中药咀片炮炙规范》（1974）、《云南省中药饮片炮炙规范》（1986）和《云南省中药饮片标准（2005）》等云南省中药饮片炮炙标准之中。另外，昆明地区传统方剂和常用方剂收载在《中医常用方药手册》（云南中医

① 云南省卫生局．云南省药品标准·1974[S]．广西百色地区右江印刷厂．1975：扉页．

学院革命委员会，1972）中。

生产基本建设和技术改造大量应用现代科学技术。非遗“昆中药传统中药制剂”生产单位昆中药1973年被列为云南省重点基本建设技术改造企业，1981年又被列为全国56家重点中药厂之一。一批批从成都中医学院（大学）、南京中医学院（大学）、云南中医学院（大学）等院校毕业的专业技术人员和管理人才，进入工厂，把生物、化学、制药工程等现代科技知识应用于生产之中，优化了传统制药工艺和技术。技术人员取得了一些科研成果，比如副厂长孔繁祥在《中成药研究》1982年第1期发表文章《抗肝灵片生产工艺改革》，交流他们提取该药的工艺。

生产工具的改革解放了劳动生产力。对工厂的技术创新和进步，记者李铁军在《中成药研究》上说，那时：“蒸汽代替了明火炼蜜；封闭式振动筛顶换了人工筛粉；和药机解放了手揉杆压的壮劳力；制粒机使人摆脱了累散人架的脱模槽；还有剪蒂机、高温杀菌机……。现在，每天人均出药六万多粒，工效提高五倍多，只要十一个小时就能完成过去两三天才能完成的一料药的蜜丸制作。”①

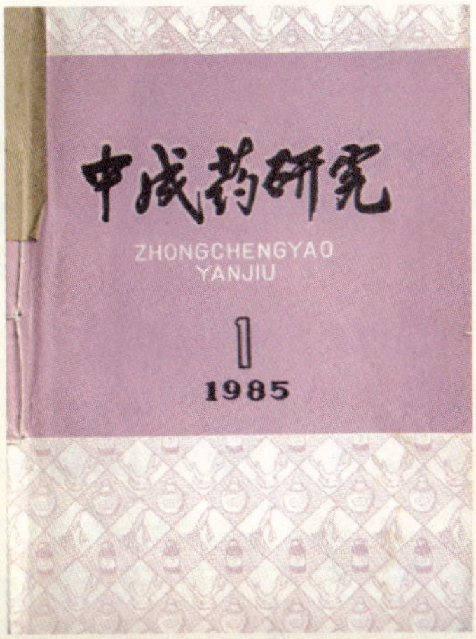

科技期刊《中成药研究》（1985）

机器生产的需要，推动了对药品更深入的研究。20世纪90年代，企业药品试验研究人员，为摸索工艺技术，组成研究所。研究所用现代科学技术手段，与厂外合作，研究新工艺、新剂型、新产品。先后研制和开发了感冒消炎片、止泻利冲剂、暖胃舒乐片、癫痫宁片、金花消痤丸、止咳丸、扶正抗衰膏（益气健肾膏）、百宝丹擦剂和舒肝冲剂（舒肝颗粒）等新产品投入市场。1997年感冒消炎片销售收入达到1140万元；应用先进的精制和一步制粒技术开发的新型中成药舒肝冲剂（舒肝颗粒）销售收入达到1900万元，技术创新使昆中药得到了长足发展。这些创新成果于1999年3月被收在云南省经济贸易委员会编印的《云南技术创新》一书中②。

全面质量管理（TQC）的理论和方法运用到中成药生产中，为中成药研究开拓了新天地。昆中药从1980年开始推行全面质量管理（TQC），提高制药技术水

① 李铁军. 二十八年话变迁——记昆明中药厂发展简史 [J]. 中成药研究，1985（3）：43.
② 昆明中药厂技术创新概况//云南省经济贸易委员会 . 云南技术创新 [M].1999：167 ~ 168.

平。广大职工在质量控制（QC，又称质量管理）活动中，学技术，学管理，群策群力分析和解决生产中的问题，极大地普及和应用现代质量管理的理论和方法。配药、浸膏、糖衣、水丸、水叠、制粒、包衣等主要工序都采取TQC方法，取得了成效。车间QC小组，利用正交试验设计方案，解决了冬季蜡壳脆裂问题。百宝丹QC小组，提高了百宝丹质量，该产品获得1984年云南省优质产品称号。

据统计，到1999年，昆中药有32个质量管理小组被省、部级以上单位评为优秀或先进质量管理小组。全面质量管理的推行，使昆中药的科技运用越来越多，科技含量越来越高。

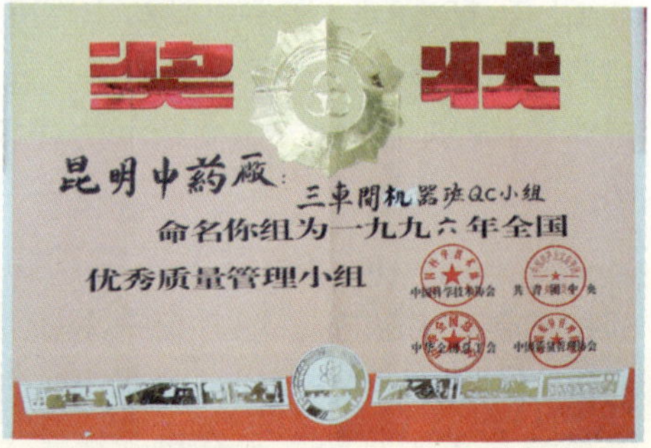
奖状
昆明中药厂：三车间机器班QC小组
命名你组为一九九六年全国
优秀质量管理小组
全国优秀质量管理小组奖状

1996年8月，昆中药质量监督科被国家中医药管理局评为“1995年中药质量管理、检测先进集体”。昆明中药厂三车间机器班QC小组获得中国科学技术协会、共青团中央、中华全国总工会和中国质量管理协会奖状，命名为1996年全国优秀质量管理小组。1997年昆中药被云南省科学技术协会、云南省总工会等部门注册为1997年度云南省质量管理活动优秀企业（注册号：SYQ97—32.2）。

昆中药获省部级以上表彰的质量管理成果一览表

序号	受表彰小组	内容	授予单位	授予时间
1	昆明中药厂糖衣班QC小组	荣获1991年度云南省医药管理局先进QC小组称号	云南省医药管理局	1991年4月5日
2	昆明中药厂一车间综合QC小组	被评为1992年度省医药管理局优秀QC小组	云南省医药管理局	1992年4月9日
3	昆明中药厂五间水丸班QC小组	被评为1992年度省医药管理局先进QC小组	云南省医药管理局	1992年4月9日
4	昆明中药厂片剂综合QC小组	被评为1992年度省医药管理局先进QC小组	云南省医药管理局	1992年4月9日
5	昆明中药厂一车间综合QC小组	1992年被评为国家中医药管理局优秀QC小组	国家中医药管理局	1992年10月
6	昆明中药厂一车间配药工段QC小组	被评为1992年度优秀QC小组	云南省医药管理办公室	1993年3月23日
7	昆明中药厂三车间QC小组	被评为1992年度优秀QC小组	云南省医药管理办公室	1993年3月23日
8	昆明中药厂五车间水叠班QC小组	被评为1992年度先进QC小组	云南省医药管理办公室	1993年3月23日

续表

序号	受表彰小组	内容	授予单位	授予时间
9	昆明中药厂三车间QC小组	获云南省1993年度优秀QC小组	云南省经济贸易委员会 云南省质量管理协会	1993年7月
10	昆明中药厂四车间制粒QC小组	获云南省1993年度优秀QC小组	云南省质量管理协会	1994年6月
11	昆明中药厂参苓白术混悬剂冲剂工艺改进QC小组	在全面质量管理活动中成绩显著，评为1994年度全省医药行业优秀QC小组	云南省医药管理办公室	1995年3月
12	昆明中药厂二车间浸膏QC小组	在全面质量管理活动中成绩显著，评为1994年度全省医药行业优秀QC小组	云南省医药管理办公室	1995年3月
13	昆明中药厂三车间QC小组	在全面质量管理活动中成绩显著，评为1994年度全省医药行业优秀QC小组	云南省医药管理办公室	1995年3月
14	昆明中药厂四车间参苓白术冲剂QC小组	获云南省1994年度优秀QC小组	云南省质量管理协会	1995年7月
15	昆明中药厂三车间QC小组	获云南省1994年度优秀QC小组	云南省质量管理协会	1995年7月
16	昆明中药厂四车间冲剂班QC小组	获云南省1996年全省医药行业优秀QC小组	云南省医药管理办公室	1996年4月22日
17	昆明中药厂五车间QC小组	获云南省1996年全省医药行业优秀QC小组	云南省医药管理办公室	1996年4月22日
18	昆明中药厂三车间机器班QC小组	在全面质量管理活动中，被评为1996年度优秀QC小组	云南省医药总公司	1996年5月17日
19	昆明中药厂四车间冲剂班QC小组	在全面质量管理活动中，被评为1996年度优秀QC小组	云南省医药总公司	1996年5月17日
20	昆明中药厂五车间包衣班	在全面质量管理活动中，被评为1996年度优秀QC小组	云南省医药总公司	1996年5月17日
21	昆明中药厂设备动力科QC小组	在质量、班组建设中，被评为1996年度“信得过”班组	云南省医药总公司	1996年5月17日
22	昆明中药厂蜜丸QC小组	获云南省1996年度优秀QC小组	云南省质量管理协会	1996年7月
23	昆明中药厂设备动力科QC小组	获云南省1996年度优秀QC小组	云南省质量管理协会	1996年7月

续表

序号	受表彰小组	内容	授予单位	授予时间
24	昆明中药厂四车间冲剂班QC小组	获云南省1996年度优秀QC小组	云南省质量管理协会	1996年7月
25	昆明中药厂三车间机器班QC小组	命名你组为1996年全国优秀质量管理小组	中国科学技术协会 共青团中央 中华全国总工会 中国质量管理协会	1996年7月
26	昆明中药厂质量监督科	1995年中药质量管理、检测先进集体	国家中医药管理局	1996年8月13日
27	俞容晴	优秀班组长	国家中医药管理局	1996年8月13日
28	昆明中药厂	注册为1997年度云南省质量管理活动优秀企业（注册号：SYQ97—32.2）	云南省科学技术协会 共青团云南省委 云南省总工会 云南省质量管理协会	1997年
29	昆明中药厂五车间防止止咳丸变色QC小组	注册为1997年度云南省优秀质量管理小组（注册号：SY97—32.2）	云南省科学技术协会 共青团云南省委 云南省总工会 云南省质量管理协会	1997年
30	昆明中药厂四车间片剂QC小组	注册为1997年度云南省优秀质量管理小组（注册号：SY97—32.3）	云南省科学技术协会 共青团云南省委 云南省总工会 云南省质量管理协会	1997年
31	昆明中药厂四车间冲剂班QC小组	注册为1997年度云南省优秀质量管理小组（注册号：SY97—32.4）	云南省科学技术协会 共青团云南省委 云南省总工会 云南省质量管理协会	1997年
32	昆明中药厂三车间机器班（成员：罗倩秋、蒋宗俊、杨明、张立静、陈雪梅、赵忠）	获1999年度全国优秀质量管理小组	中国质量管理协会 中国科学技术协会 共青团中央 全国总工会	1999年7月
33	昆明中药厂五车间QC小组	在全面质量管理活动中成绩显著，评为云南省1999年度优秀QC小组（注册号：SY99—32.3）	云南省质量管理协会 云南省科学技术协会 共青团云南省委 云南省总工会	1999年7月
34	昆明中药厂三车间QC小组	在全面质量管理活动中成绩显著，评为云南省1999年度优秀QC小组（注册号：SY99—32.4）	云南省质量管理协会 云南省科学技术协会 共青团云南省委 云南省总工会	1999年7月

资料来源：昆明中药厂有限公司综合档案室

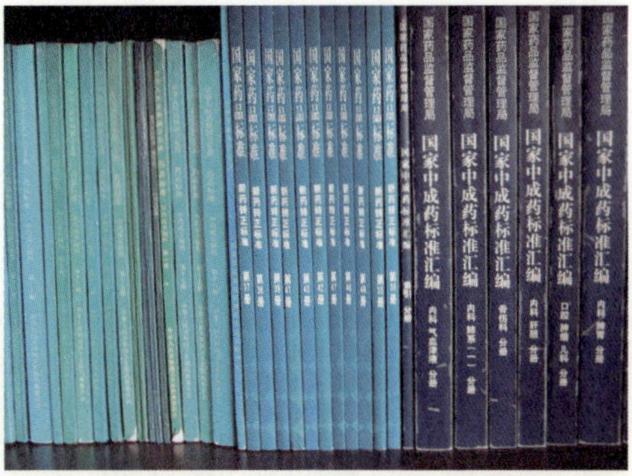

国家药品标准

改革开放以来，国家开展中成药品种整顿和地方标准升国家标准工作，要求每个中成药都必须进行医学和药学审查和疗效再评价。鼓励企业研究药品质量标准，并提供对比实验等研究资料，作为审核依据。对此，企业开展了中药的药效学、毒理学和临床研究。这些研究，以动物试验和临床试验为基础，采取随机、单盲或双盲、平行对照、多中心临床研究等方法，对比试验前后和对照组数据，论证药物的有效性和安全性。非遗“昆中药传统中药制剂”药品，如止咳丸、清肺化痰丸、金花消痤丸、阮氏上清丸、感冒疏风丸等许多中成药有了现代科学研究，并取得了一些成果。研究结果进一步揭示了它们的治疗机制和作用机制。

提高后的质量标准，绝大多数载入《卫生部药品标准》或《国家药品标准》。清肺化痰丸、口咽清丸（阮氏上清丸）、黄疸肝炎丸、天麻祛风片等药品标准收入《中国药典》之中，产品质量及其标准的可控性得到明显的提高。这些成果丰富了我国中医药的认识和实践，是企业发展重要的科技资源。

工业技术以及标准化和规范化生产，促成了《中药制剂学》等学科的形成和发展。1981年，湖北中医学院主编了《药剂学》。1983年，我国出版了《中药制剂汇编》，收载了4000余种成药。1988年3月，中国药材公司总结传统制药经验，结合工厂的新剂型、新工艺、新设备，编辑了《中药制剂学》教材。这些成果，标志着制剂技术走向理论化、系统化、精确化。

（三）新技术加速生产急剧转型，走向现代化

生产促进了科学，科学又反过来促进了高质量的生产。新技术的应用让非遗“昆中药传统中药制剂”生产走上了急剧转型的轨道。21世纪以来，随着《中华人民共和国药品管理法》《中华人民共和国药品管理法实施条例》《药品生产质量管理规范》（GMP）等法规的实施，昆中药广泛采取先进的设备和仪器，改造和提升生产工艺技术，生产正在迈向现代化。

1.中药材粉碎实现了机械化、自动化。2014～2015年，昆中药装备了较先进的粉碎设备JYNU75-75型气旋涡流粉碎机、DFE-2.0型粉类干燥灭菌器等设备。

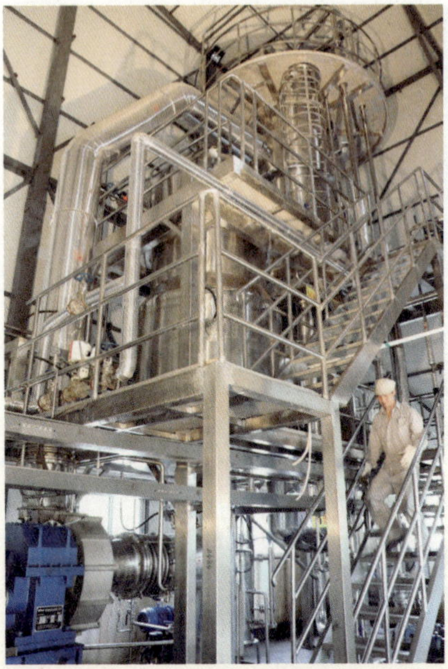

机械式蒸汽再压缩技术（MVR）高效浓缩器（2018，杨祝庆摄）

JYNU75-75型气旋涡流粉碎机是国内先进设备，它采取无筛网设计，粉碎和分级一次完成；主要磨损部件锤头和齿圈用合金制作，寿命长；低温粉碎，保持了药材性能；效率高，耗电低。DFE-2.0型粉类干燥灭菌器采用电动升降和压缩气密封技术，装有安全联锁装置，密封可靠，劳动强度低，自动化程度高；采用人机控制界面，可自动检测温度、压力、时间等参数，操作方便；实现了一般区和洁净区的有效隔离。

2.中药提取液的浓缩及干燥技术。机械式蒸汽再压缩技术（MVR）是利用蒸发系统自身产生的二次蒸汽及能量而减少外界能源需求的一项节能技术。2016年8月引进的3T机械式蒸汽再压缩（MVR）浓缩器，是国内先进设备，它既节省蒸汽，又省去冷却水系统，充分提高了能量利用率；采用工控机和可编程控制器（PLC），实时采集浓缩器内的参数，自动记录提取液的信息，并提供报表，从而可精确控制浓缩情况。2014年12月启用的BVD450型真空带式干燥机组为行业先进设备，用于中药浸膏的干燥。浸膏高真空环境中，全过程管道进料，人员不接触物料；物料在履带表面涂布较薄，采用过热水加热方式加热，加热均匀，干燥受热时间短、效率高。出来的干浸膏水分均匀（可控水分在1%～5%之间）、速溶性好，可直接用于制剂生产之中。

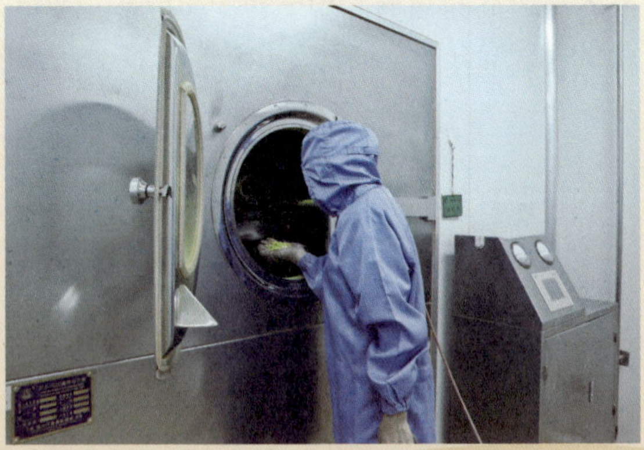

药工在检查高效包衣机包衣情况（刘云森摄）

3.制剂新技术的应用，提高了药品质量。较先进的设备有GDF850-S40型固体制剂全自动无尘称量配料系统（2016年8月购进）、BGB-350D型高效包衣机（2014年12月使用）等设备。GDF850-S40型固体制剂全自动无尘称量配料系统，是国内先进设备，智能控制，高度自动化。系统整体密闭，无泄漏，无交叉污染。球阀和管道采用聚四氟材料密封，耐磨损，寿命长。也能有效消除物料磨损而产生的静电影响。结构简易，运用费用低，易操作。BGB-350D型高效包衣机是用于片剂、丸剂等制剂的包衣专用设备，糖衣、薄膜衣均可使用。该设备自动化程度高，产品质量重现性好。全部包衣过程在密闭的包衣滚筒内进行，由微机程序控制，也可手动操作。配有在线清洗系统（CIP），清洁方便。较荸荠式包衣锅，高效包衣机的生产效率高，一批只需2~3小时即可完成。

4.中药包装智能化，生产效率加速。昆中药2017年5月引进JSLJ635型多列充填包装机，是国内先进的包装设备，智能化程度高。该机小袋包装系统一次成袋10条，每列填充量可单独调整。带有充填振荡器和打击装置，保证落料顺畅。整套机器有多列称重系统，能自动剔除重量不合格的产品，并自动记录和统计称量数据。整套机器还包含自动取样机件，可按需求设定程序或手动操作，将小袋按序排出，以便质检员作理化方面的质量检测，确保产品质量。

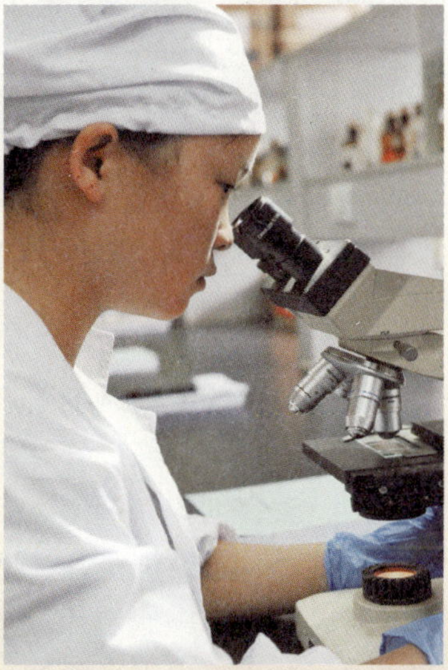
质检员用显微镜鉴别药材（2015）

5.产品检测技术先进，质量稳定。昆中药配置了1260Infinty型高效液相色谱仪、G1321C型黄曲霉素荧光检测仪、ICE3300/热电原子吸收光谱仪等先进的质量检测仪器。这些检测仪器处于国内先进地位。2015年9月使用的1260Infinty型高效液相色谱仪为600bar工作范围，加上80Hz的UV检测速率，相较之前提高了10倍的灵敏度。2016年2月投入使用的荧光检测仪的灵敏度：蒽（LOD）为10fg，Ex 250nm/Em 400nm，Raman（水）>500，单波长模式Ex 350nm/Em 397nm。这些色谱仪、检测仪，用在中药成分及其含量分析上，极大提高了数据处理能力。2012年5月使用的原子吸收光谱仪的性能和特点是：单原子化器火焰系统配带全自动气体控制盒，六灯座自动光路准直。具有双光束光学系统和自校准Ebert单色器。具有高能量光学系统，石英镀层自校准Ebert单色器，全温度补偿。独特设计的100mm钛燃烧器，自动燃烧器观测高度最佳化和全惰性雾化室等。原子吸收光谱仪与计算机连用，可快速测定矿物药的成分及其含量。理化分析和化学分析法，将药物成分和含量数据化，避免了经验鉴别受人的主观因素影响大、分辨率低、定量误差大等的不足。

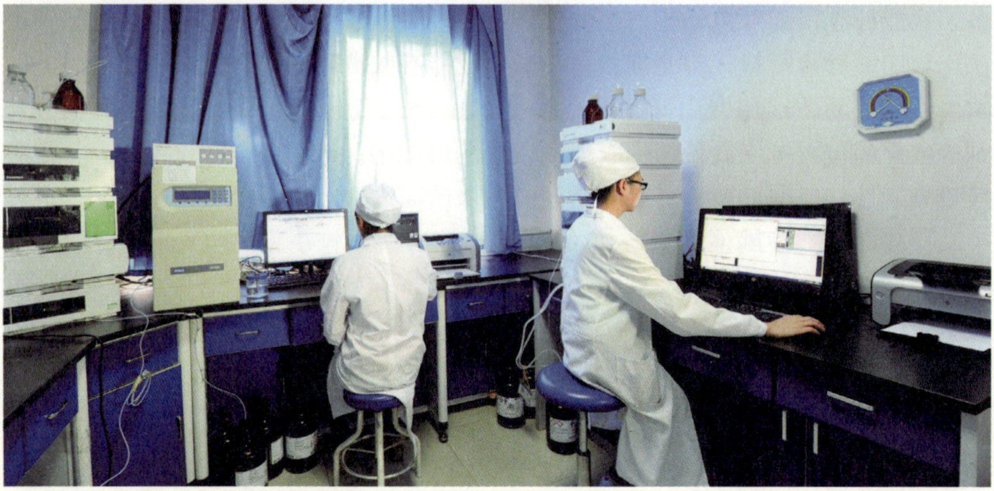

质量员在用高效液相色谱仪测含量（王云鹏摄）

6.中药新剂型服用更方便。在保持非遗“昆中药传统中药制剂”产品的特色和优势基础上，昆中药已开发出中药片剂、颗粒剂、胶囊剂等新剂型。银翘解毒片、牛黄解毒片、感冒消炎片、感冒疏风片、天麻祛风补片、癫痫宁片、舒肝颗粒、止眩安神颗粒、暖胃舒乐颗粒、板蓝清热颗粒、藿香正气颗粒、百宝丹胶囊、止咳胶囊等中成药，使传统中药转型升级，不仅生产质量提高，而且起效快、疗效好、剂量小，具备了现代药物的特点。

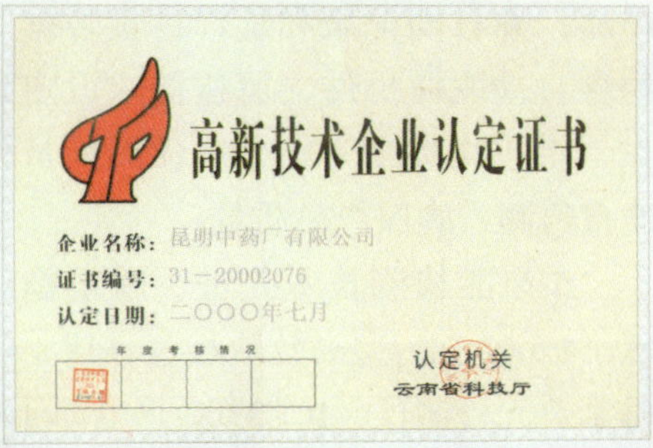

高新技术企业证书（2000）

作为中药生产企业，自新中国成立以来，昆中药生产的各个环节不断采用现代科技改造和提升，质量管理水平不断提高。昆中药生产的科学化水平，与我国中成药工业同步提高，加速向现代科技工业转型。国家科委对我国中成药工业评价道：“随着时代的发展和科学技术的进步，中药生产的各个环节，如中药材资源开发、中药材的贮藏养护、中药炮制、中成药生产（粉碎、提取、浓缩、干燥、制剂）等都在日益广泛地吸纳着现代科学技术成果，而阔步迈向现代化。”[①]非遗“昆中药传统中药制剂”生产的科学化日益加快。

① 宋健，惠永正．现代科学技术基本知识[M]．北京：科学出版社，中共中央党校出版社，1994：379.

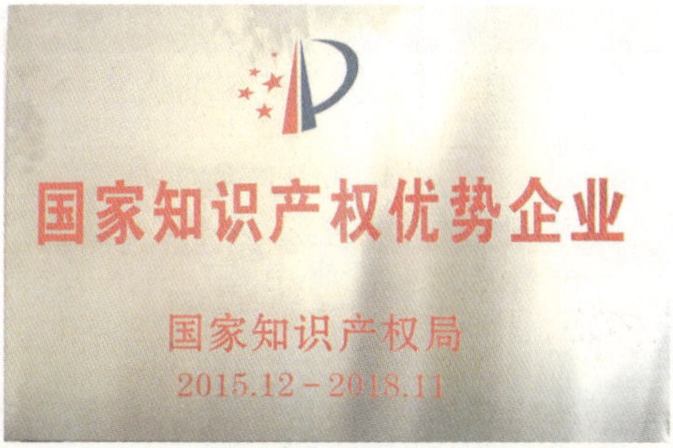

国家知识产权优势企业匾

昆中药现已发展为国家“高新技术企业”、国家知识产权优势企业、云南省创新型企业、云南省知识产权优势企业、昆明市市长质量奖获得企业。

截至2017年底，非遗“昆中药传统中药制剂”保护和传承单位昆中药拥有国家专利24项，其中核心技术发明专利12项；拥有国家二级中药保护品种2个。据统计，昆中药累计获得省、市、区科学技术进步奖7项，专利奖6项。2015年8月，昆中药公司被云南省科技厅认定为云南省科技小巨人企业。

昆中药商标、技术和知识产权一览表

序号	商标、技术和知识产权称号	授予单位	授予时间
1	高新技术企业	云南省科技厅	2000年7月
2	2005年度云南省高新技术企业	云南省科学技术委员会	2005年10月30日
3	云昆牌商标被认定为“云南省著名商标”	云南省工商行政管理局	2006年11月
4	昆明中药厂有限公司技术中心被认定为省级企业技术中心	云南省经委、发改委、省科技厅、省财政厅、省地税局、昆明海关	2007年8月
5	云昆牌商标被认定为“昆明市知名商标”	昆明市知名商标认定和保护工作委员会	2009年12月
6	昆明中药有限公司被授予“昆明市知识产权示范单位”	昆明市知识产权局	2010年6月28日
7	“昆明中药厂有限公司企业技术创新平台建设”项目荣获昆明市科学技术进步三等奖	昆明市人民政府	2012年8月7日
8	昆明中药厂有限公司荣获“云南省知识产权优势企业”称号	云南省知识产权局	2012年12月
9	云昆牌商标被认定为“云南省著名商标”	云南省工商行政管理局	2012年12月
10	昆明中药厂有限公司荣获“昆明市知识产权示范单位”称号	昆明市知识产权局	2012年6月
11	云昆牌商标被认定为“昆明市知名商标”	昆明市知名商标认定和保护工作委员会	2012年12月
12	昆明中药厂有限公司荣获“云南省科技型中小企业”称号	云南省科学技术厅	2013年1月29日
13	昆明中药厂有限公司被认定为“高新技术企业”	云南省科学技术厅、云南省财政厅、云南省国税局、云南省地税局	2013年8月27日

续表

序号	商标、技术和知识产权称号	授予单位	授予时间
14	2015年第五届昆明市市长质量奖	昆明市人民政府	2015年6月6日
15	云南省科技小巨人企业	云南省科学技术厅	2015年8月
16	国家知识产权优势企业	国家知识产权局	2015年12月
17	云南省创新型企业	云南省科学技术厅	2015年12月

资料来源：昆明中药厂有限公司综合档案室

从生产史来看，非遗“昆中药传统中药制剂”制作技艺遵循近代科学活动“理论–实验–理论”和“科学–技术–科学”两个加速循环的机制和规律，科学与实验之间相互促进，科学与技术之间相互转化，并循环加速发展。英国思想家培根说：“经验和理性职能的真正合法的婚配”，“就可希望有更好的东西出现。”①现代科学技术与中成药生产操作相互渗透，产生了制药的新原理和新工艺。新工艺又加速吸收更多现代科技，从而提高劳动生产力水平。

非遗“昆中药传统中药制剂”的科技价值，隐含着两个加速循环的功能。这一作用过程在生产中体现在一个较长的时间区间内，涉及较广的空间结构，因而应从资源性战略性视觉，加以审视。非遗“昆中药传统中药制剂”是我国具有原创优势的中医药科学技术，是我国重要的科技资源之一。

在当代社会，中医药仍然发挥着独特的科学认识作用。文化史专家张应杭、蔡海榕认为：“当代医学界越来越清楚地认识到，中医药学和西方医药学具有明显的互补性。中医学术思想和临床方法中蕴藏着丰富哲理，有待现代科学进一步的探索和发掘。”②他们指出，近数百年来，随着西方医学逐步昌明于世界，埃及、印度、阿拉伯等国家的传统医学都相继衰亡，唯独中医药保持了旺盛的生命力，越来越广地为世界人民所认同和使用。

作为非物质文化，“中医传统制剂方法（昆中药传统中药制剂）”的科学知识与智慧的价值会越来越显著。日本著名经济评论家堺屋太一认为，后工业社会里，物质财富将出现“饱和感”，而非物质文化的“知识与智慧的价值”就是经济发展和资本积累的主要源泉。他说：“在未来社会里，创造‘知识与智慧的价值’就会成为经济增长和企业发展的主要推动力量。”③

① 陈衡 . 科学研究的方法论 [M]. 北京：科学出版社，1984：23.

② 张应杭，蔡海榕 . 中国传统文化概论 [M]. 上海：上海人民出版社，2013：500–501.

③[日] 堺屋太一 . 知识价值革命 [M]. 北京：东方出版社，1986：203.

三、经济价值

遗产，又称财产。非遗“中医传统制剂方法（昆中药传统中药制剂）”是一项实用的文化财产，这项财产的载体是药工，即世代相传的制药工人和技术人员。按照马克思剩余价值理论，熟练掌握技术的劳动力是生产力中最有效的因素。熟练劳动力在经济发展中具有重大的价值。昆中药历代药工和传承人正是这样。无论旧时的中药铺，还是公私合营后的加工厂，还是现代企业，掌握先进技术的工人、技术人员不仅是企业的骨干，也是地方经济的重要引擎。

（一）中药铺带来巨大的物质财富

中药，既是治病的物质，又是交换的商品。人们常用“特殊商品”来概括这一特征。掌握这一特征的商人，通过采购、生产和销售等经营管理手段，往往积财致富，创造出良好的经济效益和社会效益。

清代和民国时期，昆明药材业涵盖了工业和商业。借助包罗万象的药材资源和家传“药材艺业”，昆明家庭手工制药业有了较大发展。在身怀医术和药艺的店主带领下，一些药铺大户有较强的盈利能力，尤其张鸿记、百福堂、大德药房、大安堂、协盛昌、福林堂等业内大户，一度雇佣工友10多人。较强的盈利能力，为中药铺积累了丰厚的利润。

祖传工艺、祖传秘方是手工业的奇珍异宝。凭借它们，奇货可居，许多中药铺富足一时。福林堂、大安堂在光华街、文明新街建起三层瓦房，成为巨商大贾。体德堂建起了药厂，张鸿记、百福堂等购置了四合院。大户药铺，多数还置田购地，积攒下家业。“医方诸食技术之人，焦神极能，为重糈也。”[①]行医、开方吃技术的人，挖空心思，不遗余力，为的是有充裕的粮食。求富益货，激励着“药材艺人”走江湖，历艰辛。中药大户人家，深得年轻人效仿，吸引着帮工源源不断地加入药材行业。

到公私合营前，昆明药材业的从业人员进一步扩大，“极技巧”的药工达数百人。据昆明市档案馆档案，1955年，全市国药业共有101户，资金总额1.2亿元，其中固定资产5834万元，流动资产6803万元，从业人员602人（其中资方从业人员199人，职工403人），全行业1～10月累积营业额154万元。其中10月盈余22户，亏损55户。一般情况，大户盈利强，百福堂、大安集生药号等药铺，每月盈

①[汉]司马迁．史记[M]．长沙：岳麓书社，1994：937.

余3千～8千元[①]。良好的盈利，促进了昆明中药家庭手工业的发展，医药经济的物质基础更加巩固。

（二）工业化创造了持续的经济收益

从家庭手工业转变到工场手工业，工人制药的技术增强，昆明中药业的盈利能力大幅度提高。1956年，昆明市中药行业公私合营，82家中药铺和43家行商合并，成立“公私合营昆明市中药材加工厂”，直接管辖本企业的机关为“中国药材公司昆明市公司”，工厂从原来的家庭手工业变为工场手工业，规模经济效益凸显。1956年12月，“公私合营昆明市中药材加工厂”职工人数193人，全年实现产值63.8万元[②]。

此后，机械制造促使工业企业经济持续增长。年产值从1957年的134万元增长到1990年的754万元。企业利润持续增长，从10多万元增长到120多万元。据《云南省志·医药志》记载，1970～1990年的21年里，昆明中药厂年平均企业利润为74.56万元，为国家创造和积累了大量资金[③]。

20世纪80年代，企业开办职工文化班，与农工民主党合作开设中药材技师班，培养了一批技术工人，提高了职工技能。实施专业技术人员评聘制度，实施工人技术等级测评和评聘制度，提高了干部和工人的制药技术水平。使用粉碎机、蜜丸分装机、压片机等生产设备300余台（件）。除挑选整理和蜜丸包装2道工序外，基本实现了机械化生产。1983年，全厂大中专技术人员占职工总数的4.9%，产值达405万元，上缴纯利润61万元[④]。

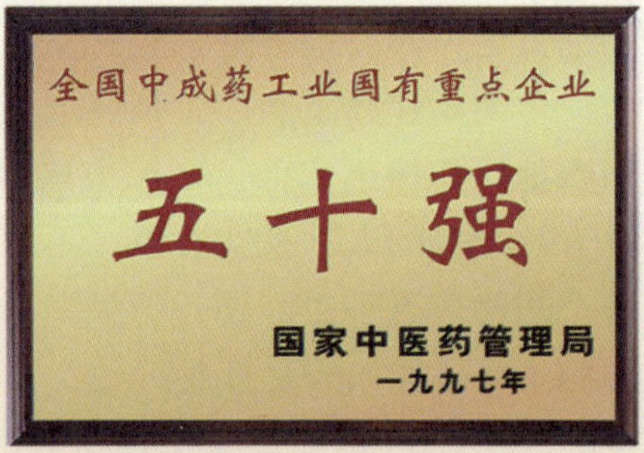

全国中成药工业国有重点企业五十强牌

1993年3月，昆明中药厂获得昆明市人民政府颁发的“1992年度税收、财务、物价大检查工作先进集体”奖，为地方经济做出了贡献。

1997年3月，昆明中药厂被国家中医药管理局评为“全国中成药工业国有重点企业

① 中国药材公司云南省公司．昆明市国药业公私合营方案（草案）[1955-12]//昆明市工商局．关于各工商户要求公私合营的申请的批复[1955，1958]．昆明市档案馆，档号：59-1-1103.

②1957年独立经济核算工业企业年报//昆明市商业局．局属基层单位1958年商办工业月报年报表等．昆明市档案馆，档号：56-1-1450.

③《云南省志医药志》编纂委员会．云南省志·医药志[M]．昆明：云南人民出版社，1995：185.

④ 李铁军．二十八年话变迁——记昆明中药厂发展简史[J]．中成药研究，1985（3）：43.

五十强”，是我国医药工业的重要力量。同年4月，昆明中药厂被云南省总工会授予“云南省大中型企业争先创优劳动竞赛先进企业”称号。1998年3月，昆中药被中共云南省委、云南省人民政府授予“1997年度文明单位”称号。1999年2月，昆中药被云南省国家税务局授予“1998年度纳税大户”称号。

（三）21世纪以来对经济发展贡献突出

21世纪以来，员工知识和技术得到更新和发展。以2015年为例，昆中药具有中专及以下学历的人员占全部员工的55%，大学专科以上学历占全部员工的45%。高级专业技术职称人员12人，中级专业技术职称人员28名，初级专业技术职称人员116名，他们均为研究与开发、质量控制、生产制造、工艺管理等方面的技术骨干。专业的技能型劳动力队伍和管理人员，推动了企业发展，从而为地方经济贡献了力量。

昆中药对地方经济贡献更为突出。2000年11月，企业更名为“昆明中药厂有限公司”，公司实现销售收入1亿元，上缴利税1700万元。企业对昆明市西山区经济发展贡献突出，2011年和2012年连续两年被中共西山区委和西山区人民政府评为“先进企业”。2011年昆中药“云昆牌”商标被国家商务部认定为“中华老字号”，品牌保护和建设取得新成绩。

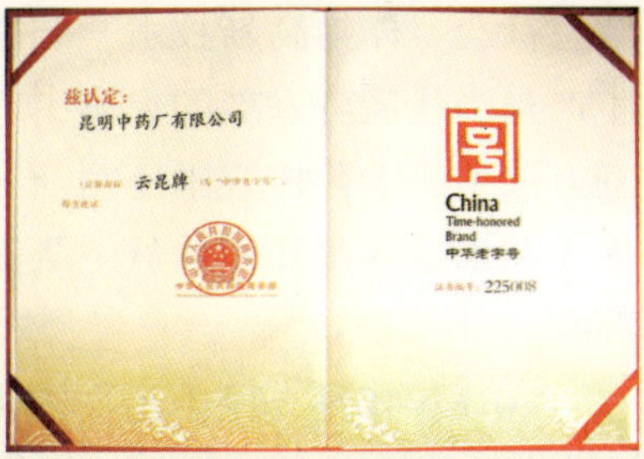

中华老字号证书（2011）

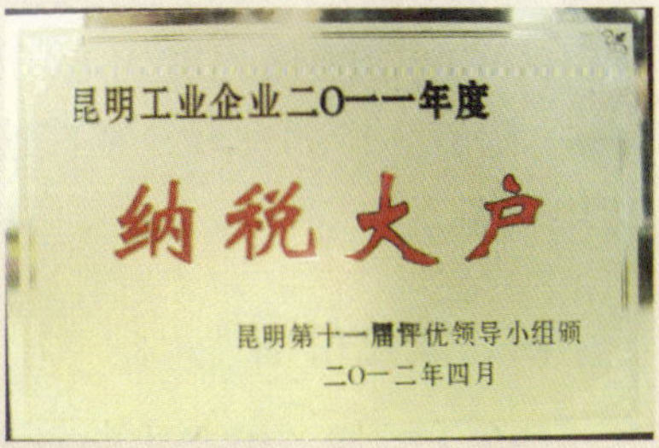

纳税大户匾

昆中药是区域经济中的纳税大户。2007年、2011年和2013年昆中药被昆明市统计局、市工信委等部门组成的昆明评优领导小组3次评为昆明工业企业纳税大户，昆中药对昆明经济做出了突出贡献。

昆中药的品牌效应日益突出。2016年12月昆中药被昆明市统计局、市工信委等17个市级政府部门评选为昆明第十三届优秀企业和昆明工业企业2015年度百强企业，因对昆明经济的贡献突出而受到表彰。同月，经中国品牌建设促进会评价测算，“中华老字号”昆中药的品牌价值为10.34亿元，品牌强度为770点。2019年分别上升为15.67亿元和917点。中国品牌建设促进会将“中华老字号”昆中药列入品牌价值较高、品牌发展潜力较大的优秀品牌。

昆中药的经济实力更加强劲。2017年9月，昆中药被云南省企业联合会和云南省企业家协会评定为“2017年云南制造业企业50强”和“2017年云南民营企业100强”。同时，还被云南省工商业联合会评为“2017云南省非公企业100强”。企业提供了1000余个就业岗位。昆中药还被全国工商联医药业商会评为2018年度中国医药行业成长50强企业。

截至2018年底，昆中药生产的舒肝颗粒、止咳丸、清肺化痰丸、感冒消炎片、板蓝清热颗粒、感冒疏风片、参苓健脾胃颗粒、香砂平胃颗粒和金花消痤丸共9个产品被评为“云南名牌产品”，产品品牌的知名度和美誉度较高。在市场上，许多药品供不应求。

（四）高科技的经济价值潜力将更大

邓小平说：“科学技术是第一生产力”①，经济的发展离不开科学技术。在信息社会，作为高新技术，非遗“中医传统制剂方法（昆中药传统中药制剂）”生产是当代经济发展的火车头。员工是科技知识的载体，随着非遗“中医传统制剂方法（昆中药传统中药制剂）”的创新发展，掌握和熟练应用这一知识体系的人才越来越多。知识性员工队伍日益壮大，必将促进企业经济转型升级，迈向更高端。

2018年10月，昆中药在昆明国家高新产业开发区马金铺片区的新厂房投产，生产能力大幅度提高。新基地引进智能化中药生产设备、智能化质量检测设备，实现中药提取生产线、中药塑制法生产线、包装连线、物流等过程的智能控制。新厂区车间智能化程度比老厂区提高60%，生产效率提升40%，生产成本降低10%。随着生产的发展，掌握这些高技术的技能型工人将越来越多，经济效益将极大提高。

四、文化价值

技术和科学能够带来物质上的幸福，文化则带来精神上的幸福。文化是怎样带给人类幸福的呢？有学者指出：“文化通过同一性和归属感的感情，能使社会维持团结，使人类保持精神平衡。文化提供特殊的环境、特殊的结构和象征性的价值，使社会、经济交流和人的交往得以进行并且有意义。”②

中国中医科学院中国医史文献研究所柳长华教授认为：“西方的化药，就是

① 邓小平．邓小平文选·第三卷[M]．北京：人民出版社，1993：377-378.

② 周天勇．新发展经济学[M]．北京：经济科学出版社，2001：391.

西方的价值观的体现。中医的思想和方法是中医生命观、价值观的体现，带着中华民族的风貌。中医的技术可以无国界，都可以去欣赏，但是文化的东西很难去模仿。”①

生命观、价值观等理论是中医药技术的母体，生存环境，是药工技艺的肥沃土壤。中医药技艺是中医药理论的实际运用。非遗“昆中药传统中药制剂”承载着悠久的配方、精湛的制作技艺、严谨的师带徒制度、高尚的药德药道、治未病的中药养生理念及其依附的实用药品和老字号药铺等7种文化形态，文化含量高，文化附加值大。传承和振兴好这7种文化，对社会文明和文化进步具有重大价值。非遗“昆中药传统中药制剂”的文化价值主要体现在如下方面：

（一）可克服西医药治疗模式的偏颇

中医药的“社会–心理–生物医学模式”重视疾病预防，重视治“未病”，重视整体性多元化治疗。科技史专家杨世强教授指出，“我国有独特的医学理论，在‘整体恒动观’的思想指导下，对疾病的诊治讲究‘辨证论治’，综合分析有关患者发病的各方面因素和表现，强调因人、因时、因地制宜，并把治疗和调养、治疗与防病结合起来。”②

《中医药学概论》指出：辨证论治在临床治疗时，常采取“同病异治”“异病同治”的方法。所谓“同病异治”，是指同一疾病，由于表现的“证”不同，则可采用不同治法。如麻疹初起，疹发不透，应发表透疹；中期肺热明显，常需清肺泄热；而后期多为余热不尽，肺胃阴伤，又宜养阴清热。所谓“异病同治”，则是指不同的疾病，在其发展过程中，如果出现了同一性质的“证”，便可采用相同治法。比如，久痢脱肛、子宫下垂等，虽是不同的病，但均属中气下陷证，就都可以用升阳举陷治疗。可见，中医治病不是针对“病”的差别，而是主要着眼于“证”的异同，不同于不分主次、不分阶段、一方一药对一病的辨病疗法。这种针对疾病发展过程中不同性质的矛盾用不同的方法去解决的思想，正是辨证论治的精髓所在③。

西医西药建立在概念分析式的实证研究和思维模式上，剔除了影响实验结果的许多因素，把活人看成无意识的一般物质，忽视人的社会和心理等诸多因素。因而，西医药具有精细精确的特点，但同时也存在只见树木不见森林的片面性弱

① 柳长华，安琪．中医文化尖锐的民族利益问题//赵辰昕．唱响：非物质文化遗产保护专家访谈录[M]．北京：中国发展出版社，2012：246.

② 杨世强．自然科学技术简史·上[R]．昆明：云南大学政治系，1988：19.

③ 王建．中医药学概论[M]．北京：人民卫生出版社，2007：4.

点。进入现代以来，西医自身单纯的“生物医学模式”理论的弊端日益显著；西药的副作用给人体造成的危害，越来越受到人们的关注。现代社会出现的许多疾病，如“神经官能症”“禽流感”“亚健康”等疾病，西医药在很大程度上束手无策。

中西医各有优势，应取长补短，兼收并蓄，融通共进。因而，我们“既不排斥概念思维，又要注意表达自己民族特有的原创思维及原创优势”[①]。

因此，校正西医西药的偏颇，将医学模式转变到“社会-心理-生物医学模式”，中医药提供了整体性多元化的治疗模式。尤其在重大传染病防治中，中医药克服了西医药的缺陷，显示出自身的优势。

医史专家柳长华曾说：“技艺是文化、思想的反映。药物的性味、配伍的思想、病症的治疗，都是中医药思想支配的产物。”他提出，中医的核心价值，中医药文化就是中医的生命观和疾病观。他举例说：“我们几千年来用六味地黄丸、补中益气汤，真正的核心价值不在那几味药的组合，而是在于组方的理念，‘壮水之主，以制阳光’‘升阳举陷’等等这些治病的思想。这个思想了不得。医生在临床使用的时候是应用这种思想在治病。”[②]这种思想产生的用药观可以解决人的健康问题。

非遗“中医传统制剂方法（昆中药传统中药制剂）”可解决一些西医药不能解决的疾病。如归脾丸、宁神丸、板蓝清热颗粒、益气健肾膏等，对相应疾病，提供了安全、有效、方便的选择机会。

（二）能增强民族文化自信心

1840年以后，我国沦为半殖民地半封建社会，帝国主义的文化侵略、清政府的媚外求荣，对中医学采取歧视以致消灭的措施，严重地阻碍了中国医药学的发展。

1929年，帝国主义文化入侵达到了最危急的时候。汪精卫反动政府，勾结日本帝国主义企图扼杀中医药学，炮制了余云岫等人提出的“废止旧医以扫除医事卫生之障碍案”，把中医与所谓“新医”对立起来，欺骗人民，为其买办资产阶级和投降卖国制造舆论。这个议案在全国人民的坚决反抗下终究流产了[③]。当文化遭到破坏时，人们才会警觉到它不可取代的作用。

① 王永炎，张华敏．中医学原创思维的哲学基础 [J]. 中华医史杂志，2017，47（5）：259．

② 柳长华，安琪．中医文化尖锐的民族利益问题//赵辰昕．唱响：非物质文化遗产保护专家访谈录 [M]. 北京：中国发展出版社，2012：248.

③ 北京中医学院．中国医学史讲义 [M]. 上海：上海科学技术出版社，2013：97.

新中国成立以来，我国高度重视和大力支持中医药发展，但是旧中国歧视中医药的流毒影响较深。在“民族虚无主义”思潮的侵蚀下，我国在思想认识、政策措施、学术发展和实践应用上依然存在以西律中，以西排中，轻视中医药的现象和做法。党和政府制定的“中西医并重”的方针要变成现实还有不小的差距。社会上一些人对中国传统优秀文化自信不足，甚至数典忘祖，崇洋媚外，在文化心理上如同钙质缺乏，直不起腰。由于用药思维西化得太严重，一些人缺乏基本的中医文化知识，认识和理解中成药说明书的能力不足。

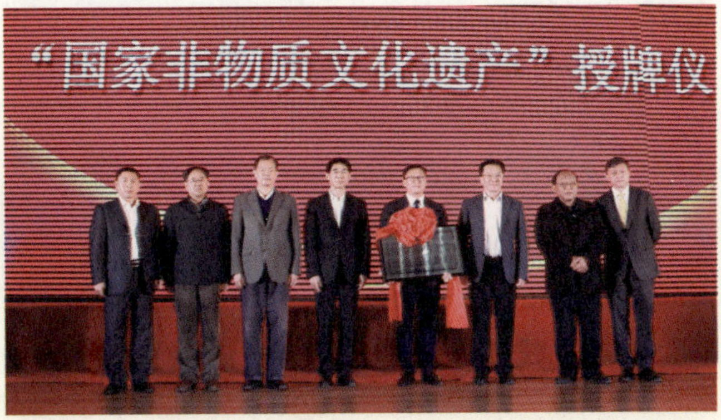

昆中药领取国家级非遗匾牌（2015，刘云森摄）

坚持“中西医并重”的方针，制定体现中医药自身特点和发展规律的政策和法律体系，在思想认识上急需文化自信。习近平总书记在十九大报告中说：“文化自信是一个国家一个民族发展中更基本、更深沉、更持久的力量。”中医药是中国原创的文化模式，“它的存在和发展是世界医学发展中的重要标杆，为世界贡献了一种区别于现代医学思维和方法论的学术范式和生命观”①，我国经济社会的发展离不开中华优秀文化的继承和弘扬。2015年11月25日，云南省中药产业发展研讨会在昆明举行，省领导破天荒地为昆中药颁发国家级非物质文化遗产代表性项目“中医传统制剂方法（昆中药传统中药制剂）”匾牌。

作为中华优秀文化的代表，非遗“昆中药传统中药制剂”具有补偏救弊的药理观、“使药各全其性”的炮制观、精工修合的制药观、维护人体自主修复功能等系统理论和疗效优势。这些理论和优势，能有效地救死扶伤，解决群众生活的实际问题。从而，赢得群众信赖，获得群众支持，扩大民族文化使用频率和认同面，激发民族文化自豪感，重拾文化自信。

（三）可履行长期的教育使命

非遗“中医传统制剂方法（昆中药传统中药制剂）”是一份优质的教育财

①王昕，刘振海，赵明亮，吉长福．从中医药的文化价值看申遗的重要性[J]．世界中医药，2011(3)．

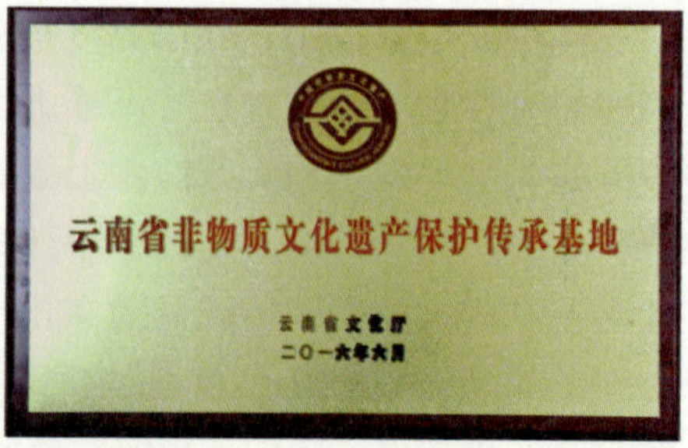

云南省非遗保护传承基地匾牌

产。它是我国珍贵的优秀文化，内涵宏富。挖掘、整理、研究和利用好这项知识资源，可以增长儿童、青少年等人群对祖国医药科技文化的亲近感和认知度，促进全民科学文化素质的提高。

“中医传统制剂方法（昆中药传统中药制剂）”的传承和保护单位昆中药，不仅是中成药生产基地，还是普及、教育和宣传中医药知识和文化的基地，更是中华传统文化和现代科技的学习场所。企业职工学习、掌握数百年凝集的自己企业形成的科技、文化和知识体系，能够增强他们的认同感、荣誉感和自豪感，提高职业道德、技术和劳动技能。业外人员、社区群众、省外顾客等厂外人士了解和认识非遗“中医传统制剂方法（昆中药传统中药制剂）”技艺，能够增强国家认同、民族认同、身份认同；国际友人认识这项技艺，能直观感知中国，体验中国生活方式。

昆中药文化品牌一览表

序号	荣誉称号	授予单位	授予时间
1	领袖云南·十大历史品牌	新华社《中国品牌》杂志	2006年12月26日
2	云南省优秀文化品牌建设先进单位	云南省经济与文化促进会	2008年1月
3	云南十大最具影响力品牌	云南品牌年度评选组委会	2008年11月
4	中华老字号	中华人民共和国商务部	2011年1月6日
5	云南老字号	云南省商务厅	2012年
6	省级非物质文化遗产：昆中药传统中药文化	云南省人民政府公布，云南省文化厅颁发	2013年11月23日
7	国家级非物质文化遗产代表性项目：中医传统制剂方法（昆中药传统中药制剂）	中华人民共和国国务院公布，中华人民共和国文化部颁发	2014年11月
8	云南省非物质文化遗产传承保护基地	云南省文化厅	2016年6月11日
9	云南中医团体科普传播杰出贡献奖	云南省中医药学会中医药文化与信息化建设专业委员会	2016年9月24日
10	2017云南省中医药文化大众传播工程共建单位	云南省中医药管理局，云南省中医药学会	2017年5月18日
11	2017云南中医大众科普传播团体杰出贡献奖	云南省中医药学会中医药文化与信息化建设专业委员会	2017年12月
12	2018年云南省中医药文化宣传教育基地	云南省卫生计生委	2018年7月9日

资料来源：昆明中药厂有限公司综合档案室

美国文化人类学家露丝·本尼迪克特说："一种文化就像一个人，是思想和行动的一个或多或少惯一的模式。每一种文化中都会形成一种并不必然是其他社会形态都有的独特的意图。"[①]中医药的文化模式和意图，潜移默化地整合着个体的思想和行为。

中医药是朝阳产业，中医药产业及其文化能持久发展壮大。非遗"中医传统制剂方法（昆中药传统中药制剂）"必将继续发挥长久的文化滋养功能，履行科学技术普及和教育使命，整合个体价值观，从而促进受众群体身心平衡，更好地践行社会主义核心价值观。

五、历史价值

通过非遗"昆中药传统中药制剂"能够更加清晰地认识历史。与文献、文物相比，活态的非遗"昆中药传统中药制剂"传承人，尤其是其技巧、技艺，以它的针对性和历时性特点，承载着更多历史信息。因此，在探索、总结和提高中医药发展传承规律中，非遗"昆中药传统中药制剂"传承人的技艺给予我们独特的历史认识价值。根据苑利、顾军对非遗历史价值的分析框架[②]，非遗"昆中药传统中药制剂"的历史认识价值，主要体现在如下几个方面：

（一）证史价值

证史价值是指挖掘、整理和利用非遗"昆中药传统中药制剂"传承人的技艺，来帮助我们印证具体的历史事实的价值。例如，通过流传至今的小儿化风丹、再造丸、郑氏女金丹等大蜜丸的制作技艺，我们可以知道明清时期昆明中药业家庭手工作坊的制药过程是怎样的，那时的配方是什么，工艺是怎样的流程，疗效如何等等。进一步，可知道何时做了改变，哪些优势传了下来，继承了哪些又创新了哪些等历史沿革问题。再进一步，还可知道宫廷秘方是怎样流传到民间的，清末昆明医药的普及状况。

又如，通过流传至今的止咳丸工艺回顾，我们可以知道止咳丸初期使用的鸦片末反映了清末民初云南怎样的经济状况，禁烟运动在医药领域的实施情况如何，罂粟壳是在什么情况下代替鸦片末的，从而总结出历史上对特殊药材的药政管理有哪些值得借鉴的经验，中医药是如何采用云南地道药材的等等历史问题。

又如，通过包装蜜丸用的蜡壳制作技艺，可以了解清代初期中成药主要的包

①[美]露丝·本尼迪克特．文化模式[M].王炜，等，译．北京：三联书店，1988：48.

②苑利，顾军．非物质文化遗产保护干部必读[M].北京：社会科学文献出版社，2013：44-45.

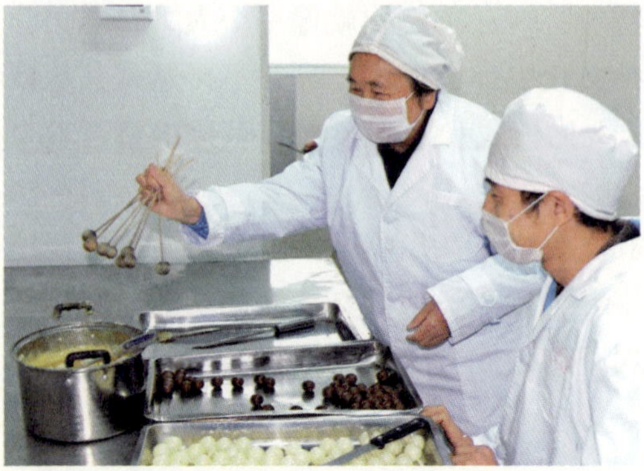

老药工赵桂英教徒弟杨海文提蜡壳（刘扬武摄）

装材料是什么样子，蜡壳是怎样做出来的，它的优势在哪里。由此，还可以知道，清代以来，蜡壳药丸在中药业中的比重，为何它几乎成为丸药的代名词。

再如，通过流传至今的焦糯米饭等炮制工艺，我们能推测明代“糯米糊”的制作技术。糊药聚合于宋代周应《简要济众方》（1051）卷五平胃散、明代方广《丹溪心法附余》（1536）卷三消食化气香壳散和明代李梴《医学入门》（1624）卷糯米糊方三方[①]。糊药是云南特产药，其他省区未生产。要知道明代“糯米糊”的制作方法，糊药中的焦糯米饭炮制技艺，可以作为佐证。

如果没有传统配方和药工技艺的印证，昆明中药业“遵法炮制丸散膏丹”所遵守的古法是什么，机器炮制、机器制药应该不离哪些传统手工技艺等这些中药史、行业史、科技史问题，就难以解决。

（二）正史价值

正史价值是指非遗“昆中药传统中药制剂”活态传承人，在纠正历史偏谬中的价值和作用。中医药从内地传入西南地区，原先的地理气候条件变了，制售中成药的工艺、使用方法也应随之改变，因为因地因人因时制宜是中医药取效的根本。但由于制售过程中，受个人和外部干扰而往往机械地、僵化地照搬，从而可能偏离了原来立方制药的本意。老医师老药工的知识和技艺，可以纠正新手的偏颇，还生产制作工艺以本来面目。

参苓健脾胃颗粒是从旧时昆明方参苓白术散改剂型而来的新药。昆明制售参苓白术散最早见于清光绪十八年（公元1892年）开设的中药铺寅生堂。到民国时期，该药已成为普通药，在各中药铺均有制售。1939年，昆明市药材业同业公会汇编的行业制剂标准《昆明方目》中收载参苓白术散，该方由云南医师和药工根据昆明地理气候、病症变化和医理，对宋代《太平惠民和剂局方》所载参苓白术散加以微调，以北沙参代替人参，同时加陈皮，其余药味不变。1954年减去桔

---

① 杨祝庆．民国档案《昆明方目》方源初考 [J]. 云南中医中药杂志，2017，38（2）：54.

梗。昆明中药铺一直按化裁后的参苓白术散生产和销售、使用。1965年11月，中国医药工业公司昆明制药厂计划生产参苓白术散前，请示昆明市卫生局，《局方》参苓白术散与昆明方参苓白术散的用药及用量均有出入，究竟采取哪个处方生产？昆明市卫生局批复，按昆明方参苓白术散生产①。这一决定，因地制宜，用本地医师和药工实际生产的处方，纠正了对原方的泥古倾向。

此外，由于长期以来对非遗创造者、持有者的保护体系不健全，致使侵权行为时有发生。非遗“昆中药传统中药制剂”传承人可作为人证，为维护历史上形成的专有技术、知识产权等权利，提供帮助。

（三）补史价值

补史价值是指非遗“昆中药传统中药制剂”档案文献等信息资料可以补充、丰富历史事实，丰富历史信息量的价值。由于长期以来，重道轻技、抑制技术、艺限家传等封建制度和意识影响，传统配方和制药技艺的文字记录极少，特别是工艺诀窍，传内不传外，传男不传女，几乎无文字记载。技术的文阙性，致使制药研究和开发缺乏可靠资料。这也是迄今为止中药饮片炮制、制药工艺技术、中药制剂的稳定性、中药制剂的生物有效性等医药史整理和研究不深入的主要原因。

专家呼吁，应重视中药炮制的历史研究。冯宝麟、王琦认为：为了便于炮制的整理提高，有必要先搞清楚炮制的历史沿革。比如，古人炮制的原意图是什么？历史上有过什么变化，它的来龙去脉如何？变化的优缺点是什么？各地都说遵古炮制，我们现代遵的是哪一代古？是否符合古人的意图？有没有误传？而且古代的方法、作用是否都正确？这些都应首先搞清。通过历史沿革的探索，可为炮制研究提供线索和依据②。而非遗“昆中药传统中药制剂”档案、文献和文物等史料，则是炮制、制剂历史研究的宝贵资料，能填补技术资料空白，提供原始的可靠的历史信息。

抢救性记录传承人技艺，建立非物质文化遗产档案数据库，是补齐史料短板的有效方法。这方面，韩国、日本和新加坡等国家积累了丰富经验。2003年8月起，昆中药借鉴这一方法，抢救性记录老药工的事迹和技艺，征集和保存了一批史料。这些史料，拼接起散落的历史碎片，补充了原有历史信息。

① 杨祝庆．参苓健脾胃颗粒用北沙参和陈皮考 [J]. 云南中医中药杂志，2018，39（5）：62-65.
② 冯宝麟，王琦．中药炮制研究应重视历史沿革的整理 [J]. 中成药研究，1982，7：18-20.

六、生态价值

不受控的市场经济必然产生污染（或外部性）。这是世界市场经济的普遍结论。作为市场经济的主体，非遗“昆中药传统中药制剂”保护和传承单位昆中药自20世纪80年代起，严格将生产的“三废”控制在限度之内。生产过程符合国家环保排放标准。保护内外环境，建设环境友好型企业。在产业链前端，昆中药积极扶持中药材种植，促进农民增收，修复森林植被，保护生态环境。全产业链的绿色发展是可持续发展的模式。

（一）能满足工业环境保护需求

昆中药于1988年成立保卫科，在协助辖区派出所维护治安的同时，增加生产安全和环境保护的职能，积极做好劳动保护和环境保护工作。1996年新建污水处理站，对车间污水实施生物技术处理。1998年全厂污水处理通过了昆明市环保局验收，是云南省第一批排污达标企业。过去弃之如敝屣的污水，经过生物处理，又成了有用的水源。

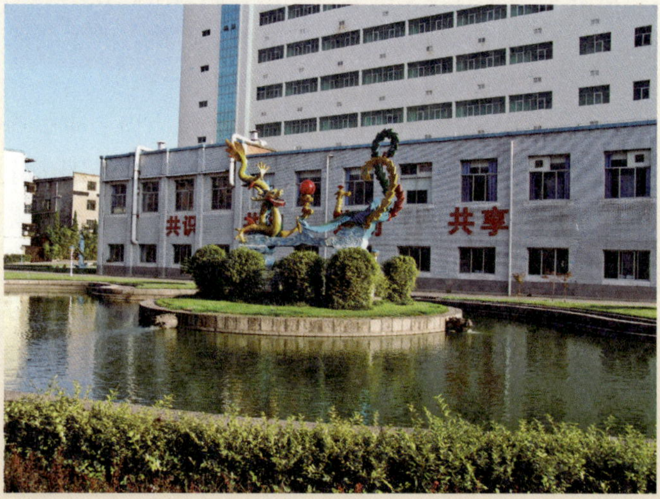

优美的南坝厂区环境（王云鹏摄）

1999年3月，昆中药被云南医药集团有限公司评为“安全生产先进集体”，4月被评为“环保工作先进单位”。2000年12月，昆中药被云南省环保局评为“云南省2000年工业污染源达标排放先进单位”。

进入21世纪以来，昆中药新建符合《药品管理法》《药品生产质量管理规范》（GMP）等法规和标准的厂房，极大改善了生产条件。废水、废气和废渣处理排放能力增强，固体废物处理选择具有资质的单位定点处理；锅炉燃料由燃煤改为生物质燃料，旋风除尘器改为布袋除尘器，并定期检查；定期检测废水水质。中水回收利用率达到100%，实现污水零排放。

通过节能减排治理，单位能耗迅速下降。2012年，昆中药万元工业总产值综合用能量比上年下降15.76%，超额完成昆明市西山区“2012年度万元GDP能耗下降4.3”的目标；2012年昆中药万元工业增加值综合用能量比上年下降30%，超额完成昆明市西山区“规模以上工业万元增加能耗同比降低4.5%”的目标。这年获得西山区人民政府的“节能奖”。2013年，昆中药通过云南省环保厅清洁生产审核，并通过昆明市工业与信息化委员会的能源审核。

实施环保目标责任制。持续开展环境与职业健康安全体系管理（EHS），定期作职工安全教育培训，排查隐患，开展应急演练，改善安全环保质量。企业绿色、低碳、节约能力增强，“有益的溢出效应”不断提高。

（二）提供农业生态服务价值

2012年以来，非遗“昆中药传统中药制剂”保护和传承单位昆中药，积极与地方政府合作，合作种植优质药材。企业到药材产地做技术指导，与产地农户签订购销协议，提高农户种植药材的积极性，精准扶贫，促进农民增收致富，为农业提供了生态服务价值。

自2012年起，昆中药先后在云南省红河州金平县和元阳县、文山州麻栗坡县与农户合作，建设2万余亩南板蓝根药材种植基地。南板蓝根适宜林下种植。南板蓝根的规范化基地种植既增加了农户收入，又保护森林，修复了当地森林生态环境。此外，还与大理、丽江、楚雄、玉溪等地的农户合作，建立乌梅、桔梗、薄荷、紫苏等中药材标准化种植基地。在省外，与陕西宝鸡市、甘肃定西市等地农户合作种植贝母、柴胡、党参等中药材，既稳定货源，又带动农户致富。

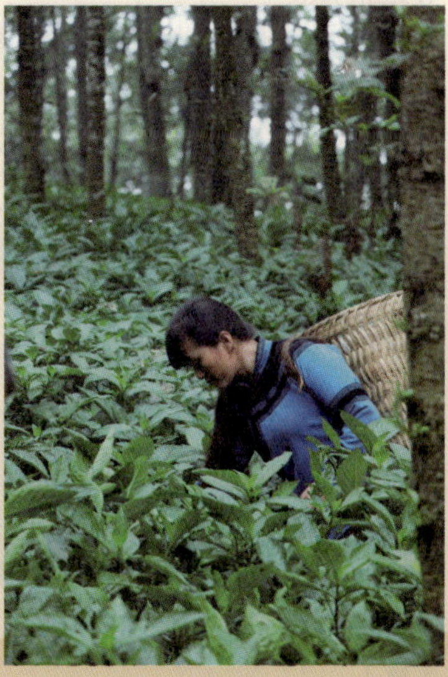
林下药材种植基地（2015，王云鹏摄）

2017年1月，昆中药被云南省科学技术厅评选为“中药现代化科技产业（云南）基地中药材加工科技型企业”，肯定了昆中药与中药材种植农户的合作。这一合作以科技带动农民增收致富，精准扶贫，促进农村经济发展和生态文明建设。

中药材规范化种植，能给农业带来多种效益，如涵养水源、保持水土、固定二氧化碳、提供休闲旅游、保护野生生物等。这些效益是环境经济学中的“有益的溢出效应”，有利于改善生态环境。

续表

序号	产品荣誉称号	授予单位	授予时间
16	止咳丸申报国家中药品种二级保护项目获1997年度科技进步三等奖	云南医药集团有限公司	1998年3月
17	云昆牌舒肝冲剂被认定为“云南省名牌产品”	云南省实施名牌战略领导小组	1998年4月
18	云昆牌止咳丸被认定为“云南省名牌产品”	云南省实施名牌战略领导小组	1998年4月
19	云昆牌舒肝颗粒荣获金奖	中国科技精品博览会	1998年
20	云昆牌百宝丹荣获金奖	第七届中国专利新技术新产品博览会	1998年
21	“金花消痤丸研制”获1998年度科技进步三等奖	云南医药集团有限公司	1999年8月11日
22	云昆牌金花消痤丸荣获“消费者信得过产品”	全国消费品质量调查宣传跟踪行组委会	1999年
23	云昆牌感冒消炎片被认定为“云南省名牌产品”	云南省经济贸易委员会	2000年5月
24	云昆牌舒肝颗粒荣获“消费者信得过商品”	合肥市消费者协会	2001年4月15日
25	云昆牌商标被认定为“云南省著名商标”	云南省工商局	2003年10月
26	云昆牌舒肝颗粒、止咳丸、清肺化痰丸被授予“云南名牌产品”称号	云南省名牌战略推进委员会	2006年9月
27	云昆牌商标被认定为“云南省著名商标”	云南省工商局	2006年11月
28	领袖云南·十大历史品牌	《中国名牌》杂志社、生活新报社	2006年12月26日
29	云昆牌参苓健脾胃颗粒荣获“云南名牌产品”称号	云南省名牌战略推进委员会	2007年9月
30	云昆牌板蓝清热颗粒荣获“云南名牌产品”称号	云南省名牌战略推进委员会	2008年9月
31	云昆牌舒肝散、感冒消炎片、藿香正气颗粒、金花消痤丸、癫痫宁片、感冒疏风丸荣获“昆明名牌产品”称号	昆明市名牌战略推进委员会	2009年9月
32	云昆牌舒肝颗粒、止咳丸、清肺化痰丸荣获“云南名牌产品”称号	云南省名牌战略推进委员会	2009年10月
33	止咳丸荣获“最受欢迎化痰止咳用药”	39健康网、新浪、网易、国药励展	2010年
34	云昆牌参苓健脾胃颗粒荣获“云南名牌产品”称号	云南省名牌战略推进委员会	2010年10月
35	云昆牌暖胃舒乐片、抗骨质增生丸荣获“昆明名牌产品”称号	昆明市名牌战略推进委员会	2010年12月
36	濒危药材胡黄连、雪上一枝蒿优良种源筛选及种植技术研究与应用荣获科学技术进步奖三等奖	云南省人民政府	2011年4月7日

续表

序号	产品荣誉称号	授予单位	授予时间
37	《舒肝颗粒等十个药品标准的研究和提高》项目荣获西山区科学技术一等奖（获奖人员：孙蓉、谢民秀、朱敏、田婷婷、杨彩春、吴叶）	西山区人民政府	2011年5月15日
38	云昆牌板蓝清热颗粒获“云南省名牌产品”称号	云南省名牌战略推进委员会	2011年11月
39	云昆牌感冒疏风片荣获“昆明名牌产品”称号	昆明市名牌战略推进委员会	2011年12月
40	云昆牌感冒消炎片、止咳丸、舒肝颗粒、清肺化痰丸荣获“云南名牌产品”称号	云南省名牌战略推进委员会	2012年12月
41	云昆牌金匮肾气片、藿香正气颗粒、感冒消炎片、舒肝散、金花消痤丸、感冒疏风丸、癫痫宁片荣获“昆明名牌产品”称号	昆明市名牌战略推进委员会	2012年12月
42	《暖胃舒乐片薄膜衣片的研发及注册》项目荣获西山区科学技术进步二等奖（获奖人员：孙蓉、谢民秀、杨彩春、吴叶、田婷婷）	西山区人民政府	2012年5月
43	《用于治疗乳腺增生疾病的舒肝颗粒》项目荣获西山区科学技术专利一等奖（获奖人员：刘键、谢民秀、孙蓉）	西山区人民政府	2013年5月

数据来源：昆明中药厂有限公司综合档案室

二、川西粤及全国的营销和使用

新中国成立以前，经过“南方丝绸之路”，非遗“昆中药传统中药制剂”中成药就销往四川、西藏、广东等周边省区和内地。如阮氏上清丸尤为扬子江畔的纤夫所喜爱；郑氏女金丹被作为滇货供奉朝廷，受到中宪大夫的封赠；百宝丹随滇军血战台儿庄，威震敌胆，享誉全国。

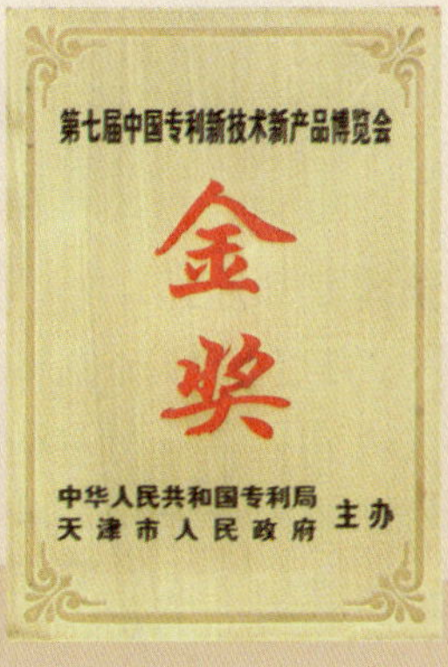

第七届中国专利技术新产品金奖

改革开放以后，企业自主权逐步扩大，除云南市场外，公司建立了营销队伍，开拓省外市场。省外市场先从北京等大城市起步。1991年，昆明中药厂参加国家中医药管理局在北京举办的国际传统医药大会，参展药品受到与会者喜爱。1995年9月，昆明中药厂止咳丸、感冒消炎片、天麻祛风补片荣获第四届世界妇女大会中国医药保健城参展优秀奖，得到世界妇女大会中国医药保健城组委会的肯定。1997年9月，全国医药保健品展销订货会，将金花消痤丸被列为金榜畅销产品。1998年，舒肝颗粒和百宝丹分别在中国科技精品博览会和第七届中国专利新技术新产品博览会荣获金奖。

进入21世纪，昆中药抓管理，促销售，确立了“站稳云南市场，开拓全国市场”的经营思路，省外市场占有率逐步上升。省外销售收入从2006年的0.45亿元逐步提高到2011年的1.1亿元，对全国的影响越来越大。

国家基本药物制度的实施，给昆中药开拓全国市场带来了机遇。2009年，昆中药进入国家基本药物目录的药品有橘红丸、补中益气丸等17个产品（合24个批准文号的药品）。2012年又新增香砂平胃颗粒等3个产品。进入国家基药的产品可列入全国乡镇卫生院招投标体系，销售到全国各地乡镇卫生院。

随着国家新医药体制改革的实施，昆中药对省外市场的占有率逐步提高。2011年，昆中药省内外营业收入持平，省外营业收入在公司全部营业收入中的比例首次突破一半，公司开始从区域性企业向全国性企业转变。河南、河北、北京、浙江、安徽、湖北、上海、广东等地群众的用药量增长较快。

到2017年底，昆中药生产的中成药省外销售额占全公司销售额的比例已上升到61%。这意味着，昆中药产品辐射全国的能力进一步增强，企业影响力得到极大提升。昆中药品牌及其产品遍布几乎全国各地。

非遗“昆中药传统中药制剂”为全国人民提供了优质的药品，博得广大患者和客户的广泛认同。社会各方面给予昆中药众多荣誉和称赞。2010年，止咳丸荣获39健康网、新浪网、网易网和国药励展联合评选的“最受欢迎化痰止咳用药”。《国家基本药物临床应用指南（2012）》《脾虚证中医诊疗专家共识意见（2015）》《中成药临床应用指南·消化疾病分册（2016）》《胃脘痛中医诊疗专家共识意见（2017）》都把香砂平胃颗粒列为推荐用药。

三、东南亚、南亚等地的对外贸易

非遗“昆中药传统中药制剂”产品远销到泰国、缅甸等东南亚、南亚以及其他国家和地区。

近代活跃于法国及新加坡、泰国、缅甸等各国的“云兴昌”大商号，曾专门派人到福林堂学习药材鉴别技术，并把在东南亚各国收集到的鹿茸、丁香、肉桂等贵重药材通过福林堂销往内地，又把福林堂经销的云贵川广地道药材和中成药出口各国[①]。

---

① 马洪．中国经济名都名乡名号 [M]. 北京：中国发展出版社，1992：1051.

据体德堂后代郑家声回忆：1935年父亲郑筱臣派侄子郑硕甫在贵阳开设“云南体德堂”分号，并经杨大安堂，委托正大公司将“郑氏女金丹”销售到泰国、缅甸等东南亚国家和中国香港、澳门地区。

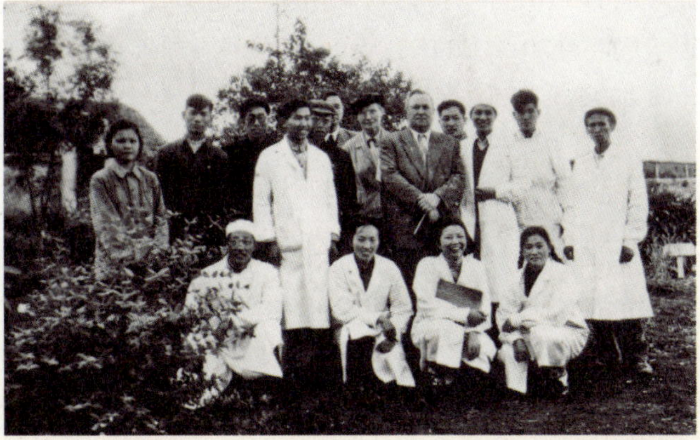

苏联专家参观昆中药等单位后留影（1959，云南省药物研究所魏均娴藏）

根据中苏科学技术合作协定，苏联药用植物和芳香植物研究所所长、农学副博士依茨柯夫和植物学家、生物学副博士基钦柯应邀来我国中医科学院工作。工作期间，1959年4月24日至5月7日，他们考察云南昆明中医药情况。云南省卫生厅接待，安排参观位于昆明三市街的制药作坊，介绍生产情况。云南名医姚贞白在昆明三市街的咀片作坊里，把《昆81方》作为中国医药文化的代表，赠送给来访的苏联专家依茨柯夫和基钦柯。苏联专家还参观昆明植物所、云南药用植物研究所等单位，并做报告。

20世纪80年代，昆中药生产的“茶花”牌天麻祛风补片，通过云南省国际贸易局统一出口，在香港上市销售。

2004年9月，昆中药领取昆明海关颁发的《中华人民共和国海关进出口货物发货人报关注册登记书》，取得独立进出口经营资质。随后，舒肝颗粒、清肺化痰丸、止咳丸、天麻祛风补片等多个产品在港澳台、东南亚、欧美等地区和国家注册，销售。外贸业务活跃，国际影响力日益增长。

第八章　昆中药传统中药制剂的保护

联合国教科文组织曾提出："发展最终应以文化概念来定义，文化的繁荣是发展的最高目标。"把文化作为衡量发展水平的最高标准。在知识经济时代，一个国家、一个地区、一个企业发展的最高目标是文化的繁荣。

保护是传承和发展的基础。保护非遗"中医传统制剂方法（昆中药传统中药制剂）"已迫在眉睫。采取有效保护措施，增强这项文化遗产的生命力，是我们应尽的历史责任。

第一节　存续状况

经过600多年的传承，从私人传承发展成组织传承，非遗"昆中药传统中药制剂"现在有了比较健全的传承体系，传承基础条件较好，开发和利用合理，有较大发展潜力。但它薪火相传中，也面临一些现实难题。这些因素制约着这项优秀文化的传承、发展和繁荣。

一、申报前非遗传承保护成效

新中国成立以来，特别是21世纪以来，昆中药生产条件大为改善，生产技术迅速提高，经济增长保持高位运行，制药技艺日益提高。稳定的员工队伍、持续的经济增长为非物质文化遗产"昆中药传统中药制剂"的传承和发展奠定了物质基础，中药文化历久弥新，焕发出新的生机。这些为申报云南省级和国家级非物质文化遗产创造了条件，是申报的起点。

到2013年6月申报非遗时，昆中药具备良好的传承能力，有一定的传承基础。在《国家级非物质文化遗产代表性项目申报书》中，昆中药调查、整理和分析了非遗传承保护的能力和基础。申遗之前，已采取的传承措施和实现的传承保护成效主要是：

（一）有适宜的生产传承设施

昆中药建有适宜的生产厂房、车间和辅助设施。2003年至2004年投资5000余万元扩建制剂车间。制剂车间通过国家《药品生产质量管理规范》（GMP）认证，生产传承条件大为改善。截至2013年6月，全厂（南坝）总建筑面积22365.29平方米。其中制剂车间12294.78平方米，前处理车间6974.84平方米。炮制、制剂等工序严格按照国家标准生产。与此同时，建立了与硬件相适应的软件系统，完善了药品质量保证体系。2013年已完成前期生产准备，恢复了益气健身膏、生三七丸等产品的生产。提出新厂房建设规划，增加生产线、场所，同步规划和建设“昆中药博物馆”。

（二）制药技艺从未间断

历代药工履行“大药厚德，痌瘝在抱”的使命，以“生产性保护方式”传承祖国中医药技术，弘扬中药文化。药工在岗位上手把手教，口口相传，使“中医传统制剂方法（昆中药传统中药制剂）”一直延续至今，从未间断。这项优秀的文化遗产，从近代列强入侵、内忧外患的历史中崛起，在新社会迅速发展，在新世纪进入了规范化、专业化、现代化的新的发展阶段。“十年动乱”中断了师带徒制度，但制药生产上，老师傅带领年轻人的传统还在，根深蒂固的尊师习惯还在，一定的传承骨干还在。2012年11月恢复“药工拜师”仪式和“师带徒”制度，进一步明确师徒关系，鼓励拜师学艺，传承规矩得以确立。

（三）制剂剂型比较齐全

非遗“中医传统制剂方法（昆中药传统中药制剂）”产品剂型较齐全。1986年至2003年参加全国中成药整顿，完成止咳丸等140多个品种和规格的中成药药学审查和省级标准上升国家标准，保住了20多个独家产品。这些产品有传统剂型，如丸剂、散剂、酒剂、糖浆剂、膏滋剂等剂型产品；又有改剂型药和传统剂型仿制药。改剂型药和传统剂型仿制药，适应患者需要，虽剂型有所变化，但原药的配方、功能主治、剂量等质量标准不变。同时，经过剂型改革和技术进步，在传统制剂基础上，昆中药片剂、胶囊剂等现代剂型得到快速发展。昆中药把传统剂型和现代剂型融合为一体，制剂剂型结构更加完善，传统剂型实现了现代化。

（四）有一定的传承人群

进入21世纪以来，毕业于中医药院校的专业人才逐步增多。截至2013年6

月，昆中药有900余名员工，分布在生产、质量管理、研究开发、市场销售、专业技术、管理等各工序和流程之中。有一批继承了旧时老药工技术的高技能制药工人，在车间岗位上生产传承。昆中药还把药材识别、炮炙、制剂、检验等岗位列为关键技术岗位。初步调查了朱德昌、赵桂英、刘珍等12名老药工，掌握了旧时昆明中药生产传承主要脉络。

（五）有一定的保护能力

在生产传承基础上，昆中药开展了国家中药保护品种申报和保护工作，先后有15个品种为国家中药保护品种。对新产品和新技术，实施了专利保护，取得了一定成绩。整理中华老字号档案资料，2011年“云昆”牌商标被国家商务部认定为“中华老字号”商标。整理旧时老药铺等老字号名称，将通过商标注册方式，保护昆明中药历代创造的牌号。2012年8月起，借非遗调查之机，利用文字、照相、录像等方式抢救性记录了一批老药工、老字号后代和老药师的技艺和事迹，积铢累寸地搜集和记录了一批珍贵的档案资料。这样，昆中药初步形成了生产传承、中药品种保护、专利保护、商标保护和建档保护等多样化、多渠道的保护体系。

（六）积累了一批非遗档案资源

1991年7月12日，昆中药成立综合档案室，安排档案员负责管理产品档案资料。随后，建立和实施了文件收集、归档、分类、保管等管理制度。2004年建有档案库房和借阅室41.81平方米。截至2013年6月，昆中药综合档案室收藏档案1672卷（盒）。本项目“昆中药传统中药制剂”代表性档案、资料、实物有20余件，主要包括昆明市工商业联合会药商业同业公会《国药八十一种成药配方目录》（又称《昆明81种成药配方目录》，简称《昆81方》，1954）、《一九五六年昆明市中药行业私营工商业参加公私合营店铺表》、朱德昌、赵子信、赵桂英、刘珍《老药工荣誉证书》（1985，1989）、《云南省药品标准》（1974～1996）、《云南省志·卷七十·医药志》（1995）、百宝丹、再造丸等药档、药籍、药品和药具。

二、制约非遗传承保护的主要因素

非遗“中医传统制剂方法（昆中药传统中药制剂）”，与其他中医药文化一样，在传承和保护中取得了巨大成就，但是也面临不少制约因素。归纳起来，主要的制约因素有：

（一）尚未形成尊崇技术、工艺和作工匠人的社会环境

改革开放以来，我国非常重视科学技术。技术、工艺和技术工人、专业技术人员的主动性、积极性、创造性得到了前所未有的尊重和发挥。科学技术是第一生产力，在许多社会生活中变成了现实。《非物质文化遗产法》等法规的实施，保护和弘扬了中华优秀传统知识和文化，传统技艺、传统医药等非物质文化遗产传承活力开始复苏，巨大改善了生活品质。但全社会受封建意识“重仕轻技”“重道轻术”的影响依然存在，轻视技艺、忽视技术、漠视技能、鄙薄作工匠人的观念和习惯支配着许多领域。培育精益求精、专攻一术的工匠精神的法规、政策和社会环境，还未建立起来。此外，群众对中医药历史漆黑一团，对中成药说明书的理解能力和自我用药能力薄弱。

（二）缺乏适合中医药自身传承规律和特点的体制机制

长期以来，受西方医药的冲击，传统中医药文化受到歪曲和摧残，尤其在中成药整顿和地标升国标等评审中，以西律中，用西医药“生物医学模式”钳制中医药，对中成药的地方性、个体性、差异性考虑不足，致使非遗“昆中药传统中药制剂”的特色和优势弱化。中成药的独特性缺失，造成目前在全国市场上，各地中成药同质化日益严重。恶性竞争不利于中成药的创新、推广和使用，更不利于中成药疗效的发挥。另一方面，由于统得过死，致使中医药软科学研究滞后，产业发展缺乏前瞻预测，实践中则缺乏符合中医药发展规律的基础评审体系和政策支持，有中医药特色的适宜技术难以产业化，难以形成国际竞争力。在全球化进程中，中医药文化的削弱趋势依然没有扭转。

（三）缺乏经典名方和习用技艺的保障措施

在地方标准升国家标准中，对传统制剂的继承重视不够，一批传承数百年的产品或特色产品未申报国家标准，不能生产。其中，《昆81方》中27个产品未能取得国家标准而停产。这些药是否会走向灭亡，如何继承和发扬，值得我们深思。过去很长一段时间，对传统知识缺乏保障法规和政策，致使经典名方、家传验方和地方习用制剂技术散失，难以为继。如再造丸、郑氏女金丹等中成药，传承了百年甚至几百年，因一时缺乏处方中代用药材的标准和相关政策而停产。又如原来大蜜丸的制作，有一个“涪”（发酵）的过程，而机器生产没有这个过程。有些地方习用技艺，在机器生产中被简化。加之，相应的基础的人机技艺对比研究不能及时跟上，未能揭示技艺的运行原理和合理性。此外，政府部门则对地方习用制剂技术缺乏保护措施。这些制约着制剂技术和技艺的创新，束缚着中医药的再创造能力。

昆明未申报国标的中成药品种一览表

序号	名称	原批准文号	序号	名称	原批准文号
1	八珍丸	滇卫药准字（81）3-001	26	伤风散（百解散）	滇卫药准字（81）3-081
2	二母丸	滇卫药准字（81）3-010	27	跌打七厘散	滇卫药准字（81）3-086
3	十珍香附丸	滇卫药准字（81）3-012	28	六合定中丸	滇卫药准字（81）3-004
4	开胃健脾丸	滇卫药准字（81）3-015	29	小儿健脾丸	滇卫药准字（81）3-013
5	白带丸	滇卫药准字（81）3-017	30	苏合丸	滇卫药准字（81）3-022
6	当归调经丸	滇卫药准字（81）3-019	31	武力跌打丸	滇卫药准字（81）3-025
7	补心丸	滇卫药准字（81）3-020	32	虎潜丸	滇卫药准字（81）3-026
8	定喘丸	滇卫药准字（81）3-024	33	跌打膏药	滇卫药准字（81）3-045
9	鱼鳔补肾丸	滇卫药准字（81）3-028	34	止痢丸	滇卫药准字（81）3-048
10	参茸卫生丸	滇卫药准字（81）3-030	35	香砂健胃丸	滇卫药准字（81）3-054
11	参茸固精丸	滇卫药准字（81）3-031	36	救急丹	滇卫药准字（81）3-056
12	养荣丸	滇卫药准字（81）3-034	37	镇惊化风丸	滇卫药准字（81）3-061
13	还少丹（滋阴健肾丸）	滇卫药准字（81）3-039	38	参茸三七补血片	滇卫药准字（81）3-071
14	疏风保童丸	滇卫药准字（81）3-040	39	黄精片	滇卫药准字（81）3-077
15	丁沉透膈丸	滇卫药准字（81）3-043	40	强身片	滇卫药准字（81）3-079
16	木香顺气丸	滇卫药准字（81）3-046	41	气痛散	滇卫药准字（81）3-089
17	止痢丸	滇卫药准字（81）3-048	42	风湿骨痛酒	滇卫药准字（81）3-091
18	双解丸	滇卫药准字（81）3-049	43	虎骨木瓜酒	滇卫药准字（81）3-092
19	防风清热丸	滇卫药准字（81）3-050	44	气管炎糖浆	滇卫药准字（81）3-094
20	香连丸	滇卫药准字（81）3-055	45	石椒感冒冲剂	滇卫药准字（81）3-095
21	痧气丸	滇卫药准字（81）3-057	46	复方灵芝糖浆	滇卫药准字（81）3-098
22	槐角丸	滇卫药准字（81）3-058	47	六神丸	滇卫药准字（82）3-102
23	磁朱丸	滇卫药准字（81）3-060	48	齐墩果酸	滇卫药准字（83）3-110
24	礞石丸	滇卫药准字（81）3-062	49	齐墩果酸片	滇卫药准字（83）3-111
25	桂附八味片	滇卫药准字（81）3-074	50	咳喘平糖浆	滇卫药准字（83）3-113

资料来源：《云南省药品标准》1981～1983，第1~27号为《昆81方》产品（或来源）

（四）适合机械化生产的制药工艺更新滞后

制药工艺标准应与时俱进，满足新的制药机械需要。但实际上标准滞后。自地方标准升为国家标准后，企业生产的药品均按照国家质量、工艺标准生产。非遗“昆中药传统中药制剂”许多传统中成药生产工艺、质量标准是20世纪八九十年代拟定的，适合于当时的设备状况。而进入21世纪以来，制药机械设备和装备等硬件在不断更新，并且更新速度加快。这就造成原工艺标准难以适应新设备的需要。此外，工艺技术的更新缺乏简便的非临床试验政策，致使传统工艺的创新和转化成本高，审批时间长，生产企业难以承担。

（五）传统中药文化的制度保障有待健全

在国家层面、社会层面，还未有效建立终身职业技能培训制度和相关政策，支持年轻员工参与企业生产技术、产品质量、专业技术等方面的传承和创新。中成药制药企业缺乏中药技师考核、评审、聘任和津贴等方面的激励机制。昆明中药史上的“师带徒”制度和“药工拜师仪式”在十年动乱中被迫中断。新的现代“师带徒”制度有待健全和完善。对特色工艺传承人缺乏激励。对经年累月专注于工艺和生产技术的老药工、老药师和高技术工人，尚未建立起锻造精益求精的工匠精神的机制和制度。1979年10月国家医药管理局颁发和启动的中药行业工人技术等级、技师评定聘任制度未能持续开展。

（六）非物质文化遗产保护基础薄弱

由于年代久远，除了福林堂、成春堂等个别老店遗存外，昆中药80多家老药铺现在都已消失。旧时的老药铺在旧城改造中被拆除，吉光片羽都难觅踪迹。600多年的沧桑岁月，留下的文物凤毛麟角。药具、药罐、药盒等器具七零八落，散失殆尽。非遗“昆中药传统中药制剂”原来的老字号药铺，保存了历史上形成的大量珍贵文献资料，但在十年动乱和搬迁中，包括制药配本、制药工艺等在内的大批文书档案资料被烧毁、遗失，余下的多为断简残编。企业曾先后建立了资料室、档案室，但文件、档案、图书、文物、遗迹等方面的业务管理投入不够。2013年6月，许多老药工和老药师年事已高，调查、访问、记录、抢救、搜集和整理他们的传统制剂技艺已刻不容缓。

第二节　发展战略与保护规划

非物质文化遗产是文化遗产中的核心部分，因其活态流变性而使传承和保护更加困难。作为保护单位，昆中药把非遗“中医传统制剂方法（昆中药传统中药制剂）”纳入企业发展战略之中，制定了长期生产传承和保护规划并积极组织实施。

企业战略提出“进一步提升舒肝颗粒、香砂平胃颗粒的临床学术地位和在医院的市场覆盖率”，把用现代科学技术开发的传统中成药，推广到更大的治疗领域。

未来昆中药营销模式是向“文化+学术+创新”的经营模式转变。过去仅靠底价招商、加成分销的粗放经营的时代越来越远去。有文化底蕴、有学术价值、有创新能力的经营模式，将涵养出企业自身发展的生态环境，赢得更多的市场份额。

全公司的工作重心是以市场为中心。包括业务员及时识别市场用户的需求；实时举办用户体验活动和中心；与经销商建立价值互惠关系；管理权限向销售一线授权，调整审批流程。

在企业战略中，非物质文化遗产“昆中药传统中药制剂”的传承、保护、传播和振兴被安排在企业生产、科研、技术、营销、管理等系统的全流程之中，加以开展和实施。企业战略的制定，从根本上解决了非遗传承和弘扬面临的问题。此后，这一战略的许多具体任务和目标细分到各车间和部门。

（二）企业文化与非物质文化遗产的关系

企业文化与非物质文化遗产二者有不同的内涵和外延，它们既有区别又互相联系。企业文化是传统文化（遗产）和现代文化相结合的产物。

使用“企业文化”概念，有不同的含义。这里仅就人类文化学与管理学使用“企业文化”的概念加以分析，以界定它与非物质文化遗产的区别。人类文化学，把企业文化作为企业人创造的一切物质财富和精神财富的总和。它包括企业的物质文化、非物质文化，也包括传统文化（遗产）、现代（新）文化。与非物质文化遗产相比，企业文化的外延较大。在人类文化学中，企业文化与非物质文化遗产都是组织的记忆和财产，是企业重要的资产和财产，是企业发展的基础。所不同的是，企业文化与非物质文化遗产，二者是整体与部分的关系。

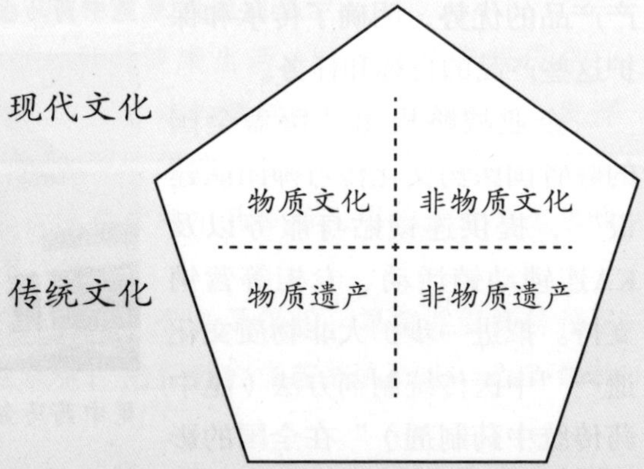

企业文化与非物质文化遗产的关系图

管理学把企业文化作为一种管理模式和方法。在管理学中，企业文化的理论基础是成功管理理论，目的是在市场竞争中获胜，管理重心由行为管理转到观念管理，是制度管理与共同价值观的相互促进和补充。由此，企业文化建设的实质是育才型领导实施的以人为中心的共同价值观的培养过程。而非物质文化遗产的理论基础是群体文化的多样性理论，传承和保护的目的是群体之间的互鉴与共享。为此，对传统文化中的非物质文化遗产，加以传承和保护，其实质是呈现群体的知识和智慧。在管理学中，企业文化与非物质文化遗产都注重制度和价值观的生长和建设，二者在企业管理中发挥着重要作用。在管理学中，企业文化与非物质文化遗产，分别具有竞争和合作的属性。

文化传承实践中，使用的是人类文化学意义上的非物质文化遗产概念。把非物质文化遗产作为企业文化遗产的一部分。企业文化与非物质文化遗产又是紧密联系不可分割的。非物质文化遗产是前人留下的企业文化的积淀，是企业文化的精华，是企业文化建设的基因[①]。企业文化的培育就是企业非物质文化遗产的继承和发扬。它们是一币两面的关系。这是短期内二者的特性。

从长远的时期来看，现代文化与传统文化（或文化遗产）是发展的、相对的、变动的。前人遗留下来的，对当下人而言，是传统文化；而当下的现代文化，对后来人而言，也是传统文化。正如联合国教科文组织所言：应“更新遗产的传统定义，因遗产现在应指遗留下来的或新创造的所有物质和非物质的自然和文化财产。各社会群体正是通过这些财产认识到自己的特性，认识到自己有义务使留给后代的遗产更加辉煌、更加丰富多彩”。[②]遗产既包括前人遗留的成分，又包含新创造的成分。

在工业化和知识经济时代，凝集文化软实力，离不开具有“活的创造力”的非物质文化遗产。非物质文化遗产是企业文化的驱动器。非物质文化遗产是“构成文化软实力的核心因素，它决定了文化吸引力的大小，文化影响力的强弱，文化传播力的远近及文化传承力的深远”。[③]

2016年7月，昆中药经过多方调查和论证，调整并发布了企业文化体系和理念。新的昆中药企业文化体系是根据自身内外环境，结合企业所追求的经营目标、发展战略和经营策略，继承了自己优良的非物质文化遗产而创造出的独具个性的理念。企业文化体系是企业经营活动的行动指南。昆中药宝贵的丰富的非物

① 张德，吴剑平．企业文化与 CI 策划 [M]. 北京：清华大学出版社，2000：60.

② 联合国教科文组织．文化政策促进发展行动计划 [R].1998.9

③ 胡荣梅．云南非物质文化遗产保护工作概论 [M]. 昆明：云南民族出版社，2011：13.

质文化遗产被系统地整理和采用在企业文化体系之中。非物质文化遗产“昆中药传统中药制剂”的历史传统和文化特色得到了传承和弘扬。

二、昆中药传统中药制剂保护规划

根据《中华人民共和国非物质文化遗产法》《国务院办公厅关于加强我国非物质文化遗产保护工作的意见》精神，依照《云南省非物质文化遗产保护条例》《昆明市人民政府关于加强非物质文化遗产保护工作的若干意见》等法律法规要求，结合昆中药实际，2012年12月，昆中药制定了《昆中药非物质文化遗产十年（2012—2022）保护规划》。这个《规划》提出了非遗“昆中药传统中药制剂”的保护对象、保护方针、保护方式、保护原则、保护工作目标、步骤和具体措施等内容，明确了非遗保护的基本思路和方法。《规划》所称“昆中药非物质文化遗产”，即非物质文化遗产项目“中医传统制剂方法（昆中药传统中药制剂）”。《规划》的主要内容是：

（一）昆中药非物质文化遗产及其范围

昆中药非物质文化遗产是指昆中药人世代相传并视为其文化遗产组成部分的各种以非物质形态存在的传统医药文化表现形式，以及与传统医药文化表现形式相关的实物和场所。包括：

1.传统医药制作技艺。主要包括昆中药人的药材识别与检验技艺，中药饮片炮制技艺，丸剂、散剂、膏滋剂、酒剂等制剂的传统制作技艺，以及与这些传统技艺有关的昆中药各历史时期的产品、商标、仿单、包装盒、说明书、标签、规程等文化形态。尤其是《昆81方》等传统产品、昆中药独家产品和特色产品。还包括昆中药 “大药厚德，痌瘝在抱”的企业使命、“精工修合丸散膏丹，遵法炮制生熟饮片”的制药理念、“毋减毋糙修精品，勤心勤力志康宁”的企业精神等精神产品。

2.口传医药文学以及作为其载体的语言、文字等材料。包括老药工的口述及其记录、回忆录、顺口溜、铡药口诀、业务三字经等文件档案资料。

3.医药雕塑、美术、书法、诗歌等作品。包括昆中药的雕塑“福禄寿三星”“龙凤戏珠”“金龙出水”，国画《开工之时》，书法“毋减毋糙修精品，勤心勤力志康宁”厂训等作品。

4.传统医药礼仪、节庆等民俗。如药工拜师仪式等民俗。

5.集中反映昆中药人生产、生活的传统医药建筑、服饰、设备、仪器、用具等文物。包括昆中药各个时期的药铺药店、作坊、车间、工作服、设备、仪器、工具用具等生产场所、空间和文物。

6.与昆中药相关的手稿、经卷、典籍等文献，谱牒、碑碣、楹联等档案图书资料。包括昆中药历史上老中医的药方、手迹、印章、阅读的书籍；老药工的笔记、奖状、证书、家谱、信笺、照片、简历；领导、名人给昆中药的题词、赠言，与昆中药人的合影；传承人的工作照、生活照等实物、证照资料。

7.其他表现形式的非物质文化遗产。

（二）昆中药非物质文化遗产的核心技艺

昆中药非物质文化遗产的核心技艺是：传统中药制作技艺及其产品。包括：

1.丸剂、散剂、膏滋剂、酒剂等传统制剂制作技艺、技能。

2.中药材炮制的传统技艺。

3.药材的人工识别与检验技能。

4.《昆81方》（1954）中成药、昆中药阮氏上清丸、桑菊银翘散等20多个独家产品和其他特色产品的知识和制作技艺。

（三）昆中药非物质文化遗产保护对象

上述非物质文化遗产，均为昆中药保护的对象。其中，昆中药非物质文化遗产的核心技艺，即传统中药制作技艺及其产品，是昆中药非物质文化遗产保护的重点。

这里的核心技艺，就是非遗项目“中医传统制剂方法（昆中药传统中药制剂）”的核心技艺。其产品也是非遗项目“中医传统制剂方法（昆中药传统中药制剂）”所依附的产品，也就是本书第四章第三节所称的广义的传统中药制剂。换言之，广义的传统中药制剂是非遗项目“昆中药传统中药制剂”保护的重点，也是昆中药非物质文化遗产保护的重点。

在《国家级非物质文化遗产代表性项目申报书》（2013）中，把“昆中药传统中药制剂”的保护内容，具体概括为“厚德”“精工”“毋减”的药德药道（信仰文化）、独树一帜的产品体系（产品文化）、口口相传的造药技艺（制剂文化）、舒清养治未病的中药养生理念（养生文化）、严谨苛刻的师带徒制度（师徒文化）、世代相传群英荟萃的老字号药铺（老字号文化）和艰苦奋斗的发展历程（勤勉文化）7种文化。这7种文化内容就是昆中药非物质文化遗产具体的保护对象。它们与上述昆中药非物质文化遗产的范围是一致的。

（四）昆中药非物质文化遗产保护工作的方针、方式和原则

昆中药非物质文化遗产保护，按照《中华人民共和国非物质文化遗产法》的规定，认真贯彻“保护为主、抢救第一、合理利用、传承发展”的方针。

昆中药非物质文化遗产保护，遵照文化部2012年2月制定的《关于加强非物质文化遗产生产性保护的指导意见》，主要采取“生产性保护方式”加以保护。

《意见》指出：“非物质文化遗产生产性保护是指在具有生产性质的实践中，以保持非物质文化遗产的真实性、整体性和传承性为核心，以有效传承非物质文化遗产技艺为前提，借助生产、流通、销售等手段，将非物质文化遗产及其资源转化为文化产品的保护方式。”昆中药是中成药生产企业，建立了从原料采购、研究与开发、生产、检验、销售、经营管理等各环节的技术和方法，实施生产性保护。

除生产性保护外，昆中药还采取商标注册、专利申请、品种保护、记录建档、档案数据库、挖掘整理、宣传与传播、受众体验等保护方式加以保护。

在非物质文化遗产生产性保护工作中，昆中药坚持以下原则：

1.“以人为本、活态传承”的原则；

2.“保护传统工艺流程的整体性和核心技艺的真实性”原则；

3.“保护优先，开发服从保护”原则；

4.“把社会效益放在首位，社会效益和经济效益有机统一”原则；

5.“依法保护，科学保护”原则。

（五）昆中药非物质文化遗产保护工作的目标

通过非物质文化遗产保护，逐步建立健全昆中药非物质文化遗产保护制度，使昆中药非物质文化遗产得到有效保护、传承和发展，增强昆中药的文化软实力，增强昆中药的市场竞争力。

（六）昆中药非物质文化遗产保护的步骤

昆中药非物质文化遗产保护工作，拟按下面两个步骤实施：

第一步，前五年（2013—2017），工作的重点是抢救、整理和保护非物质文化遗产，建立非物质文化遗产保护的基本制度并实施。

第二步，后五年（2018—2022），在前五年的基础上，健全非物质文化遗产保护制度，传承人、传承技艺和传承产品进一步扩大，形成比较完备的保护体系，使非物质文化遗产资源得到很好的开发和利用。

第三节 保护措施

非遗“昆中药传统中药制剂”保护是一项新的事业，百端待举，应当分别轻重缓急进行安排。根据《昆中药非物质文化遗产十年（2012—2022）保护规划》和非遗“昆中药传统中药制剂”在《国家级非物质文化遗产代表性项目申报书》（2013）内的设想，非遗项目“昆中药传统中药制剂”保护计划分两步实施。第一步，即2013年—2017年，已实现既定目标。

一、2013年—2017年保护计划与成绩

《国家级非物质文化遗产代表性项目申报书》（2013）中，拟定2013—2017年五年计划，针对存在的问题，提出了对症下药的措施。现录如下：

2013年—2017年五年保护计划

时间	保护措施	预期目标
2013年	恢复师带徒；注册保护一批昆中药老字号牌；健全老药工传习会和蜡壳包装保护小组；建设传统生产线和博物馆。	稳定传承人每年10人以上；注册老字号20个以上；蜡壳技艺打下基础，为恢复做准备；启动新厂规划和建设。
2014年	实施师带徒制度；申报省级代表性传承人；举办药工拜师仪式；恢复生产一批老药；出版“昆中药传统中药制剂”文化图书。	实施带教津贴；申报省级代表性传承人1~3名；药工拜师10人以上；恢复再造丸等老药的生产；图书公开发行。
2015年	实施师徒带教制度；录像独家产品工艺；参与非遗论坛；出版“产品故事”第1集，介绍传承人手艺故事。	建立带教机制，实行传习经常化；阮氏上清丸等1~2个产品录像；发表1~2篇论文；“产品故事”公开发行。
2016年	访问老字号店主后代，征集资料；录像独家产品工艺；出版“产品故事”第2集。编辑“昆中药老字号”画册等。	征集资料超100份；再造丸等1~2个产品录像；“产品故事”印行1000册，供利用。画册印行1000册，供使用。
2017年	录像独家传统产品制作工艺；布展珍品馆和昆中药博物馆；表彰奖励一批老药工；推荐国家级代表性传承人。	录像止咳丸、糊药等1~2个；接待1000人次以上；表彰老药工10人以上；评为国家级代表性传承人达1~2名。

资料来源：《国家级非物质文化遗产代表性项目申报书》（2013）

这些保护计划是积极而切合实际的。实施5年后，截至2017年底，上述目标绝大部分已经实现和完成。这一阶段的成绩和效果是：

1.健全师带徒制度

从2012年起每年举行药工拜师仪式，每年结对师徒50人以上。药材识别、检验、炮炙、配方、制剂生产等关键制药岗位的员工实行师带徒制度。后来，师徒传习制度扩大到专业技术、管理和营销等领域之中。2013年11月，认定朱德昌等12人为昆中药第一批非物质文化遗产代表性传承人。截至2018年底，昆中药累积在岗的师徒结对员工306对（师傅267人）。“活态传承”基础得到巩固。代表性传承人和师徒员工成为昆中药制药技艺的骨干队伍。

2.生产传承能力得到加强

2013年起恢复了益气健肾膏、生三七丸、熟三七丸等一批老药的生产。2014年至2016年引进MVR浓缩器、气旋涡轮粉碎机、真空带式干燥机组、高效包衣机等先进的机器设备。2015年起昆中药在昆明高新产业开发区马金铺片区生物产业园，投资建设新的生产基地，占地171.9亩，一期建筑总面积8.2万平方米，具备生产丸剂、散剂、煎膏剂、片剂、颗粒剂、搽剂、合剂、糖浆剂和酒剂的条件。2018年10月投产以来，生产传承能力大幅度提高。昆中药传统中药制剂生产传承的基本建设、基础设施得到极大改善，粉碎、提取、浓缩、制粒、包衣、外包等生产主要环节实现了自动化，智能制造水平越来越高，昆中药开启了中药现代化的新征程（详见专项二马金铺厂区中药智能制造）。

3.扩大了非物质文化遗产产品受众人群

建立了遍布全国的营销队伍，推广和销售非遗“昆中药传统中药制剂”产品。为用户提供“文化引领，战略协同，五维一体”增值营销模式，与用户和客户实现多赢。开展“最美药店人”评选活动，接待店员、客户来厂参观，体验和试用非遗产品。在社区开展面向百姓的非遗产品知识讲座，将非物质文化遗产融入医疗、保健和养生的现代生活之中。2014年和2017年舒肝散（颗粒）和参苓健脾胃颗粒两个产品分别突破1亿元的销售额，扩大了市场覆盖面。在马金铺新厂区，同步规划和建设包括昆中药档案库房、展览馆和非遗展示体验区等在内的“昆中药博物馆”，展示场所520平方米。

4.老字号文化和品牌得到整理和利用

通过商标注册方式，累计注册“朱氏双美号”等老字号商标40余个，维护了文化遗产权益。加入非遗元素的“如意花”“昆中药（1381）”等新商标获得注册证书，为品牌建设注入丰厚的内涵。2016年7月，昆中药总结历史上老字号文化，吸取传统精华，发布了新的企业文化体系，编印小册子《昆中药企业文化行动指南》，传承老字号文化精神。用户和患者对昆中药品牌交口称赞。2016年7月，在北京路金江小区旭苑6–31号恢复“朱氏双美号”药铺，经营传统中成药。

5.代表性传承人的引领作用凸显

截至2018年12月，非遗项目“昆中药传统中药制剂”有国家级、省级、市级和区级政府命名的项目代表性传承人8名，公司认定的项目代表性传承人12名。其中，2018年5月，张云昆入选第五批国家级非遗代表性项目代表性传承人。老药工的技艺得到尊重，在社会上的地位和声誉得以提高，学技术、长技能的氛围正在形成。技术工人在生产传承中发挥着带头和骨干作用。青年员工拜师学艺的意识和风气增强。非遗“昆中药传统中药制剂”初步形成了传承人梯队。

6.抢救性记录了老药工技艺

抢救性记录53名老药工、老药师和老药铺后代的技艺和事迹。向全社会征集3批医药档案、文献和文物资料。征集到《昆明方目》《昆81方》《中成药制造过程规格表》、世界书局版《滇南本草》、百福堂牌匾、万春堂药臼等一批原始档案、文献和文物资料，丰富了文化遗产信息资源。挖掘和保存了蜡壳包装技艺。

7.提高了药品的文化内涵和美誉度

与《云南日报》、“国医在线”网站和“云南中医”微信平台合作，开设“云南老药”（又称“云药故事”）栏目，发掘档案文物的历史文化，整理、创作和传播糊药、舒肝颗粒等83个中成药科普知识，为药品注入文化内涵。截至2017年底，累积阅读量或点击量达52.7万人次。分别在《昆明日报》《云南广播电视报》登载40个“老药工”和“老药师”故事。自建“昆中药”网站和微信平台，宣传中医药文化，提高了药品的美誉度。

8.开发了一批非遗作品

先后摄制和发行非遗档案文献电视纪录片《中华老字号，精品昆中药》（10分钟）《昆中药传统中药（制剂）文化》（15分钟）、《如意花，昆中药》（10分钟）《如意花开云之南》（15分钟）、《丸心—— 一脉相传600年》（10分钟）等文化视听产品，在云南电视台、中央电视台老故事频道等媒体播出。编辑企业内刊《昆中药》（2000册/期）、企业画册《昆中药》（3版，共2.5万册）、宣传折页《昆中药》（5000册）。这些非遗产品被应用于营销之中，扩大了受众人群，提高了公民中医药文化和健康素养。

9.积极传播非物质文化遗产

2014年至2018年举办或参加历届国医药文化盛典。2015年11月25日协办云南省中药产业发展研讨会暨昆中药国家级非物质文化遗产传播会，弘扬中医药文化。传承人参加国家或省市区举办的非遗联展等展会，传播和交流非遗保护成果和经验。昆中药传统中药制剂的保护经验，对全省中医药界起到了良好的示范作用，增强了云南中医药非遗保护的信心。

10.培养了一支非遗保护队伍

2013年3月成立非遗保护小组，组织档案员、文秘人员、文化宣传员和技术员等参加非遗调查和申报工作。经过5年的锻炼，培养了一支抢救、保护、研究和管理非遗的专业队伍。非遗保护小组对国家非遗保护法律、法规和方针政策认识更加深入，所用技术，如非遗建档、收藏、档案文献编研与传播等技术，更加专业化和规范化，保护能力进一步增强。

二、马金铺厂区中药智能制造

为振兴传统工艺，昆中药实施中药现代化提产扩能项目。该项目于2013年11月经昆明市工业与信息化委员会批准。建设地点为昆明高新产业开发区马金铺片区。项目分为两个子项目：马金铺厂区项目和物流项目。厂区项目于2018年10月试生产，达到预定可使用状态。

马金铺厂区建有前处理、制剂、质检办公、水电气供应、仓库、倒班宿舍及食堂等工业建筑物及其附属设施。响应《中国制造2025》战略，新厂区将工业化与信息化深度融合，安装国内先进的机器设备，信息化、自动化生产、智能制造水平大为提高。这些智能制造装备极大地提高了生产传承能力，促进了中药现代化发展。智能制药装备举例如下：

1.中药材实现了超微粉碎

马金铺厂区安装使用了不锈钢JYNU75-75M型超微粉碎机组。该机组是由超微粉碎机与旋风分离器、除尘器组成的一组机器。由螺旋输送机定量将小于10MM的药材喂进粉碎室内粉碎，粉碎后的粉末送进旋风分离器，旋风分离器内的分级叶轮不断旋转分离，合格的粉末被引风机吸走；分离出的粗粉从导向圈的内腔滑落到粉碎室内继续粉碎。对于不便分离的

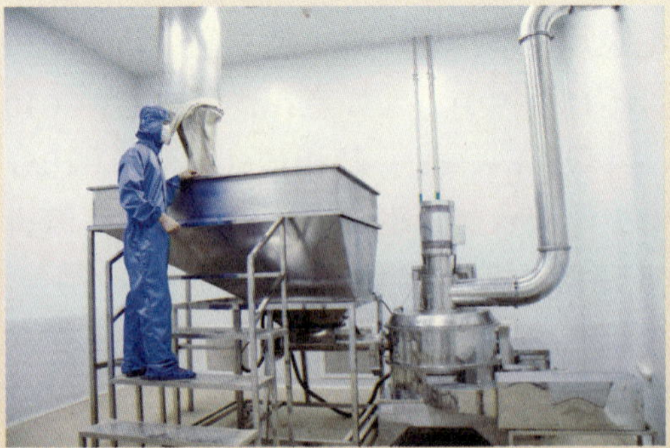

粉碎班班长刘元坤检查75型超微粉碎机组（赵青摄）

物料，还连接卧式分流筛。超微粉碎机组粉碎与分级一次完成；粒度可随机调整，无需停机；在负压下运行，防止了粉尘外溢，工作环境清洁。

2.炮制走向机械化、自动化

马金铺厂区，中药饮片加工安装使用了电磁加热炒药机（7台）、直线振动筛等先进设备。电磁加热炒药机主要由卧式炒筒（滚筒）、电磁线圈和电机等部件组成。炒筒装有螺旋板，能翻卷药材、快速出料。药材投入滚筒内，滚筒在电机带动下旋转，药材在电磁线圈发热后加热，边旋转边受热，使滚筒内的药材炒制成熟。炒筒可调节转速，配有定时、控温、温度显示板。炒制药材的工艺参数植入芯片，可清炒、碳炒、麸炒、蜜炒、醋炒等多种炮制。工人只需按动电钮，炒药机便自动炒药。机器替换了人工，极大地减轻了劳动强度。

3.提取、浓缩、收膏、干燥智能化

马金铺厂区安装使用了全自动提取罐、机械式蒸汽再压缩技术（MVR）节能浓缩器、全自动蒸汽加热浓缩器、远程控制系统等国内先进设备。这些设备与监控器、传感器、计算机、显示屏等连接，形成通信网络。生产工艺参数事先设定在系统中。生产现场无须工人全程值守，操作员在中控室可直接控制生产，监视、检查和调节设备运行。点击生产启动键，提取、浓缩、收膏、干燥等设备，按照参数要求，自动依次执行相应的操作。而设备和物料的运行状态，实时传送到中控室。如需调控现场设备，只需操作电脑，即可

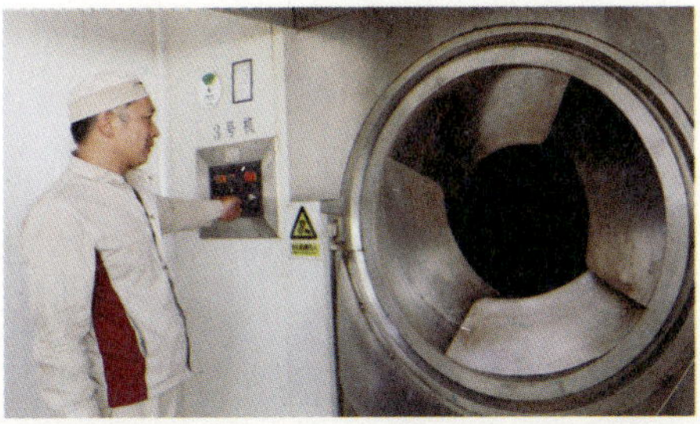

炮制班班长李恒开动炒药机（赵小康摄）

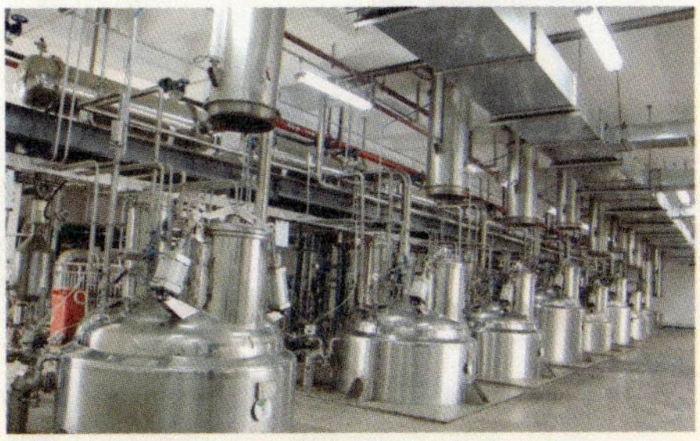

全自动提取罐在运行（杨祝庆摄）

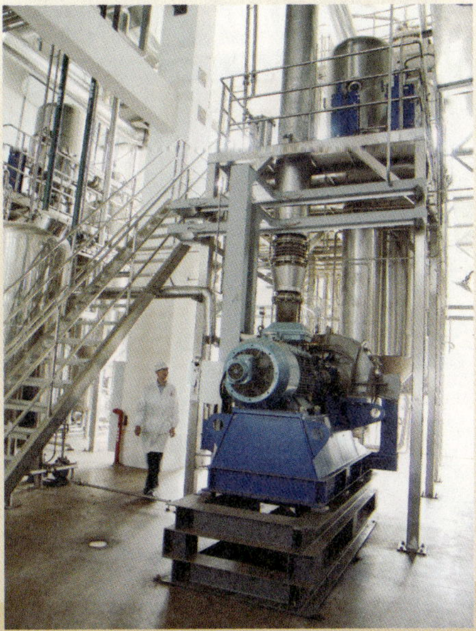

新厂启用的机械式蒸汽再压缩技术（MVR）节能浓缩器（赵青摄）

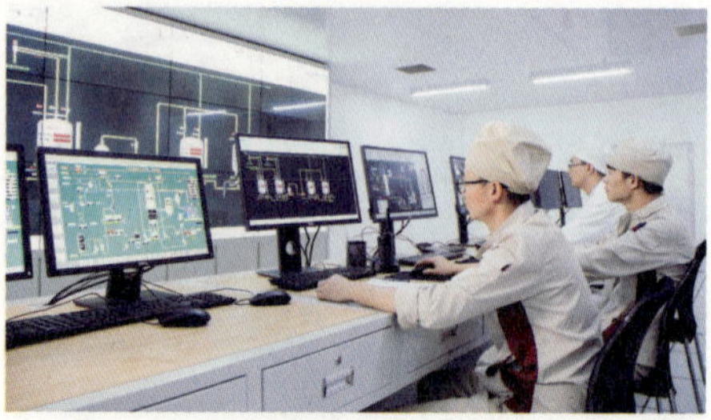

王文光等操作工在中控室远程监控提取和浓缩自动生产线（赵青摄）

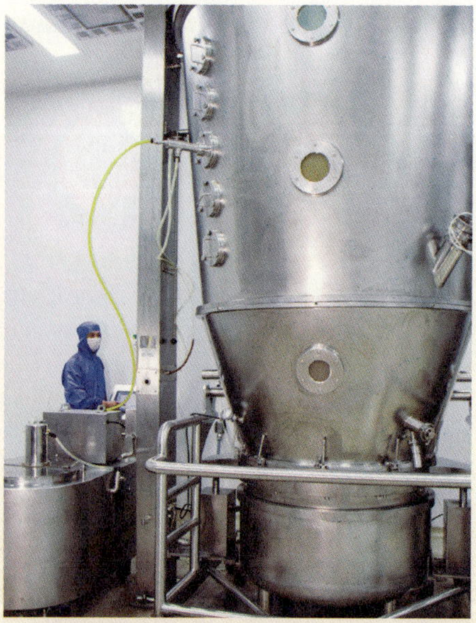

操作员连岑东控制一步制粒机制作舒肝颗粒（王云鹏摄）

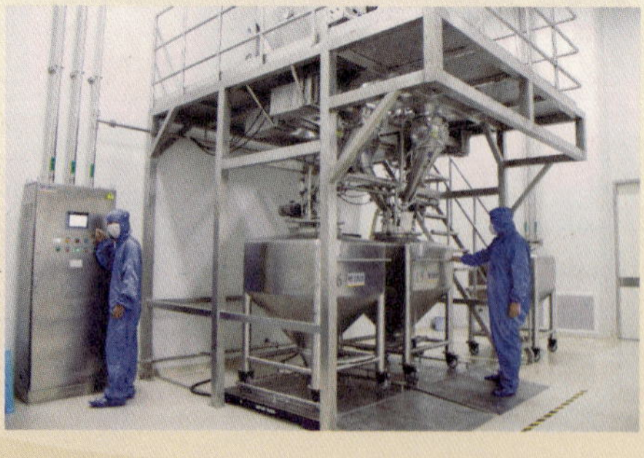

操作员梁兆全、付希俊操作辅料全自动称量配料系统（赵青摄）

远程实现。这些自动系统由2~3人操作，比以前减少一半的人工，产品的技术质量更加稳定，生产效率更高。

3T型MVR节能浓缩器，由降膜蒸发器、分离器、离心式蒸汽压缩机、冷凝水罐及抽真空装置等组成。通过机械压缩方式，压缩二次蒸汽，提高了蒸汽的压力和温度（热焓），热蒸汽再返回蒸发器代替生蒸汽作为热源，从而达到了节能效果。该浓缩器安装有流量计、传感器等仪器，可实时采集药液的压力、温度等数据，能自动记录、自动报警、自动控制。

4. 干法制粒与辅料配料全自动化

马金铺厂区安装使用了一步制粒机、全自动无尘称量辅料配料系统等国内制剂先进设备，实现干法制粒和辅料配料全自动化。

除继续使用湿法制粒外，马金铺厂区使用了2套一步制粒（即流化床制粒）机，将常规的湿法制粒的混合、制粒和干燥3个步骤，在制粒罐内自动一次完成。操作员只需控制面板，即可完成制粒生产。

马金铺厂区新安装了GDF850–S40型固体制剂全自动无尘称量配料系统，用于糖粉、糊精等制剂辅料的称量和配料。该套设备整体密闭，无交叉污染，智能控制，产量高。

5. 压片与包衣全密闭、高效化

马金铺厂区使用自动供料的旋转式高效压片机、全封闭自动清洗的高效包衣机等先进设备，可编程控制，生产效率高。

PG65型旋转式高效压片机是新一代的

片剂压片机。主机高2.05米，有65冲头，主机全封闭，主压预压两次成型并联系可调，有吸管像抽水机一样，从料筒内自行供料，无须人工喂料。采用全自动润滑系统。触摸屏操作，电脑实时控制运行，具有自动剔废的功能，片子的技术质量迅速提高。一般产量为40万片/小时，最大产量为58.5万片/小时。

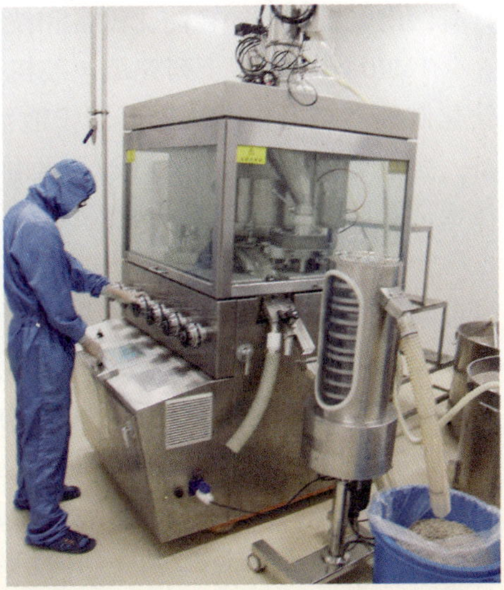

自供料高效旋转式压片机在运行（杨祝庆摄）

BGB-350D型高效包衣机配有可编程逻辑控制器（PLC）、人机界面（HMI）和在线自动清洗系统，用于片剂、丸剂等剂型的糖衣、薄膜衣的包衣。包衣机安置在全密闭房间，仅留一个圆孔，与操作间相连，无粉尘飞扬，无药液飞溅，洁净度高。配置了喷头，自动清洗包衣机；配置了清洗机内的循环清洗和排水系统；清洗后可用压缩空气冲干。生产能力为350千克/次。

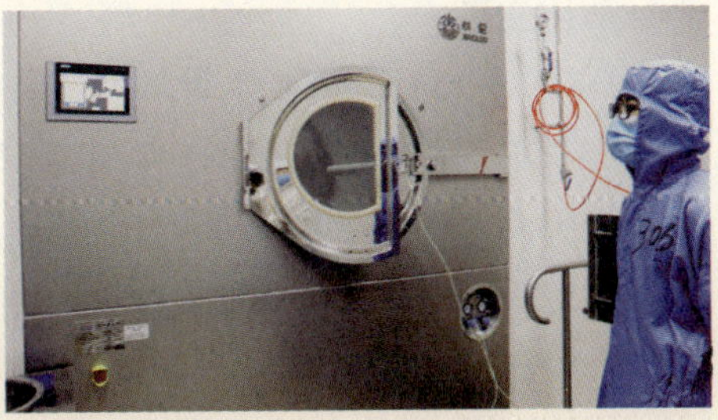

李天国在查看高效包衣机的人机界面（赵小康摄）

6.包装自动化

马金铺厂区安装了自动控温纠偏剔废的十列充填包装机（散剂、颗粒剂）、六列自动充填内外包装流水线（颗粒剂）等

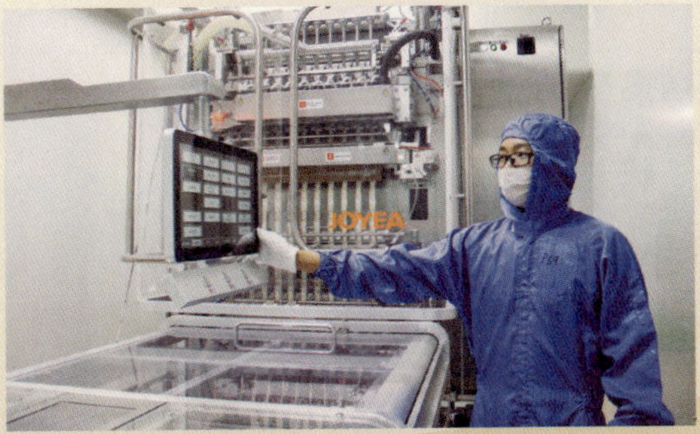

苏晓杰查看十列充填包装机包天麻超细粉情况（赵青摄）

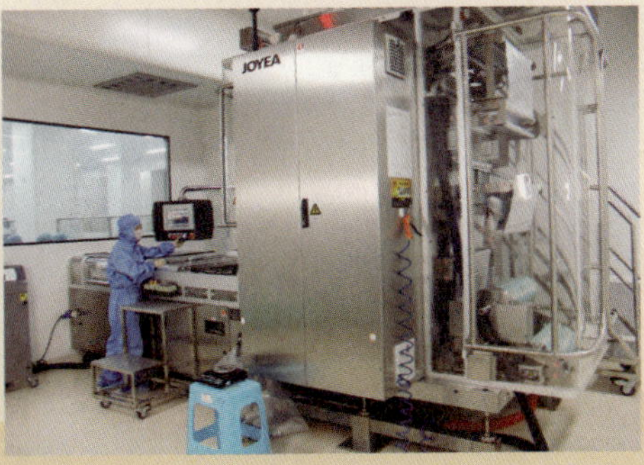

高噐开动十列自动充填包装机（舒肝颗粒专线）（杨祝庆摄）

具有国内先进水平的智能化设备和技术，以机器替代人工，减少了手工包装。

TM70-10ZCL型十列充填包装机是一种将具有热塑特性的塑料复合膜经加热软化制成药袋的包装机，可用于散剂和颗粒剂粉粒物料的内包装。全套机器设备，融合了机械、材料、气动、光电、数字、伺服、计算机及软件等多种应用新技术，能自动完成拉膜、制袋、充填、封口、分切、打印、计数等全过程操作。

TM70-10ZCL型十列充填包装机配有可编程逻辑控制器（PLC）和触摸屏，自带可编程的人机界面，大大提高了人机对话功能。在药品质量管理方面，具有自动控温、自动纠偏和自动剔出不合格产品的功能；实现了操作便利化，维护简单化，效益最大化。包装速度：40包/分钟（单列）。5个工人操作包装机，能抵过去12人的产量，并且工作量也减少了。

7.内包与外包全自动化的生产流水线

马金铺厂区搭建了2条中药内包与外包生产连线，实现了内外包装的全自动化生产。每条流水线由承担内包的自动充填包装机、承担纸盒中包的外包机、赋予电子监管码的赋码机、检测、装箱打带等环节组成，实现了内外包装一体化、全自动化生产。

DXDK900A型六列自动充填包装机由铝塑放卷、热封、成型、打批号、检测色标等机件组成。该机带有可编程逻辑控制器（PLC），变频无级调速，可根据不同的中药品种，选用不同的包装速度。用于片剂、胶囊剂、颗粒剂等不同中药剂型的包装。该机设六列包装袋，生产效率较高。主机放置在内包间，包出的小药袋，经过输送带传送到外包间，再装到纸盒（中盒）中。

从内包间送出来的小药袋，在外包间连线上包装。外包连线由外包机、赋码器、装箱打带等机器连成一体，形成外包流水线。

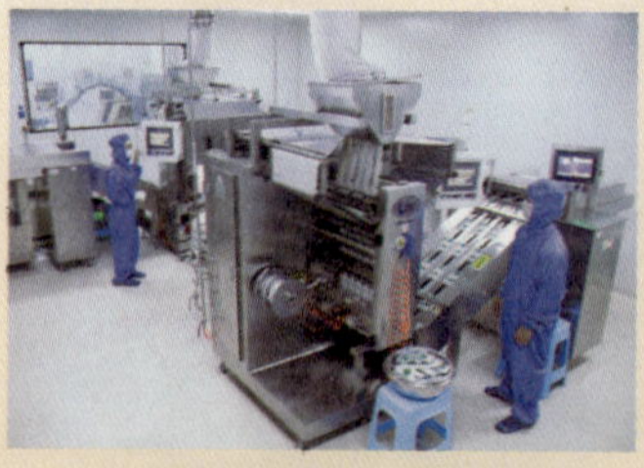

六列自动充填颗粒剂包装机内包连线（王云鹏摄）

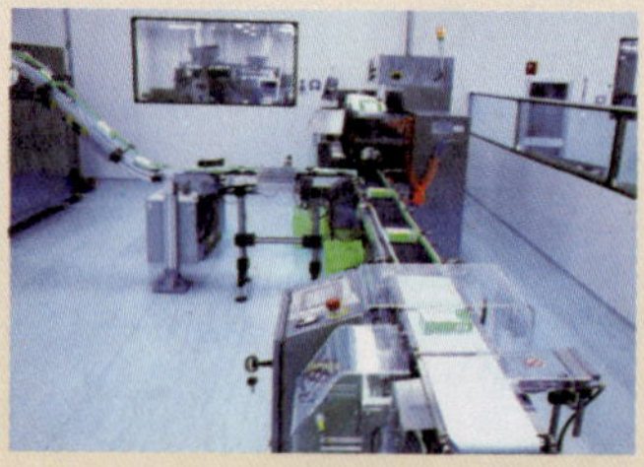

与内包间相连的外包流水线（王云鹏摄）

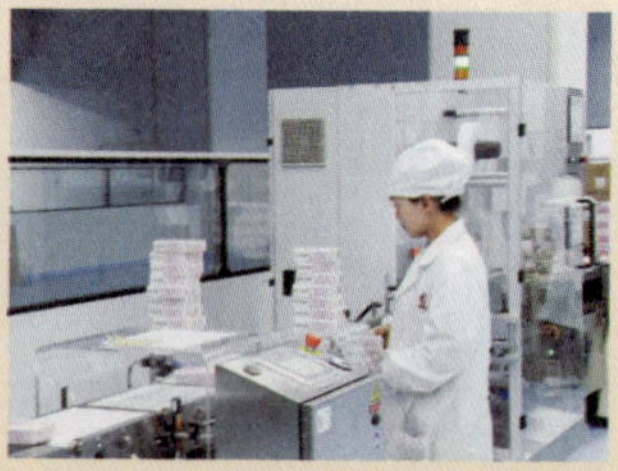

自动外包连线一角（王云鹏摄）

三、2018—2022年保护计划

非遗保护不能满足已取得的成绩，应百尺竿头，更进一步。《昆中药非物质文化遗产十年（2012—2022）保护规划》中，提出第二步，即2018—2022年五年的保护计划。这一阶段昆中药非物质文化遗产保护的具体措施和目标要求是：

1.传承人队伍稳定，传承技艺提高。到2022年昆中药直接从事药材识别与检验、丸剂生产和炮制的人员达到60人。较2012年前增长30%。全公司师徒人员达120人以上，较2012年增长70%。其中，高级专业技术人员或高级工10人以上，中级专业技术人员或中级工人40人以上，初级专业技术人员或初级工50人以上。

2.非物质文化遗产的经济效益更加显著。未来10年，昆中药平均每年投入5千万元，用于非物质文化遗产中药生产的设备更新、人员成本、技术培训、奖励等方面。累计10年，共投入5亿元左右，较2012年之前的10年，增加12%。2022年前十个独家产品的销售额占全部销量的60%，较2012年增长十五个百分点。传统中药产量占全部产量的40%，较2012年增长十个百分点。非物质文化遗产的技艺和产品，在昆中药核心竞争力中的贡献，更加显著。

3.初步建立起昆中药非物质文化遗产传承体系。2022年药材识别与检验、炮制、丸剂生产岗位的师徒岗上教学时间平均不少于1小时/天。师傅参加昆中药技术创新课题1~2个/年，徒弟参加昆中药技术创新课题1个/年。拜师仪式、手工艺现场比试实行常态化，每年举办一次。实行昆中药药工技术等级、专业人员技术评聘经常化，每年评聘；每两年开展一次昆中药“药艺达人”评定活动，激励传承人授徒传艺、展示技艺、交流经验。到2022年，表彰和重奖一批在昆中药传承20年以上的老药工。

4.昆中药非物质文化遗产的研究、展示和宣传活动常态化。继续收集昆中药非物质文化遗产的实物、资料，并登记、整理，建立档案。到2022年，建立健全与非物质文化遗产相关的档案、文博管理体系，从事档案、文博或文化管理专业的人员达到3~5人，“昆中药博物馆”对外开放，每年接待本公司和社会人员参观2000人次以上。编辑出版的开发资料达10种以上。在“昆中药博物馆”设立非物质文化遗产资料柜，专题保存传统工艺的文字、录音、录像以及其他文献资料；设立非物质文化遗产展示区，专门展示传承人的代表作，展陈传统工艺精品不少于20件。

5.推荐省级或国家级非物质文化遗产代表性传承人。到2022年省级非物质文化遗产代表性传承人达到5人以上，国家级非物质文化遗产代表性传承人达到1~2人。

规定》《月度资金预算管理办法》《费用借支管理规定》《开源节流管理办法》《营销费用及借款管理规定》《工程项目管理办法》等制度，规范经费管理，提高资金使用效率，防范呆、坏账的发生。

在人力资源考核方面，昆中药制定并实施《昆明中药厂有限公司薪酬制度》《昆明中药厂有限公司绩效考核制度》《昆明中药厂有限公司奖金计法办法》等制度，实行岗位责任制，每月对员工绩效实施考核和测评，并根据测评结果发放奖金。年底，开展优秀共产党员、优秀员工等评选活动，对做出贡献者给予奖励。

上述机制的建立，从领导到员工，从传承人到非遗保护人员，从资金到技术等方面，为非遗“昆中药传统中药制剂”传承和保护提供了必要条件。有了这些条件，保护单位拟定的2018—2022年保护目标是可以计日程功的。

2017年7月1日起，《中华人民共和国中医药法》开始实施，中医药工作者昂首阔步，开始了新的时代。《中医药法》为包括非遗“昆中药传统中药制剂”在内的中医药传承和发展指明了方向，确定了基本指南。有了较好的外部环境，再加上内部的保障措施，只要把具体目标扎扎实实落实到位，继往开来，坚持不懈，励精图治，尽心竭力，国家级非遗“昆中药传统中药制剂”就一定能够大放异彩，为更多人所分享。

故事索引

后 记

感谢历代医师药工们，历经苦难创造和传承了这份优秀文化！感谢非物质文化遗产专家，感谢文化部门，把“昆中药传统中药制剂”列为国家级和省级非物质文化遗产代表性项目！从国家和民族文化层面尊重和彰显了历代昆明中医药工作者对中华文化的贡献。本项文化入选，极大地激发了保护单位昆明中药厂有限公司员工的传承热情，提高了文化自信心、自豪感和认同感。

为提高对这项文化的认识，从入选云南省级非遗名录起，保护单位即着手编写非遗专题材料，包括电视纪录片《昆中药传统中药（制剂）文化》、报纸专栏“云南老药经典解读”“老药工”“老药师”和非遗图书“昆中药传统中药制剂”。后来，纪录片和专栏顺利编成。如今本书欣然付梓。经6年的挖掘和整理，内容更充实，材料更丰富，阐释得更透彻。这里感谢各级专家、相关部门的倾力支持。

项目初审会和研讨会时，云南省中医中药研究院研究员张震，云南省中医医院主任医师吴生元，云南省第一人民医院主任医师熊辅信，云南省中医药大学教授张超，云南省中医药学会主任医师葛元靖，云南民族艺术研究院研究员范道桂，云南省文化厅原副厅长赵自庄、副巡视员刘世荣、调研员兰明贤，云南省非物质文化遗产保护中心副研究馆员胡荣梅等著名中医、非遗专家为本项文化筛选论证，提出宝贵的创意和见解。时任云南省文化厅非遗处处长蔡永辉、副处长董艳玲给予具体指导。云南省中医药管理局组织了项目论证和初审。在此表示由衷的感谢！

非遗“昆中药传统中药制剂”文化涉及众多学科和专业。参加这项文化调查的有生产操作员、制剂工艺员、档案员和文化宣传员，他们承担了搜集、记录、建档和保护工作。本书吸取了调查小组的成果，在此一并感谢。特别感谢捐赠档案和文物资料的药工、药师和老药铺后代。感谢昆明市档案馆、昆明市图书馆、云南省图书馆、云南省药物研究所等单位提供有关档案图书资料。

本书采取主编负责、分工编写的方法。2014年2月组建编委会，在公司领导下，档案员、秘书和文化员担任编委。编委的分工为：非遗项目“昆中药传统中药制剂”申报主办人、研究馆员杨祝庆同志担任主编，编制本书大纲、样稿，并编写第一至五章；副研究馆员陈宗凤编写第六章；王云鹏编写第七章；刘家恒编写第八章。此后，编委完成了初稿。2017年4月后，主编统稿，对初稿做了较大调整。将文化表现融入第五章之中；增述第六章第四节；增述第七章第一节当代医疗、经济、生态价值，重写科技、历史、文化价值部分；改写第八章部分内容。用抢救、征集的档案文献和口述史料，充实各章内容。报非遗专家和公司领导审核后定稿。

本书编写中，中国科学院院士、国医大师陈可冀和中国中药协会会长房书亭等行业专家题词，鼓励有加。国医大师、云南省中医中药研究院终身研究员张震热情作序，对本项非遗传承保护寄予厚望。云南中医药大学教授、非遗专家张超批阅全书，从学术观点、内容文字等方面，提出了很多中肯的意见。在此，谨向他们表示诚挚的感谢！

在编辑出版中，云南人民出版社社长赵石定、文萃读物编辑部周颖、严玲同志精心编创，使本书增色不少。感谢他们的虚怀贡献！

非物质文化遗产是不断演进的鲜活遗产。本书所述难免挂一漏万，所举实例，仅就管见所及，提出一些例子，望读者补充和延伸。不妥之处，还请读者不吝赐教，提供资料和见闻，以便进一步修订提高。

若需提供和捐赠档案、文物资料，请与我们联系。本书图片部分作者或个人一时未能联系上，也请与我们联系，以便酬谢。联系地址：昆明市西山区南坝路270号，昆明中药厂有限公司品牌部非遗小组。

本书编委会

2019年3月8日